JN146386

脳 運動プログラム回復セラピー

DVD付き

失調症
パーキンソン症状
感覚障害

生田宗博 著

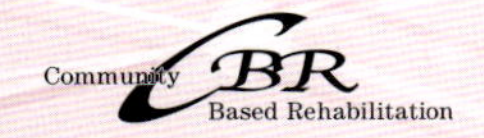

未来の技術開発に向けて

はじめに

本書は失調症，パーキンソン症状，痛みを含む感覚障害の回復セラピー・訓練の技を，詳述し，その方法の本質あるいは効果が，脳の運動プログラムの回復にあることを，解説し示す専門技術書です．専門書ですが平易な文章で分かりやすく，患者さんあるいは家族が読んでも理解でき，実践が可能になるように書きました．

むずかしい内容を書く場合も，前後やその間に実例を挙げて具体的に述べ，また筆者自身が難問に戸惑った時，どのような解決法を見つけて，効果に変えるようにしたかなどを書きました．

左ページには症状の詳細から，どのように患者さんの能力を見つけて伸ばして強化し，患者さんに体得してもらい，動作能力を回復してもらうかの方法・セラピーの技を書きました．筆者が述べるセラピーの技は，患者さんの前に行った時，患者さんの動作（姿勢を含む立ち方や座り方や歩き方や動作や作業の仕方，表情，仕草，声など）を観ながら，動作の中に含まれる患者さんの能力の表われと能力の芽，能力の阻害のなされようを，観考（観ながら考え類推すること）します．その時に頭に考え出され，あるいは浮かんだものを選択し，目の前の患者さんの今この時に適する必要な技を，実施（筆者の患者さんへの施術や，患者さんに行うべき動作を指示しつつ，必要に応じて誘導し，介助して患者さんに行ってもらう，筆者と患者さんの動作）します．その時，患者さんができたと感じ，楽になったと感じることで，有効と証明された方法が本書で解説する技です．

技というものは既にあって，それをどう使うかではありません．技の開発は，筆者が作業療法士であることを認識し，患者さんに触れ，作業療法プログラムを実施し始めた学生時代から，作業療法士として 46 年間続けています．技は一人の患者さんの前で，何とか最適なものをと，考えて，現わし実行しながら，その間に本当に最適にしていき，効果で証明し，次にはさらに磨き，他の方法も加えたものです．そのようにして様々な意味を持つ経験を記憶に集積し，次の別の患者さんにはさらにより良く考えた表われとし得た効果で，技が広がり磨かれ積み上がった経験の記憶であり，表われた考えと瞬時にコネクトする動作です．しかし，技の限界あるいは全く近似の経験がない患者さんに回復を期待されて，必死で考えた時には新たな技が芽生えできてきます．本書はこのような技について書いています．

技は目的と思考と動作としての修練の体現です．このような技を技能といいます．技能が科学的手法で解析され，統計的手法などで効果が有意と示されると，エビデンスになります．エビデンスが示されてない技能は重視されないのが今日の状況です．エビデンスを得るには手法を安定化（一定にし，変動部分をノイズとして切り取る）し，効果を観ることになりますが，よりエビデンスをゆるぎないものにするには，データ量を膨大に増やしていきます．ビックデータをAIが処理し，方法を抽出・選択してきます．AIが自律して働くとノイズカットも必要はなくなり，ますます細かく方法が抽出・選択されます．そして，セラピストはAIの指示でその通りの仕事をしますが，この時に仕事もパターン化され常に一定の細分化されたものになり，ロボットがより良く成果を出します．

技能は，新たな患者さん（患者さん個人個人は皆異なり，症状も皆様々に異なっていましたので，実はほぼすべての患者さんが新たなのです．同じ患者さんも今と，少し前とでは技を用いていると変わってきますので，やはり新たな患者さんです．そのように患者さんを診ることも技です）に応じて変化しますし，変化させていかなければその時に得られる効果を十分に現わすことはできません．能力回復の命題・使命・意欲は新たな患者さんの前で，セラピストがプロとしての仕事をその時その時に，日々なす時，技能が開発され続け，磨かれ，広がり，全く新しい技能を生みます．技能は個々人に適応し，対応して現われるので，統計的手法を駆使するビックデータからでは，新たな創出はアレンジや混合など以外では造りがたく，未来におけるセラピストにはAIは必須と考えられます．しかし，AIは見落としていた技能の元を提示してくれます．AIを活用しつつ，AIに使われることのない，真の医療専門職，おそらくその時には超高度医療専門職として読者が活躍する姿を想って，本書を出版いたします．

筆者はあえて「脳力」と用語しましたが，筆者が脳力と言う用語を造語したのは，49年前清瀬の国立療養所東京病院付属リハビリテーション学院の1年生の学園祭，「がまの穂祭」でリハビリテーションの概念の題で発表した時です．2年後3年生で当時PT・OTの唯一の専門誌「理学療法と作業療法」に無謀にも単著で投稿し，掲載された論文「中枢性疾患における上肢筋脳力テスト法の開発―特に脳血管障害後遺症について―」で，片麻痺患者さんの所定関節運動に抵抗を加えることで，より強くなる分の力が，脳が筋を働かせる潜在脳力を表し，潜在脳力を顕在の常態脳力にすることで回復し，その時のさらなる潜在脳力を再び測れるとする論文でした．この論文の前半には削除され消えた理論的解説部分があり，脳力回復の意を以来密かに持ち続けていました．作業療法士となり30歳代までは患者さんの疾患などから手のスプリント作成「Hand Splint その用い方作り方」や上肢の機能回復が仕事の多くでした．当初から続けてきた中枢神経疾患では50歳代までは身体機能の回復とADLの回復「ADL作業療法の戦略・戦術・技術」に注力し，60歳で執筆した「片麻痺　脳力回復と自立達成の技術　今日の限界を超えて」で示したプッシャー症状の回復技術などで脳力・運動プログラム回復セラピーを現わしました．

本書では，脳力には感覚や記憶や認識や判断も含めすべてが含まれ，このすべてが運動プログラムに反映されます．したがって，作業方法や動作方法や運動の方法を，適応させて誘導し，介助し，強化し，体得するように訓練すること，すなわちセラピーで，脳力が調整・修正・開かれて，適応した運動プログラムで行動する結果，効果として人間としての能力が回復し，成果となる人間としての生活と質がその後の人生に現わされていきます．

未来のセラピー，超高度医療専門職の根幹を創造していく技能について考えてください．

最後に本書を現わすことができるように，技能を開発・集積するよう責務として協力くださった患者さん皆様に感謝いたします．このような機会や仕事の場は，常勤・非常勤で勤務した金沢大学付属病院，恵寿総合病院，能登総合病院，藤井脳神経外科病院，春江病院，横浜市立大学病院のご理解とご支援によるものです．

特に恵寿総合病院理事長・神野正一先生，藤井脳神経外科病院理事長・藤井博之先生，はじめ諸先生に深く感謝いたします．各病院で筆者に患者さんを診るように配慮し，依頼してくださった進藤浩美さん，川上直子さん，岡崎律江さん，OT の皆様には協働でセラピーを行わせていただいていること，時に技術指導の過程でより鮮明に課題と技の関係を認識させていただけることに感謝しています．

本書は，45 年近く前，筆者が OT としての始業した時は医学書院の「理学療法と作業療法」誌の編集者として，その後創業された三輪書店，さらに CBR を通しての交流を続けてきた三輪敏氏の多大なご尽力で出版に至ったことに感謝いたします．

2018 年 2 月

生田　宗博

Contents

脳 運動プログラム回復セラピー

I 失調症

Ⅳ 脳運動プログラムの回復セラピー

DVD Contents

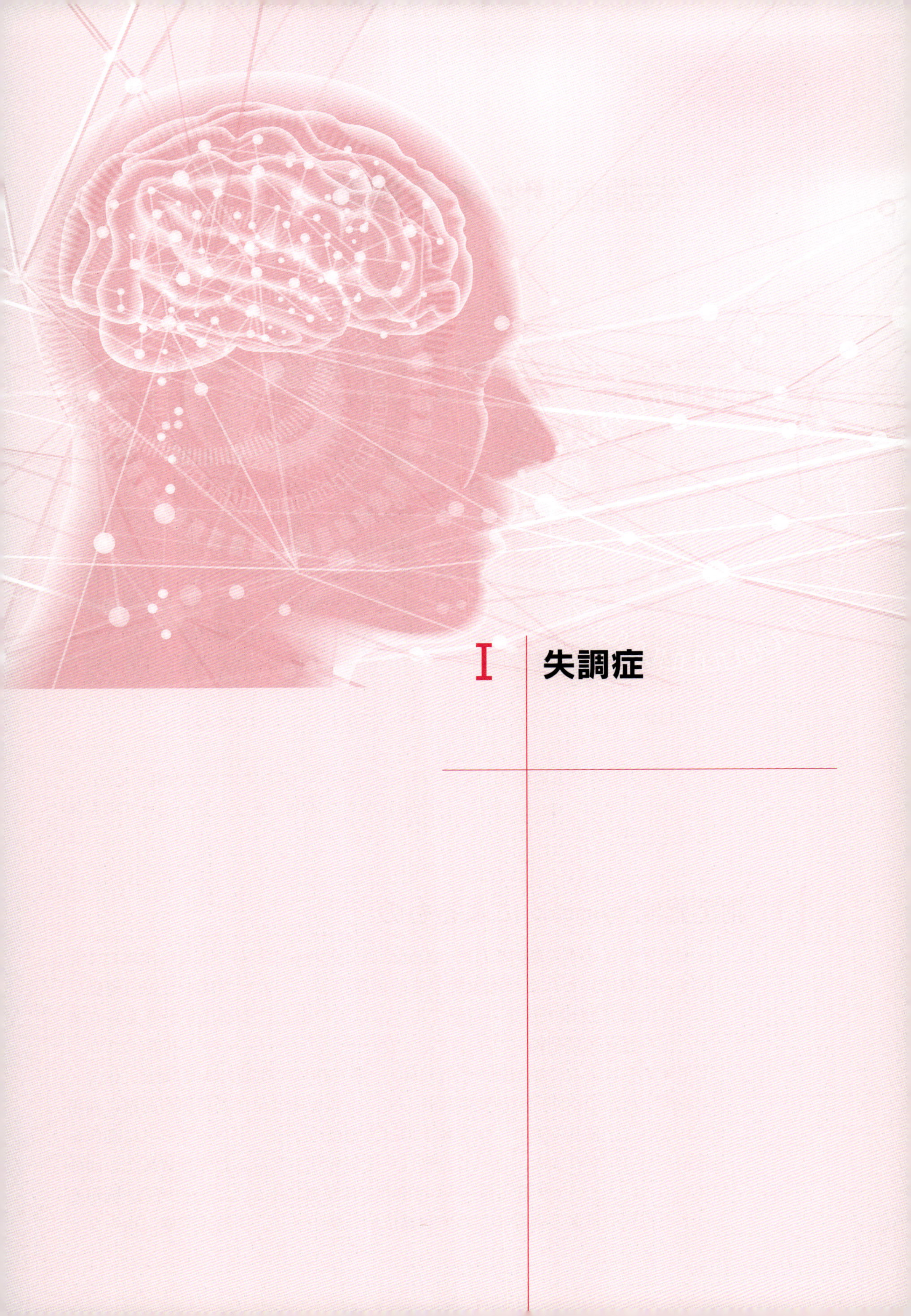

I　失調症

失調症状とその理解

失調症状とは，運動の協調性が障害された状態を言い，脳による身体運動の制御が障害された症状の一群と考えられます．重力場で自由に体を動かすための運動協調，すなわち重力によってバランスを崩しても，転倒しないで，むしろ逆に重力を利用して運動・動作を調整（制御）することの障害と，重力に対して姿勢を保ちながら，全身を思うように動かし，目的を達成するために運動・動作を調整（制御）することの障害と考えられます．そのように障害をとらえて回復訓練にその考えを活かし訓練方法を開発してきました．

これから述べる訓練は運動を適したものに調整（制御）することで，脳機能を回復させるための運動・動作の方法です．訓練によってそのような方法を習得し，障害の現れない，あるいは症状が低減して，目的の動作が達成できるようになれば，それは脳の運動プログラムが適して回復したと理解してよいのではないかと考えています．

では従来言われてきた失調症状について考えることから始めます．

なお，図は内容を簡略化してあるものですので，図を先に見て理解するのは，むずかしいと思います．まず，この章の本文を通読したうえで，改めて図を読んでください．

1 測定異常 dysmetria によるもの

測定異常とは随意運動を目的の空間位置で止めることができない現象のことです．視覚的にとらえた対象物の空間位置に対し，手を伸ばすなどの運動によって的確に到達できない現象であり，以下の場合によるズレが考えられます．①視覚と運動制御（フィードフォワード，フィードバック）の間のズレ．②平衡感覚による姿勢制御の揺れに伴い，手を伸ばす運動の基点（足底，体幹，上肢帯・肩）の空間内位置変動に対して，上肢を伸ばす運動制御が的確に補正されないことによるズレ．③上肢を伸ばす運動のフィードフォワードに動作を設定したプログラムと，遂行した動作を深部感覚でとらえた実行結果との間のズレ（フィードバック修正値）．④対象物空間位置に手が近づいた時に，脳がとらえた視覚的位置と運動で現わす到達位置の間のズレ．⑤到達位置に指先など

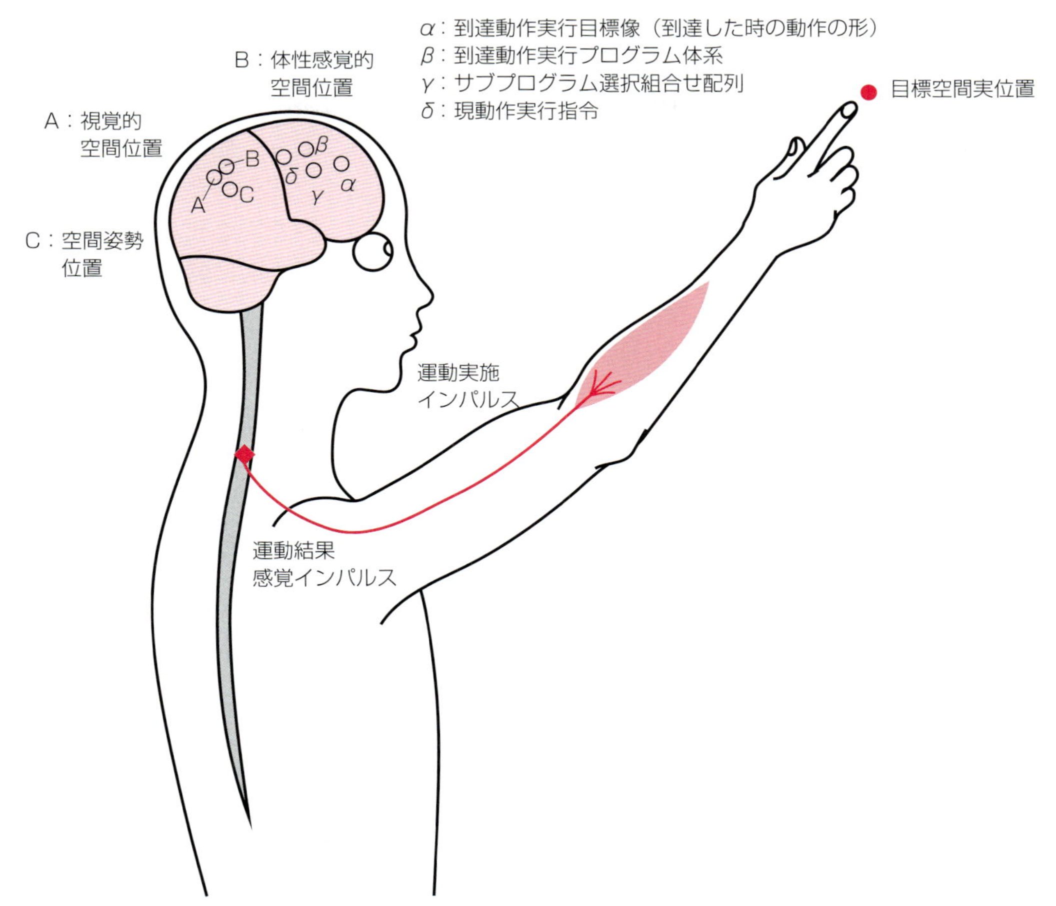

図 1　目標をみて，指を伸ばすまでの脳のはたらき

実体としての空間内目標位置は，視覚的に目からの方向と距離を基本データに空間内姿勢位置（前庭＋深部覚）を加え，肩（体幹）からの方向・距離に変換され，認知過程（感覚）から行動過程（運動）に情報が写されて，実行目標が到達距離内なら体姿勢＋上肢運動，遠ければ移動＋姿勢＋上肢運動が全運動プログラム体系として設定される．適時的順序にプログラムを選択し組み合わせ配列させ，運動野から主運動の実行が指令されて，脊髄α運動ニューロンにいたります．同時に歩行・姿勢などの調整プログラムがいわゆる錐体外路から全身のα運動ニューロンにいたると同時に，γ運動ニューロン活動の調整をします．

A，B，C，α，β，γ，δのすべては実際の目標位置に対して脳が画くバーチャルですが，脳細胞の活動が現わす実体でもあり，実行としての実動作によってのみ脳活動の実在を知り得て，それらの何かを推定することができます．

身体部位を実際に到達させるまでに，数度の修正を行う間に生じたズレ．⑥対象物に指が触れた後，触れた位置に指先位置を保とうとする運動制御と指からの触覚フィードバックに対する修正値とが一致しないためのズレ．以上のことを要因とする症状がそれぞれ測定異常と考えられており，症状としての動作も患者さん個々で異なり一様ではないと考えられます．測定異常は指鼻試験や踵膝試験，arm stopping test（示指-耳朶試験），コップをもたせる動作の観察，過回内試験，線引き試験，模倣試験（閉眼で一側を受動的に動かし他側で模倣させる）などによって，臨床神経学的に検査[1]されます．

2 反復機構運動不能 dysdiadochokinesis によるもの

回外・回内などの交代運動で，動筋と拮抗筋の収縮の切り替えが不十分あるいは不明確で動筋と拮抗筋が同時に収縮し，運動範囲が不十分でテンポやリズムが乱れ，肩など他部位の運動も見られるようになります．

3 低筋緊張 hypokinesia によるもの

健常者で覚醒状態にあっては，筋は生理的にある程度の緊張状態（筋がわずかに収縮した状態）を保ち，常に体が動けるようにスタンバイしていると理解できます．しかし失調症では低筋緊張を呈する場合があり，それは筋が活動するためにスタンバイしていない状態と考えられます．たとえば手を目標物に伸ばすリーチ動作などで，神経インパルスが脊髄から出力されてリーチ動作に必要な筋が連動して収縮しても，スタンバイ分の筋緊張が不足しているため，結果としてリーチ動作の完遂に必要な筋の収縮量の総量（筋収縮総量と仮称）が不十分となり，一回の動作では手が目的まで届かないことになります．また低緊張にもよりますが，関節運動の限界点あるいはその手前の関節可動域で，過可動による関節損傷を防止するための拮抗筋の筋緊張が高まらず運動停止が働かず，関節過可動を呈します．これは筋の低緊張に伴って筋紡錘も低緊張となり，センサとしての感度が低下することによるものとも考えられます．さらに中枢性に深部感覚の感度が抑制され，動筋・拮抗筋など骨格筋全体の緊張が中枢性に抑制されることで，筋力低下（脱力）や，易疲労が生じると考えられます．たとえば歩行がテンポよく連続した動きとならず，一歩ごと体が沈むような動きとなります．またリーチでは先述のように動作が不足し，一度の動作で手が届かず，手前で止まった後に，不足を補う動作を数度繰り返すことがみられます．

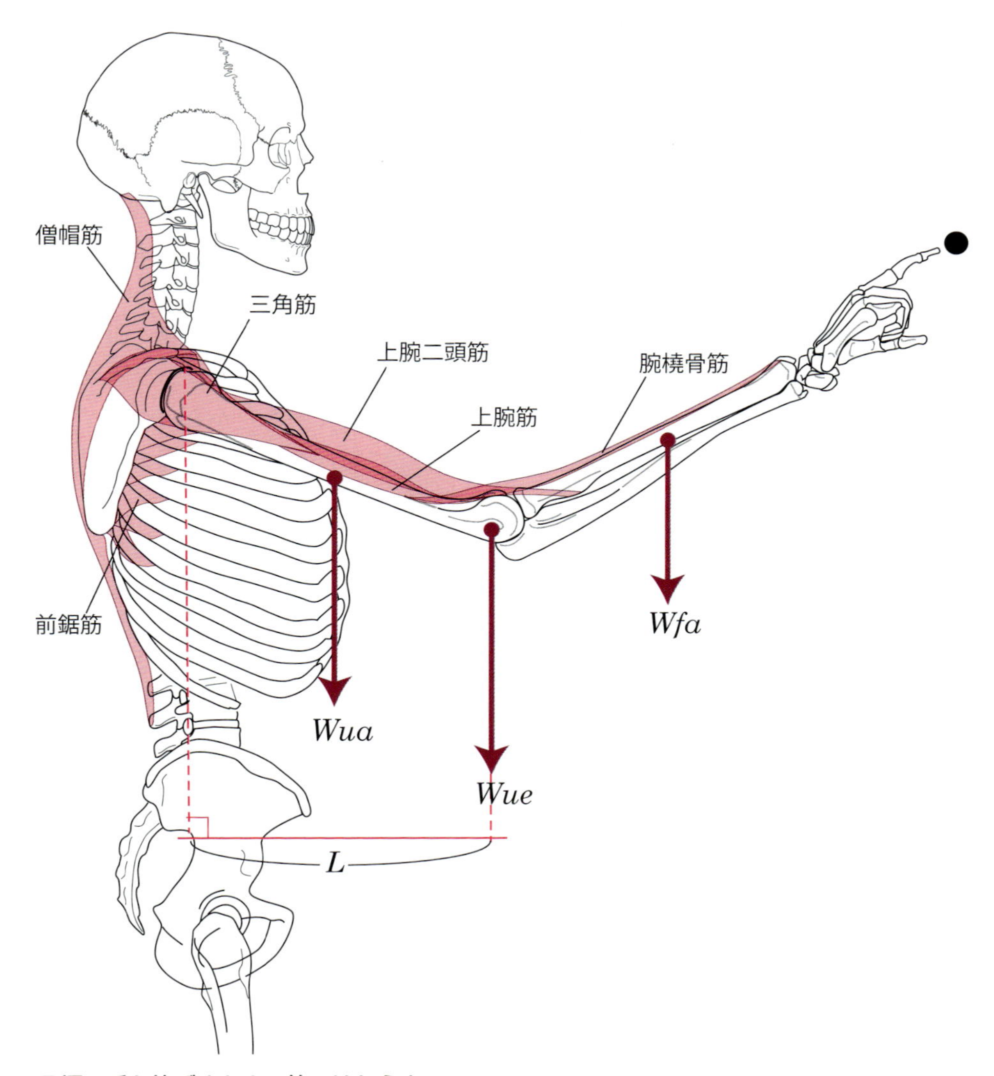

図 2 目標に手を伸ばすときの筋のはたらき

示指指腹を目標位置までリーチさせる動作が，不動に姿勢位置が安定したと仮定した体幹から，上肢が持ち上り，伸びて示指先が移動していく動作と定義することで，重量が上腕（Wue）と前腕（Wfa）のみに存在すると考えることができます．全上肢重量（Wue=Wua+Wfa）重心はほぼ肘関節位置にありますから，その肩関節囲りのモーメントの腕の長さと Wue の積で得るモーメント値が実際の負荷量となっています．肩関節を屈曲位に保持する力はほぼ三角筋が発揮する張力（P・Del）によって保持していると仮定します．肘関節の屈曲位を保持する力は上腕筋と上腕二頭筋が発揮する張力（P・bB）によると仮定します．三角筋張力は上腕骨頭を肩甲骨関節窩に密着させ，肩甲骨の上方回旋力により上肢全体を持ち上げることになります．

今，手を膝関節上から目標位置まで動かすとすれば，僧帽筋張力などの力で肩甲骨が上方回旋方向に動く状態では肩甲骨が上肢全重量を支え，すなわち上肢を挙げる動作で生じる肩関節囲りのモーメント値を支えています．三角筋張力は加速度を作る力として働き，実際に肩関節が屈曲し，前腕を含む上肢全体が上がり始め，P・bB が肘を屈曲させ，手はさらに速く上がり，肩がほぼ十分に上がった後，P・bB を減じることで肘が伸展し示指が目標に近づき，この間も P・Del を上げ続けることでこの動作が保証されると考えられます．

4 運動分解 decomposition of movement によるもの

示指–耳朶試験では，前方に伸ばした腕を戻し示指で耳朶に触る時，ほぼ一直線に移動せず三角形の二辺をたどるように手・示指が移動します．これは，前方にある手を後方に引く運動と，耳朶の高さまで手を上げる運動の適切な連動ができず，まず後方に引き，次に上方に上げる運動が行われます．これは上肢帯と肘関節の円滑な連動が行われにくいことを示すものと考えられます．このことから，運動目標の位置設定は，健常者においても通常，「後と上」の形で立てられて，後に動かす運動プログラムと上に動かす運動プログラムがあり，両プログラムの量が時間的に適合（ミックス）され，あたかも一つのプログラムとして時間進行し，後・上に動く運動として実行されて，普通の運動として私たちセラピストにみえるものと理解されます．

示指–耳朶試験で二辺をたどるように動き運動分解された運動を，あえて合理性のある運動と考えてみましょう．前方を向いている人では，周辺視野に見えている手を後方に動かす動作がより随意的で優先的に行われ，周辺視野にも見えにくい耳まで手を上げる動作は随意性が低く，より自動的で後半に行われると考えられないでしょうか．あるいは，肩関節が外方（外転）に動けば手を後方に引く時に手指が目に衝突しませんが，外方への運動が後方への運動に協調されないため，二次的保安のため肘関節を屈曲させ，手を後方に移動させることで示指を顔の位置より下げているとも考えられます．この肘関節の屈曲で手・示指が耳朶に届く範囲に入るため，肩関節のわずかな屈曲で手・示指を耳朶に届かせる運動が行われるとも考えられます．動作を構成する2つ（複数）のサブプログラムを同時に適切に進行させるための，調整プログラムが機能しないとも考えられます．この調整プログラムの機能不全との考えは，測定異常の説明にもなると考えられます．さまざまに概念的理解ができますが，それはわずかに違う個々の患者さんの症状を適して合理的に理解して，目前のその患者さんその人において機能回復を現わせる訓練を考え出せるように考えて，実行し，工夫を重ね効果を積み上げていくことが大切であり，本当の理解もまた可能になっていくといえるでしょう．

5 振戦 tremor，時間測定障害 dyschronometria によるもの

動作の開始と終わりの時間が遅れるなどの障害です．

鼻指鼻試験：出された指から外れればdysmetria，鼻・指の間を移動する間に軌跡が左右・上下に揺れればtremor，自身の鼻あるいは出された指を強く押し押す方向が変動し続ければasynegyといえるでしょう．ですから，個々の患者さんの失調は様々な症状が混入し，その混入の態様も異なりますので，一人ひとりを観察し，適応する訓練を考えて行います．

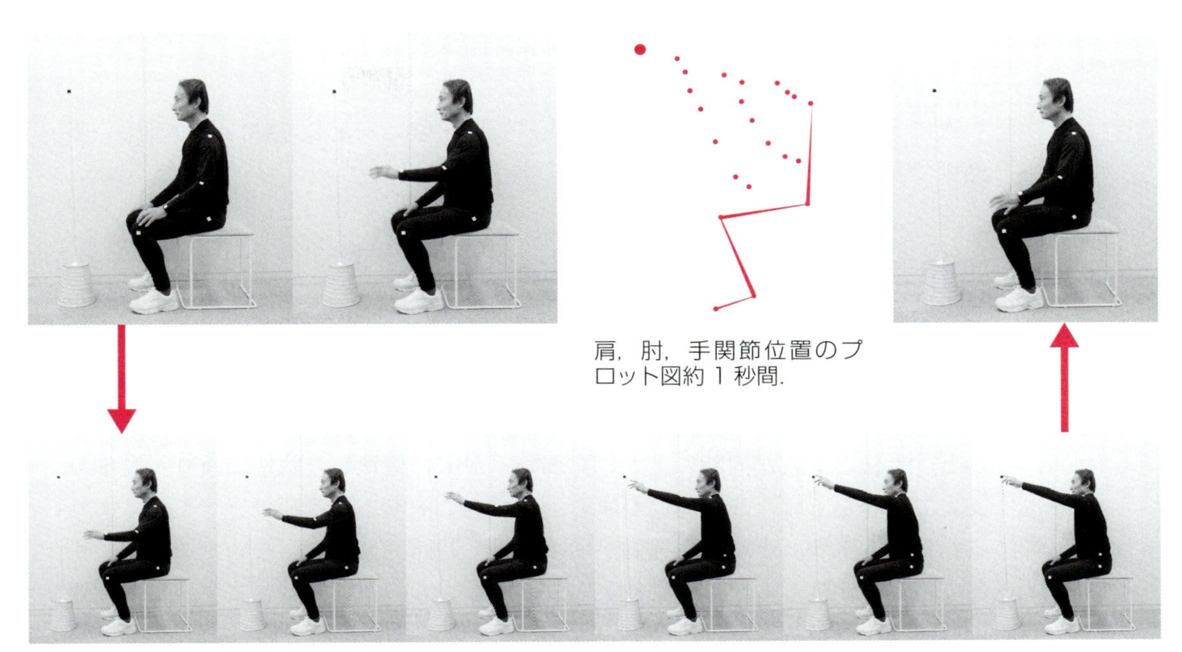

図 3　目標物までのリーチ動作の分析

まずは肩から動き始め，手を肩の高さまで上げると，肘の伸展が大きくなり，同時に肩の位置が前進（体幹の前傾）を生じ始め，目標の手前で肘はほぼ完全伸展し，完全に伸びた上肢の先端の示指尖端を目標に体幹の前傾で触れさせます．

上肢の動きのみに注目すれば，まず肩が屈曲し（屈曲 90° までの間はモーメントの腕を伸ばし負荷を増す），同時に肘を屈曲（モーメントの腕を縮小させ負荷を減らし，手を上げる）させ，肩関節屈曲角度がほぼ達すると，肘の屈曲力を減らす遠心性収縮により肘を伸展させ（モーメントの腕を伸ばし負荷を増し，手を下げ目標位置より下にズラす）る一方で，肩屈曲力は増し続けるが，肘伸展による負荷増加で肩屈曲角度の増加は緩やかに進みます．このような肘と肩関節の角度変化は，示指で目標に触れると止まります．

次に全身の動きに注目すると，右上肢が前方にリーチされるほど右前方の重量が増すので，わずかに骨盤から上体を右前方に回旋させることで上肢をよりリーチしやすく，全身強調運動が行われ，また上肢の重量を体幹で保持し，さらにその重量変化を骨盤・坐骨結節・臀部座面接地面で支持するため，右臀部支持部はやや前方に，左臀部支持部は相対的にやや後方に移ることで，重量の前後における均衡をとるバランス動作が自動的に行われていると考えられます．

また，上肢をほぼ完全に伸ばして，指先を目標との間の視線に一致させる位置とした後，上体を前傾で前進させて確実に指を目標に届かせています．視線の一致は利き目において行い，非利き目でとらえた誤差を上体の前傾・前進でゼロにした時に手は届くと理解できます．

以上に述べた症状は主に四肢の運動に伴って観察されます.

次に，全身運動，重力に応じて適正に姿勢を整え安定して動作を行っていく過程で表れる失調症状について述べます.

6 協調収縮不能 asynegy によるもの

運動の協調とは，運動を行う時に目的を達するため，運動が空間的に（複数の関節，筋の活動が）協調し，時間的に順次適切に行われる一連の動作の流れを表わします．協調されない動作では，たとえば背臥位から起き上がろうとすると，上体と下肢が同時に上がり臀部のみが床に接地した状態になり，臀部で支えて下肢を上げたまま，ひたすら上体を起こそうとする運動を，もがくように行い起き上がれません．運動が順序立って時間的に協調しないで，同時にすべての運動が生じるため，動作としてできないものと考えられます．この問題の解法の一例は後に示します.

立位で上を向いてもらうと，そのまま後方に倒れてしまう患者さんがいます．立位状態で上を向くと頭部が後傾し，頭部の重量分だけ重心は後方に移動しますが，頭部の後傾だけでは通常上を見るまでには至らないので，上半身を反らせ，重心はさらに後方に移動します．後方に転倒するのは前方に転倒するよりさらに危険ですから，通常は上を見るためにあらかじめ体を適度に前傾させ，重心を前方に移動させた後に，頭部を後傾させるようです．頭部後傾では上はまだ見えませんので，体を後に反らし，膝関節の屈曲でさらに体重心を前方に移動させながら，頭部・上体を伸展させていくことで，上を見る動作は安全に行えます．頭部後傾であれば何とか立位を保てる幼児も，上空の星空を見る時は立位を保てず前方に歩き，後方に倒れそうになるなどが観察され，上体の後方伸展に伴う立位保持動作は相当高度な協調動作と考えられます.

患者さんが立位で頭部後方伸展する時後方に倒れようとするのは，頭部後傾に際し，自動的バランス運動として無意識に行われる体重心の前方移動があらかじめ生じないためと理解できます．自動的バランス運動と随意的頭部後傾運動の時間的協調不全と考えられます.

幼児では母親が「倒れないように，こうやって足を前と後ろに開いてから，上を見なさい」などと教えると，母親の言う通りに行い，つぎに左右に開脚したまま上を見て，今度はわざと体の不安定と母の関心を楽しみ，やがてうまくできるようになっていきます．自動バランス運動と随意運動の協調，随意運動の難度に合わせた自動バランス運動の程度の協調は，学習により獲得したと考えられ，訓練による再調整・再獲得の可能性を示します.

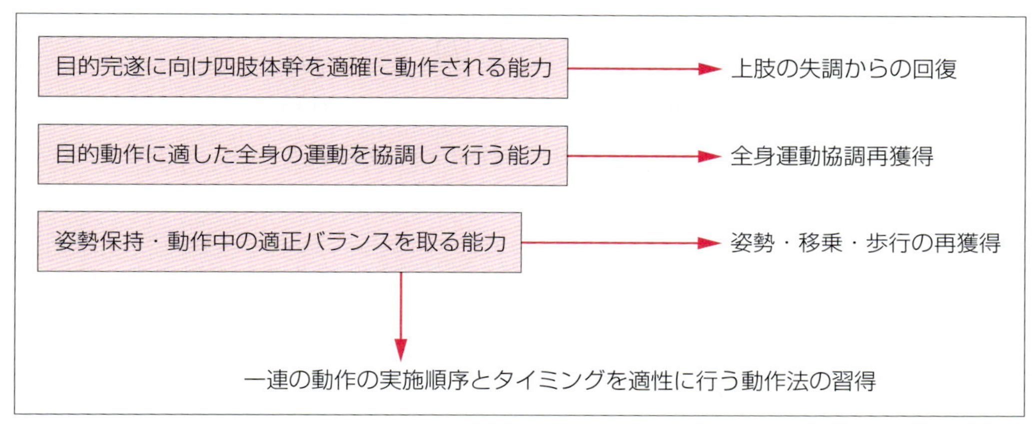

図４　失調症の回復訓練の概要

7 全身運動の不適切によるもの

立ち上がり歩行など重力に対する姿勢や，動作制御の障害などを呈する運動麻痺が生じ，歩行不能，食事など用具の使用が困難となり，様々な ADL 障害が生じます.

回復訓練ついては，①上肢の失調からの回復，②全身の運動協調の獲得，③立位，歩行などの姿勢保持・動作中の重心線の安全保持機能の回復，④動作開始と同時に最終動作に至る危険（動作順序とタイミングの失調）を防止できる動作法の選定に分けて後述します.

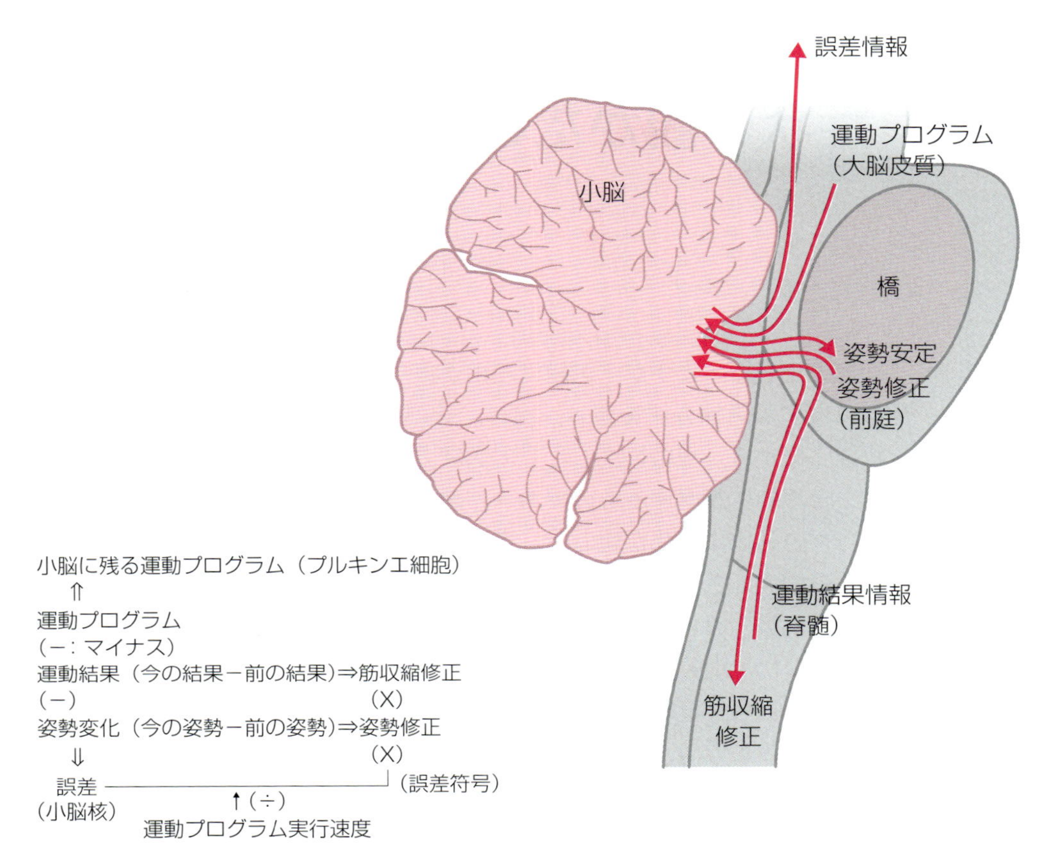

図５　小脳のはたらき～姿勢，運動調整～

脳が作った運動実行プログラムは，錐体路と錐体外路から脊髄α運動ニューロンに集合されて，錐体路に主随意運動と必要に応じた補完的自動的随意運動が，そしていわゆる錐体外路に重力やその場の環境状況に応じた姿勢変化・保持のほぼ無意識的な自動的調整運動が伝達されて，この両プログラムで構成されていると考えられます．

さらに運動プログラムには，全身の筋肉運動をこの瞬間瞬間に各筋線維でどの程度に収縮させるかということ，すなわちその瞬間に活動するすべての筋の調和が作る時間を，どのタイミングで変化させていくかという要素で成り立っていると考えられます．

この運動プログラムは，上小脳脚から小脳皮質に入り，全身の筋に対応する各プルキンエ細胞の興奮が抑制され，ノイズが消却されて関与筋すべてがスタンバイし，適切に姿勢調整され，運動実行とともに運動プログラムと運動実行結果としての半規管や体性感覚（主に深部覚）との加算で誤差が検出され，誤差を大脳に送り，姿勢と全身の筋収縮を調整すると考えられます．

症状の観かたと訓練法の案出

訓練方法を述べますが，訓練は理由があって次の方法で説明します．まず，症状に対する訓練方法を述べ，次に，その方法で訓練した理由（仮説的理論）を解説しながら，理由の証しとして訓練方法のポイントを解説します．理論は実態を合理的に説明するものであり，理論を訓練方法に表現して行うことで，患者さんの動作に変化が現われ，患者さんのできる喜びを見ることで，患者さんによって実証されるものです．

鼻指鼻試験において，患者さんの指が出された目標物（検者が出す指の指腹）に達しないか，あるいは触れた後に患者さんの指がズレ，直そうとするため逆側にズレ，ズレの方向も変化しながら位置が定まらない場合の訓練法から述べます．

1 リーチ位置の保持訓練

セラピストは回内位で拇指指腹を患者さんに向けて出します．セラピストの拇指に，患者さんは示指指腹で触れてもらい，そのまま触れた状態を保持してもらいます．この時患者さんの示指をセラピストは三指摘まみで保持して，患者さんが触れた状態を保持することを介助します．すなわち，患者さんの示指指腹がセラピストの拇指指腹から離れないように，セラピストの示指と中指で背側両側から挟むように保持します．セラピストは患者の示指を三指摘まみで保持したまま空間の一定位置で，患者さんに上肢の肢位を保持してもらい，「力が入り過ぎないように余分な力を抜いて，なるべく楽に腕と指の位置を保つようにしてください」と声かけします．患者さんが過度な力を少しでも抜いたら「そうです，もう少し力を抜けますから抜いてください」と正の結果をフィードバックします．再び過度に力が入るようなら，「そんなに力を入れないで，もっと力を抜いて，私の親指に合わせて人差し指の位置を保ってください」と適時に指示を出します．良い結果が出た状態で疲労しない程度の時間保ったところで，患者さんの示指を保持したまま，「では，机（太もも）の上に手を戻しましょうか」と手を戻して，三指摘まみを放します．このことを繰り返し，過度な力を入れないで，ほぼ一定位置に患者さんが上肢・示指を出して，保てるようにしていきます．

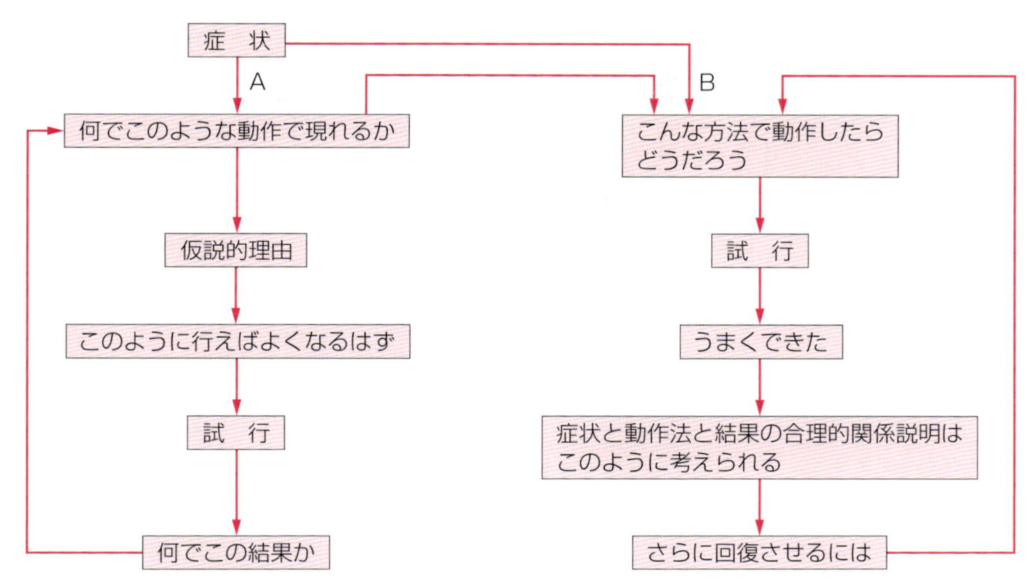

図６　症状へのアプローチ方法の改善

以前はＡコースで考え，疾病等原因との関係で症状を考えどのような理由で症状が現れているかの考えの帰結としての改善策を想定して，セラピーを実施していましたが，成果ははかばかしくありませんでした．現在はＢコースの思考・試行・更なる改善を実行しています．

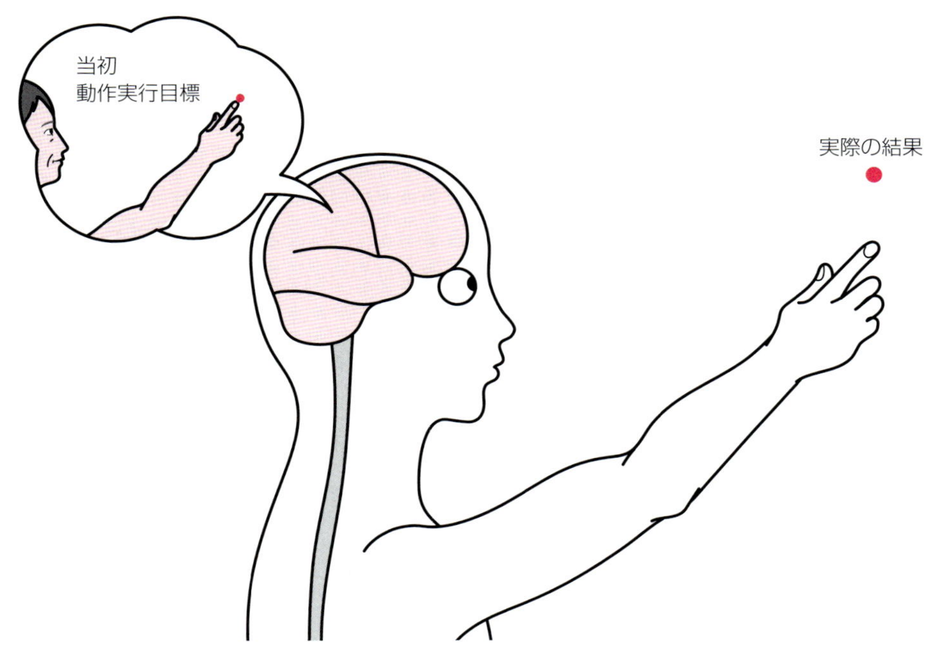

図７　目標と結果

目標を視覚等の感覚でとらえ，目標に達する運動プログラムに変換して流しても，その過程での処理の誤差等で実際にα運動ニューロンに達した指令あるいは実行された結果がズレます．

示指指腹で同じ目標位置を触れ続けることを数度繰り返すことが可能になったら，目標位置（空間の拇指を示しだす位置）を数度変えて，示指指腹で触れ続ける訓練を繰り返します．目標位置を変え，様々な方向・距離に変えても，リーチして肢位を保持できるようにしていきます．この間にセラピストが患者さんの示指指腹・指先を介助して保持する程度を弱めていき，患者さんが目標位置に示指・指腹で触れたリーチ肢位を自力で保てるようにしていき，セラピストの介助・支持なくできるようにしていきます．セラピストの介助・支持なしでできるようになっても，指が外れ振戦・失調を呈したら，再び三指摘まみで介助・支持し，過度な力を入れずに肢位保持できるようにしていきます．

次に，任意の目標位置にリーチする動作の訓練に移ります．

2 激しい振戦からの回復—誘導介助法

1 目標物を掴むまで

失調が強すぎ，リーチして指腹で物に触れることができず，手全体で物を掴もうとしても，位置が大きくずれて，なかなか掴めず，しかも強い力で体幹・上肢が振戦し，上肢を動かすことで体幹全体もさらに強く大きく揺れ動く場合，セラピストは，患者さんが動かそうとする上肢の側（たとえば右上肢の外側）に立ち，患者さんの右側体幹にセラピストの下部体幹から骨盤と左大腿を密着させ，左手で患者さんの肩を前内方から後外方に向けて力をいれて保持します．すなわち，セラピストの下部体幹・骨盤と左手で患者さんの体幹を挟むように確保します．このとき，患者さんの上体の体重を支持する主要部位が対側（左側）臀部（座骨結節）に移るように，患者さんの右体側をセラピストの左大腿で左方に押します．振戦で患者さんが体幹を右側に押す（セラピストを右外側に押す）ように動揺する動きを鎮めるようにします．

患者さんの肩を保持した左手で，患者さんの肩の動きと上腕の動きを誘導し，過度な動きを制動し，体幹の失調をコントロールします．セラピストは右手で患者さんの右手を手背から握り，目標物に向かって手をのばす動作を誘導・介助します．そして，目標物を患者さんが右手で握り持った状態を保持する訓練を始めます．

2 目標物を握り持った状態の姿勢・肢位を保持する訓練

目標物は患者さんの目から斜め下方45° 程で40 cm程度前方がよいでしょう．握る目標物は手すりのような保持しやすく動かない物から始めます．一度目標物を握った手指も，握ったり放したりと把持状態を維持できないようであれば，手すりを握り続ける状態を維持できるように，患者さんの手・指を背側から強

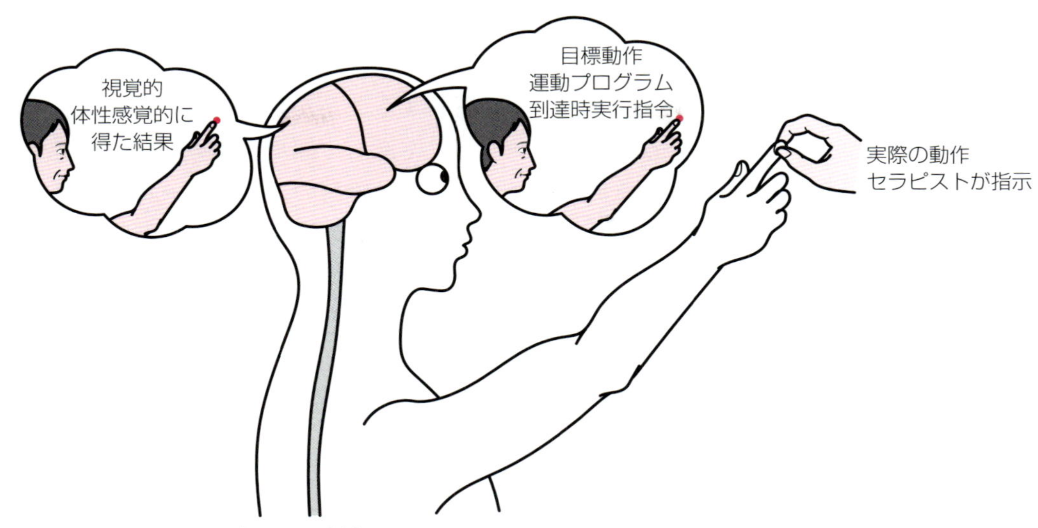

図８　目標と結果を一致させる方法

最終到達動作肢位の保持により，感覚的（視空間，体性感覚的）と運動（当初運動実行目標，運動プログラム，到達時実行指令）の一致によって脳活動の整合性ある記憶・学習が進みます．

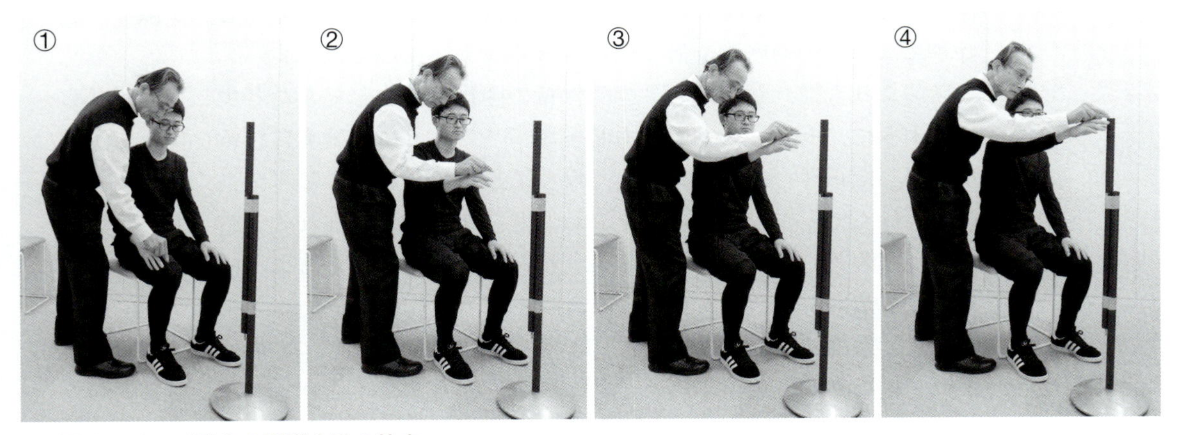

図９　リーチ動作の誘導介助の仕方

指で前方の目標に触れる動作は①～④になり，空間へリーチする動作となりますが，リーチ動作ではまず④の動作を保持することから訓練します．拮抗筋が相互に適度に働き，揺れないようになるべく軽く目標物を触りながら，確かに④の肢位を保つように訓練します．可能になったら，あらためて①～④～①の動作を訓練します．

く介助して，手すりを握った状態で保持させます．保持させながら「あまり強く握らずになるべく軽く握っていてください」と指示します．手指を握ったり放したりを繰り返し，筋活動を一定に維持することがむずかしいのは，手指の失調とともに，体幹が前後あるいは左右にも激しく揺れる姿勢保持の失調や，適度に前下方に伸ばした上肢のリーチの程度の維持のコントロールの失調にも起因します．セラピストは左手で患者さんの肩を内側から外・後方に押して患者さんの体幹をセラピストの体に密着させ，体幹の動揺を鎮めながら左側臀部優位で体重支持する姿勢を保持します．患者さんの体幹の動揺を可能な限り鎮め「私の体に肩と体を着けて離れないようにしてください」と指示します．患者さんがセラピストに体を密着させようとする運動プログラムと，実際に生じた体を着ける運動に対して，セラピストの体と患者さんの体が着いた状態の感覚をフィードバックさせて，体の動揺を鎮めていきます．

セラピストの体と患者さんの体が密着することで，患者さんが一人で揺れる場合よりも揺れの幅を減弱させることが期待でき，患者さんの体幹の安定が増すことで，揺れが生じる必然の要因（患者さんが前方に大きく揺れると，直そうと後方への揺れ戻しが働き，姿勢を保持しようとする前方への揺れが再び大きく生じることによる，前方の揺れと後方の揺れ戻しの繰り返し）が減り，患者さんは体幹を適度な位置で保持できるようになってきます．

以前よりも揺れが減弱し，姿勢保持の困難が減少してきたと少しでも感じられるように，セラピストも努力します．このように，確実に体幹を保持し動揺が減弱したら「だんだん揺れなくなってきましたね，少しずつ良くなりますから少し休んで，またやりましょうね」と，まだ大きく揺れると感じている患者さんが，改善した，改善できるようになると考えを変えるように促します．患者さんを前向きの気持ちにすることはとても大切です．ただ気持ちが前向きになり意欲が高まると，力が入りよけいに動揺することもあります．「揺れますが揺れを止めようと思いすぎると力が入って，ますます揺れ，どうしてよいのか分からなくなってしまいますので，揺れても私がしっかり支えていますので，余分な力を抜いてください．そうですね揺れる力をそのように抜いて，反対に揺り返す力も抜けますから，だんだんと揺れなくなってきたこの感じを味わってください」と，患者さんの動作を評価して回復能力を高めていきます．

3 左臀部優位で体重を支持させることの効果

いわゆる正常な動作では，右手を前方に拳上すると，物理的に右上肢の重量で体は前方・やや右外方に体が少し傾斜し，体重心が移動しようとします．そこで，健常者は事前に体重心を左後・やや左外側方向に移動させます．事前の重心移動は，物理的重心移動の正反対方向に，物理的移動幅より若干多めに移動させ，次の瞬間生じ始める実際の動作にゆとりをもたせ，重心のふらつきを

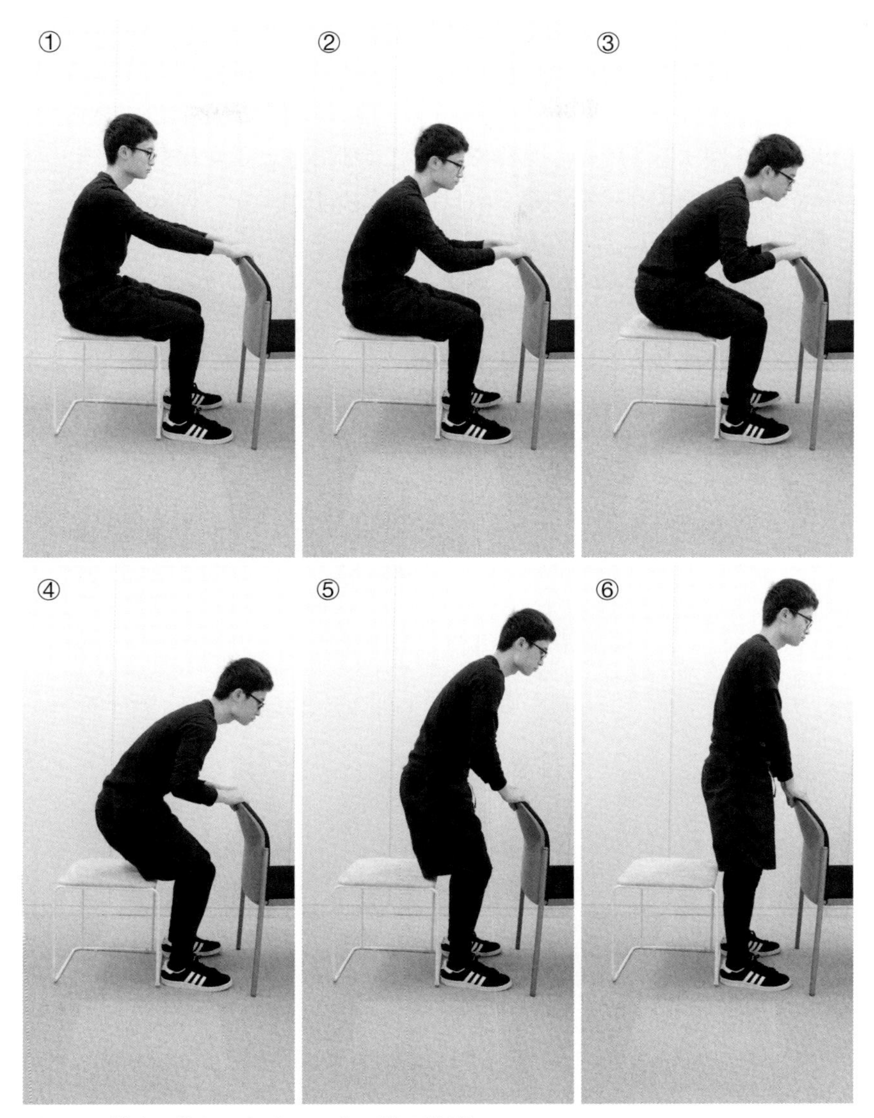

図 10　前方の物につかまって立つ時の注意

これは前方の椅子の背などにつかまって立つ動作の良い形を示しています．良い動作のポイントは②のように手で引っぱるのではなく上体を前傾させ，③頭を手より前に出してから臀部を座面から浮かせ，④さらに上体を前に出しながら立ち，⑤前傾したまま，⑥立った後も重心を踵より前に位置させて立位保持することです．悪い立ち上がりでは横手すりを手で引っぱりながら後方に立ち，踵骨結節で重心保持をします．とにかく手で引っぱってはいけません．

抑え，動作中の姿勢を安定して保持する反応と理解されます．

この体幹部の座位姿勢の保持を，上肢のリーチ動作に先行して，確実にセラピストは誘導介助します．「いまから，前方の手すりを右手で持ち，握りもった状態を合図するまで保つ動作を練習します．体と手が揺れてしまいますので，私が揺れないように私の体を着けあなたの手を上から握って押えさせていただきます．手を前に上げても体が右前方に傾き倒れそうにならないように，手を上げる前に，あなたの体がなるべく揺れないように，しっかり保持しながら少し後方に押して左のお尻に多く重心がかかるようにしようと思います．一緒に自分の体を心持ち左後方にするようにしてください．気持ちだけでよろしいので私の動きに合わせようとしてください」と説明して，体重支持を左臀部やや優位な座位姿勢に，前記のように誘導介助します．

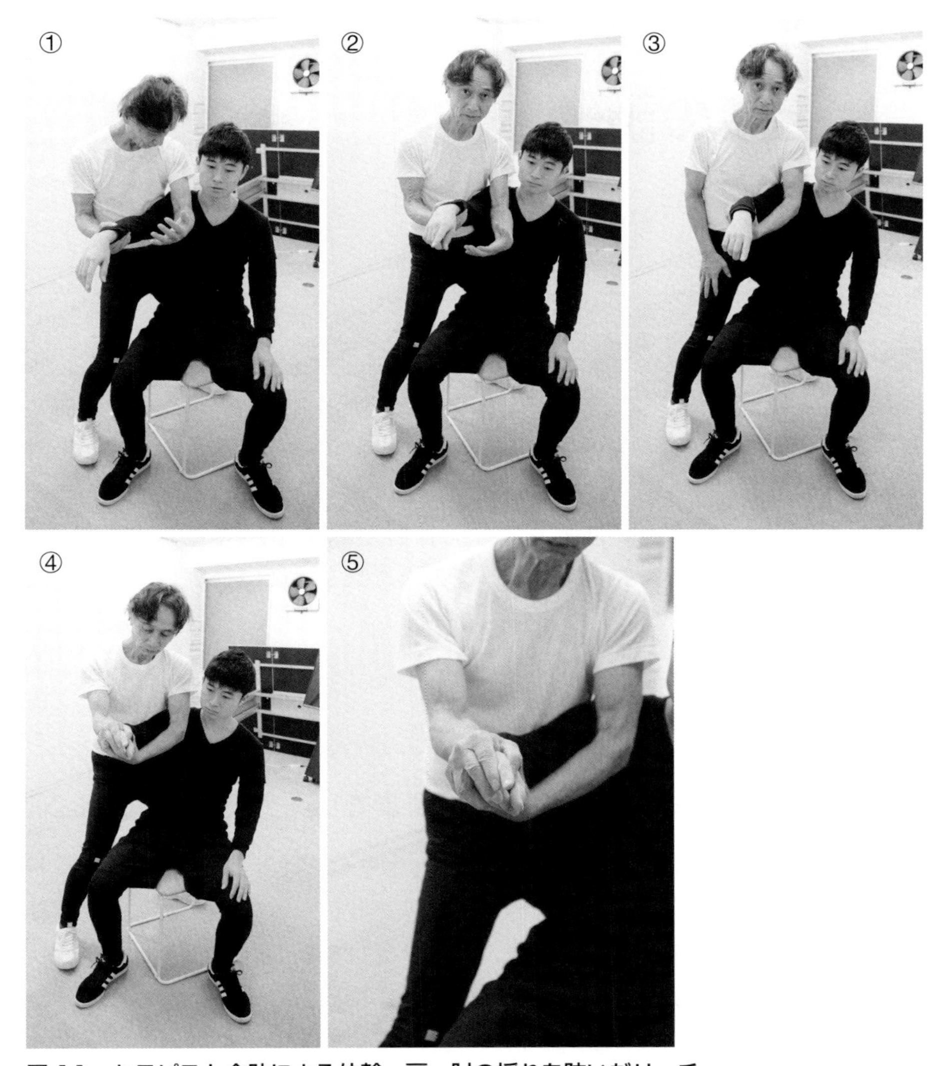

図 11　セラピスト介助による体幹・肩・肘の揺れを防いだリーチ

失調で上体から揺れる場合など，上肢が強く揺れる場合にリーチ動作の訓練で前方の目標に指を触れ続ける訓練を行うまでの動作の仕方を順次に示しました．①まずセラピストは患者さんの体側に大腿，腰，腹を密着させ，左肘で患者さんの肩を内側から押さえ，体幹の揺れを防ぎます．②次に，手を患者さんの肘の内側から③のように確保します．④右手で患者さんの手を背側から持ち，⑤示指で目標物に触れるようにし，この肢位を保ち，触れ続けます．

03 上肢の訓練法

上肢の機能と体幹下肢の機能は，少し異なると考えています．上肢には，①リーチ機能（目標に手・指を届かせる肩甲骨の運動と肩屈伸と肘屈伸，目標の方向に手掌・指腹を向ける肩甲骨の運動と肩回旋と前腕回内・外と手関節掌・背屈，そしてリーチ方向・距離に伴って変化する重量・負荷量を支える肩甲骨と肩関節の支持筋群の筋張力），②目標物を手掌・指腹で触れる機能，③目標物を把握し・つまみ保持する機能，④摘んだ物を適度に動かし操作する機能があると考えています．

1 リーチ

1 目標物に触れあるいは握ったままでリーチ肢位を保持する訓練

リーチ動作の訓練では前節で述べたように，まず目標位置に手掌・指腹をリーチさせて，上肢をリーチさせた状態の肢位を保持する動作における失調・変動を最小にする訓練をします．目標位置は実は大きく分けて４つあります．すなわち，①視覚的に rock on して捕えた空間内目標位置，②各関節の角度的あるいは活動筋群の収縮量と張力の配分で表わす，運動プログラムとしての目標位置，③運動プログラムがout put されてリーチ動作が実行されて移動した，手指の位置として現われた目標位置，④深部感覚による運動結果のフィードバックを構成して得た目標位置です．以上の４種の目標位置を合わせて本来の同一にする過程を脳内において進めるのが，指腹で目標位置を触り続ける訓練の意味です．

目標まで手指を運ぶリーチする動作では，適切な運動と感覚が運動に伴い常時変化し，適切で当然な変化と適正範囲外の障害となる変化の判別が困難なため，適正を再学習することが困難となるので，静的位置で訓練をほぼ確実に行えるまでします．

以下に実際の訓練方法・技術のポイントを解説します．

上肢の適切なリーチ肢位の維持が困難なのは，①リーチ距離の維持に必要な上肢の伸展筋群と屈曲筋群の適度な筋の活動と抑制のバランスの問題か，②重力に抗して上肢重量を保持する筋群の活動程度の調整（抗重力筋のみによる肢

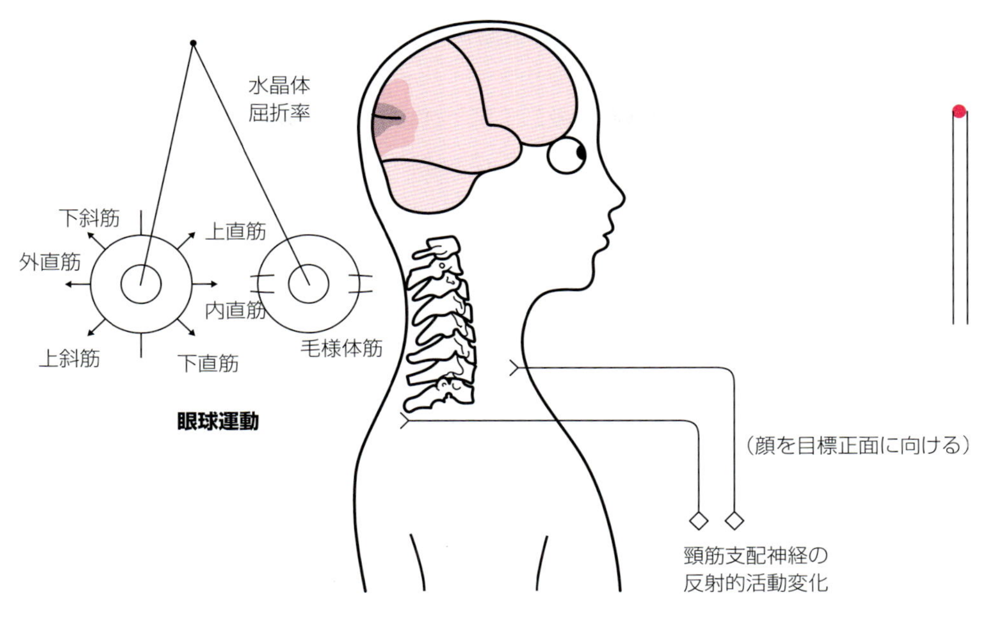

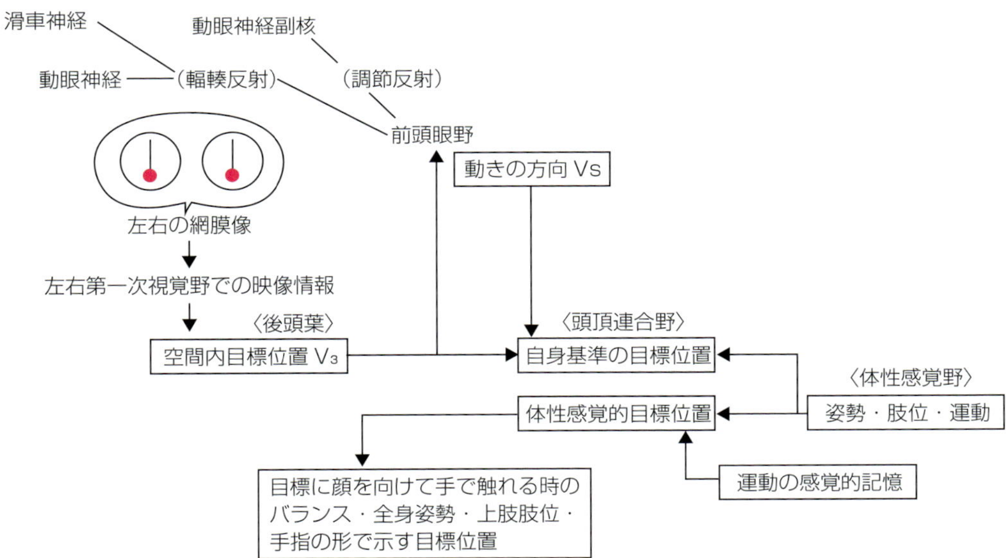

図 12　視空間的目標位置 to 触覚的・体中心的目標位置

視覚でとらえた目標位置は空間内の位置であり，位置は物理的には両目の中心からの方向であり，両目の屈折率の調節で示す距離ですが，もとは両眼網膜に映る左右差などの映像情報を処理する過程で得られた目標の動きは，時間的位置変化と自身の頭の動きを示す前庭・半規管からの情報を加えることで得ると考えられます．

一方，深部感覚や足底感覚などの体性感覚，前庭・半規管からの感覚に視覚も加え，現在の姿勢・肢位・運動すなわち自身のポジションを基準にした時に，そのような動作における運動の感覚的記憶を加えることで，体性感覚的目標位置すなわち自身の体を基軸あるいは中心とした目標位置が設定されると考えられます．体性感覚は運動の感覚でもあり，ここから実際の運動に変換可能な目標に顔を向け，バランスをとり，全身の姿勢を保ち，上肢を適切に伸ばし，手指を目標に触れる形をとる運動・感覚で示す目標位置が設定されると考えられます．

位保持），あるいは抗重力筋の活動が過多でその調整に拮抗筋までもが働くことの問題かを，みることになります．上方にも激しく揺れ，上方に揺れた手が急速に止まり，次に下方に激しく降下する揺れでは，拮抗筋も揺れを起こしていると考えられます．この場合には，上方からセラピストが患者さんの手を下方に押しつけるようにして，手が下がらないようにしながら目標位置にリーチした動作を保持してもらうことで，拮抗筋活動の必要性をなくします．これは重力に加えセラピストの下方に押す力に抗することで拮抗筋は働く余地がなくなり，患者さんは抗重力筋のみの力で自身の上肢重量とセラピストの抵抗に抗しながら，リーチ動作位置の保持を行うことを意味します．セラピストの押す力を徐々に減らし，下方へは押さない状態でも，抗重力筋の活動量の適正制御ができるようにしていきます．手首に0.5〜1.5 kg程の重りを巻き付けるのも同様の機序で効果的ですが，体幹から上肢全体が大きく強く揺れ，手で物を掴もうとすれば物を突き飛ばし危険を感じる程度の揺れでは，上下のみでなく多方向に揺れることもあり，セラピストが直接加える力を調整しながら行うことで多方向への対応ができます．

前後の揺れは体幹の前後動とも関係しますが，上肢では肘の屈伸を主とした動きであり，左右の揺れは体幹の左右動とも関係し，上肢では肩関節の内外転の運動が主で，斜め方向は肩・肘の動きの混成と理解できます．抵抗を加え動揺を抑制しながら，動揺の特徴をとらえるようにします．揺れが激しい時には，セラピストが抵抗を掛けて揺れないようにし，その抵抗をフィードバックとして患者さんが受け，患者さんがなるべく過度な力を減らすコントロールを自己学習していくことで，動作の運動プログラム（この場合は目標位置にリーチさせた状態での各関節角度の一定位と各筋群の筋活動量・筋張力を必要強度で一定維持）を適正化していくことが，回復の機序の第一と考えています．

回復機序の第二は，抵抗が加わることで動揺の周期がゆっくりとなり，自動的に生じている動揺に患者さんが随意的変化あるいはコントロールを行う余地が期待できることです．たとえば，セラピストの抵抗に抗して，抵抗と逆向きの方向に動作をすることで，動揺の動きを随意の動作に変換してコントロールすることが可能になり，第二の回復機序を強めます．実際，動作は抵抗に抗する形で実施しながら，あらためてその動作に必要な適正出力（動作プログラムの遂行に適した筋出力を空間的に出力し，時間的に維持し続ける）にします．たとえば，強い抵抗から，抵抗を弱くし，ついに上肢の自重を適して支えながら適した目標運動位置を保持できるようにしていきます．

2 手すりを握る方向

前方の手すりを握るときの前腕の肢位は，肩関節の回旋角度を決め，回旋角度は肘関節が失調に伴う屈伸運動を繰り返す時に随伴する体幹動揺に影響しま

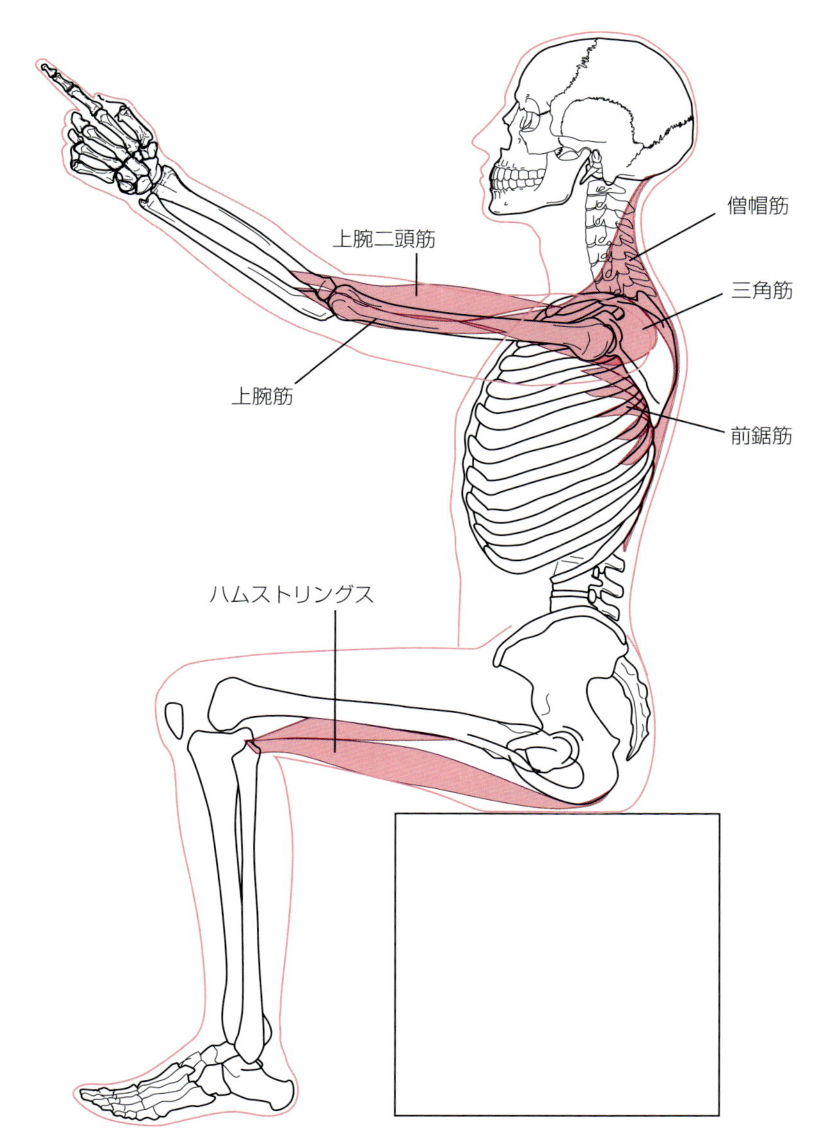

図 13　リーチするときの全身のはたらき

座位で目標に手・指をリーチさせる動作においては，上肢を前方に伸ばす運動を助ける，例えば伸ばす側に体幹を回旋させる協調運動が生じます．上肢を前方に伸ばす時に上肢の荷重力（上肢重量×モーメントの腕の長さ）を肩甲骨を体幹に僧帽等々の筋力で密着させて支持します．このことで体幹前部の荷重力が増すため，体幹を背筋で後傾させようとしますが力が不足すればハムストリングス等の筋力で足を押し着ける力などで支えるなど体幹・下肢によるバランス運動が生じていると考えられます．動作の実際の運動としては，バランス運動，全身協調運動，上肢荷重力支持とリーチ運動の順に行うことで安定して円滑にリーチ動作が完遂すると考えられます．

す．回内位で手すりを握ると，肩が内旋し，肘が体側から離れ外側に動き，脇が開きますので，肘の屈伸に伴い体幹が外・前方に動かされ，次の瞬間に体幹を内後方に戻す動きで動揺します．中間位で握れば上腕はほぼ垂直を保ち内外旋0°で，肘の屈伸に伴う体幹動揺は前後方向が主で，左右方向は少ないといえるでしょう．回外位で握れば肩関節は外旋し，肘が内側に入り脇が閉まり，肘の屈伸に伴う体幹動揺は前後左右ともに少なくなることが期待できますが，手が離れやすくなる場合もあります．

回外位で握り，手掌の上の手すりを患者さんが下から持ち上げるように力を加え続ければ，体幹の前方動揺と外側への動揺はともに抑制されることになります．手掌の上の重量を持ち上げようとする力は体幹を伸展させる力で最終的には発揮されます．また，右手掌の上の重量を持ち上げるには，体幹を左に傾けることで動作が保証されます．したがって，右手を前方に上げるリーチが，手掌の上の物を持ち上げる運動を持続させる時の体全体のバランス運動・座位時の体幹の姿勢保持の訓練に最適となります．座位における体幹動揺がとても激しい患者さんでは，回外位でのリーチ動作の訓練を勧めます．回外位で把持する動作はパーキンソン症状においても有効な場合があります．

動揺の激しい患者さんが前方に手を伸ばすのは，前方に倒れると感覚した時で，回内位で手を出し支えようとします．ですから，前方の手すりを握りリーチ動作を訓練するには，回内位で握ることをある程度行ったところで，回外位での訓練でリーチ動作を行える姿勢の確実な獲得・学習を行うのが，無理のない訓練の進め方ともいえます．物に手を伸ばす動作は，回内位で行われるのが通常で，患者さんとの初対面では回内の動作から始めるのが自然です．その動作の訓練で改善を示すことで患者さんの信任を得て，さらに有効に訓練を進めていきます．

3 目標位置まで手掌・指腹をリーチさせ再び戻る動作

これがいわゆるリーチ動作です．リーチ動作を1秒間に10コマ，20コマで連続して写すと，指腹の位置が少し，また少しと，目標物に向かって移動していく姿を見ることができます．これは，リーチ肢位を保持する位置が，伸びる方向に移動して止まり，再び移動する姿の連続の像とも思えます．リーチした位置での運動・感覚を学習し終えた状態では，その運動・感覚を少し，また少しと目標を最終目標位置へ進める動作の連続として，動作プログラムと動作と感覚がフィットしながら進むことが期待され，実際経験した多くの患者さんでそのような結果となりました．

目標位置に1回の動作でほぼ確実に示指・指腹を接触できないのは，①低筋緊張で目標位置に距離と高さが届かない，②移動の軌跡が失調のため目標位置近傍で一度移動を止まってから，目標位置への接触動作を行う，③体幹の失調

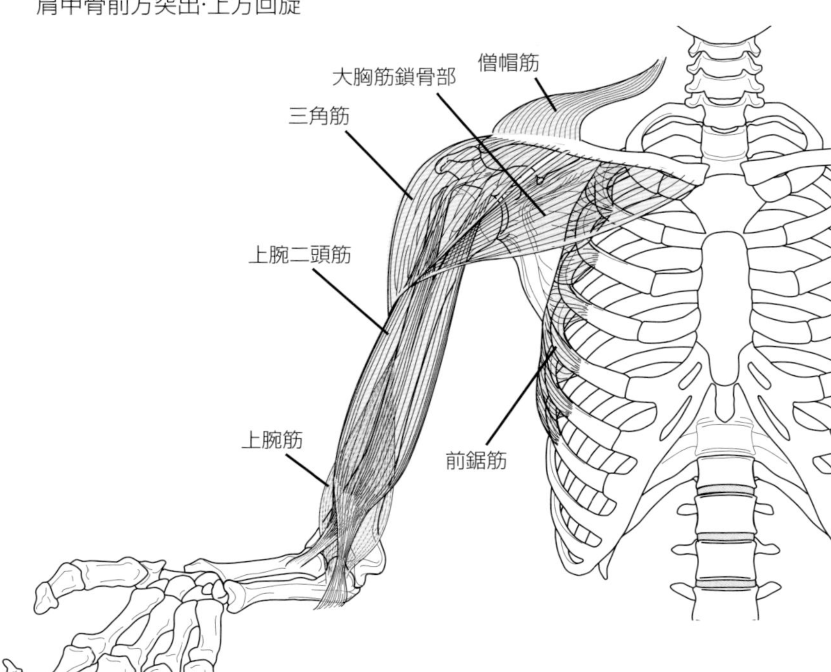

図 14　関節の動きと筋のはたらき

僧帽筋上部は肩峰と鎖骨肩峰側を上に引き上げることで三角筋で密着された上肢荷重力を保持し，僧帽筋中部と前鋸筋とともに肩甲骨を上方回旋させることで上肢荷重力に対応しながら上肢を拳上させ，大胸筋鎖骨部も上腕・前腕荷重力を支えると考えられます．前鋸筋と大胸筋は肩甲骨を前進させて，肩の屈曲運動を可能にします．三角筋は上腕・前腕荷重力を肩甲骨に密着させ，一体としての上肢荷重力とさせます．三角筋は肩甲上腕関節を屈曲させ，肘を前上方に移動させますが，肘の上方移動は前腕荷重力を持ち上げ，肘の前方移動は手を前方に出す作用を表わします．肘位置が上がる状態で肘を上腕筋，上腕二頭筋の遠心性収縮で伸展させ，手を目標に近づけます．肘の伸展は，前腕荷重力を増加させ，対して遠心性収縮力を強める事で行われ，しかし屈曲位を保持する時よりは筋張力が不足する程度に調整することで肘関節を伸展させる必要があります．その意味で，この肘伸展の制御は難度の高い精密な動作であることが理解できます．肘の伸展は手の位置を下げることになりますので，手が下がる分を肩の屈曲で補正する必要があり，三角筋張力は上肢荷重力の増加を補う以上に肩関節の屈曲運動を適度に行う必要があり，肘運動と連動する精度の高い制御が行われると理解できます．

空間内に手・腕を伸ばすときの抵抗とその変化は常に等しく，地上に在り，生きる物すべてに加わる重力であり，したがって無重力ではほとんど力は必要としないのではないでしょうか．

運動制御の課題は重力にどう対応し，重力をどう活用するかではないのでしょうか．

図に示した筋は上肢・上腕・前腕の荷重力を受け止め上方へ動かす力・運動を作っている主なものと考えています．失調はこれらの筋の活動の制御の問題で，体は主に前方に引かれ後方に戻す動きと，外側に引かれ内側に戻す動きとで対側にも揺れる動きを見せると考えられます．肩は持ち上げる動作に際し下方に引かれることに対し上げるように戻しますが，その時の関節をつくる骨の相互位置関係から回旋が付随的に生じると考えられます．肘関節は伸展していく動作に伴い荷重力が増加しますが，この増加に対して力が不足し前腕が下方に引かれ，より伸展が生じます．このような外乱の力によって目標からの位置がズレ，対応としての補正分を加える時の筋活動の調整の失調として現われるのではないかとも考えています．

で接触を保てず握らなくてはならない場合とがありました.

i）動作困難要因①—低筋緊張

低筋緊張の場合は，手関節を背屈位でリーチ動作するように指示するとかなり改善します．しかし，背屈位の維持がむずかしい場合もあり，確実性が高まるのは，患者さんから見て目標位置の後・上方数センチの位置に提示したセラピストの指先を触れるように動作することを指示し，目標位置を一度の動作で触れるようにした時です．これは，低筋緊張で筋がスタンバイされていないために，結果として筋総活動量が不足する分を，数センチの移動に必要な筋活動量の増加分を，あらかじめ増した神経出力量としてプログラムするので，目標位置にリーチする動作に必要な筋総活動量と合致させることができるためと考えられます．またこの現象を時間との関係で考えれば，スタンバイされていないために動作が遅れ，本来目標位置に到達したはずの時間に動作プログラムの出力が終了し，その結果として距離と高さが不足した位置で動作が止まるためとも考えられます.

一般的に動作を行う時には，動作の始まりに加速し，等速で移動し，減速して止めると理解されています．加速は，拮抗筋の抑制と動筋の強い収縮力に伴う筋張力の発揮によって，動作を実行します．等速で移動する動作は，単純な表現としては関節角度の変化率を保つのに適して動筋の筋長を収縮させていく運動として，筋収縮量を自動調整させて実現しているとも考えられます．関節角度の変化率を一定に保つための感覚には，拮抗筋の筋紡錘やゴルジ腱器官からの深部感覚も用いられ，動筋の筋収縮量の自働調整に α 運動ニューロンと γ 運動ニューロンの出力調整差ならびに筋紡錘の感覚入力の減・増が用いられると考えられます．減速は重力・負荷で止められる分と，拮抗筋で止める分とによって動作されると理解できます.

失調との関係では拮抗筋で動作が周期的に止められ，止りすぎて再び動筋が働くと考えられます.

ii）動作困難要因②—運動軌跡の失調

移動の軌跡が失調のため目標位置近傍で一度移動が止まってから目標位置への接触動作を行うのは，上記と同じ理由と理解できますが，動作が止まる前に再び動筋の筋収縮に至るわけで，動作としては方向転換としてみられ，方向転換には加速が必要ですから，加速することで動作が早まり，減速が必要となり拮抗筋が収縮し，この繰り返しにより移動軌跡が蛇行しながら目標位置に向かうと考えられます.

iii）動作困難要因③—体幹の失調

体幹の失調で手すりを握らなくては姿勢を保てない場合や，体幹が揺れて座

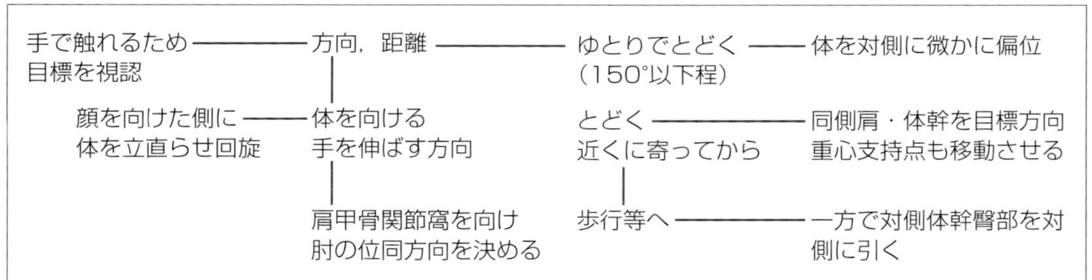

Ⅰ　方向

立ち直り反射活用モデル

1　両眼の向く方向に顔の正面を向ける

2　顔を向けた胸鎖乳突筋を含む頸部の筋張力の左右差に応じて，上体を顔の向きに合わせて回旋させる

経験値記憶動作開始モデル

5　肩甲骨の関節窩を適性方向に向け，肩甲上腕関節を動かし，肘の移動方向を決める．（肘の移動方向を決める地点が上肢リーチ動作の起点になり，その後の運動が行われていくものと考えられます）

Ⅱ　距離

バランスモデル

4　（前方荷重力増加分 $+\alpha$）で物理的には上体は約 2.0mm 重心線が前方移動．しかし実際の人の例では足底で 1.5mm 後方に重心線移動．

バランスモデル＋全身協調モデル

4'　肘関節を約 150° 以上伸展させるため肩甲骨が前方に移動し，上体同側も前方に回旋させる運動では足底部で重力を 15mm 以上前方に移動させつつ上体対側を残し相対的に後方回旋させ前後のバランスを取ろうとし，不足する場合は臀部を後方に引きながら上体を前傾させる姿勢に移ると考えられる．

移動モデル

3　バランスを取って手がとどかない距離では，歩行，座面を前方に移す動作

図 15　運動感覚シェーマ（方向，距離）

動作開始モデル始動に先行して，最終的に手が目標に触れたときの到達動作実行目標像の中の上肢動作像から，肩甲骨の最終運動肢位，肩甲上腕関節，肘関節の最終関節角度とそれらを実現する動筋群の活動レベルが，この動作を実行したすえに達したことを判別すべき中枢部（運動野か補足運動野などか，あるいは感覚連合野，そして小脳が想定できそうです）に送られていると考えられます．ですから，実行は当初設定値に達したなら，そこで実際に目標に触れなくても一度終わり，あらためて達しなかった目標，つまり，触れる動作に移ると考えられます．すなわち，実行プログラムは図の 1,2,(3),4,4',5 の順に実行に移されるのではないかと考えています．

そして，5 が実行され始めると，前図（図 13）のように手が目標に向かい移動していくと考えています．

位姿勢が不安定な場合に，手すりなどを前方で握る時には，握った手で体幹を安定させようと思うため，握った手で体幹を前方に引くか，前方にツッパリ体幹を後方に押すか，の動作になります．手すりを強く握り持つことによって患者さんの安心感が高まった動作なのですが，手すりを引くあるいは反対に押すことで発生する力が，さらに体幹の動揺を助長させることにもなります．丈夫で細めの手すりに軟らかいスポンジを巻きクッション性を持たせると，手指を握り離す運動が繰り返されても，指腹がスポンジに接し続けることになり，軽く握ったままの状態に近く，手すりを引く動作と手すりを押す動作によって発生する体幹を前後に動かす力も，スポンジに吸収される分も含め弱まり，動作することで手・指，上肢，体幹の動揺が増悪するのを抑制する効果も期待できます．

手すりを軽く握る状態が維持できるようになれば，手すりを握ることで上肢が体幹を揺する要因は，主に肘関節の屈伸になります．肘関節の屈伸には肩関節の屈伸と外転が連動しますので，手すりを握った患者さんの右手を支持していたセラピストの右手で，患者さんの肘関節部を確実に確保して，失調で繰り返し動く肘関節の屈伸運動の範囲を小さく抑えるようにします．

しかし，手すりを握る患者さんの右手を支持しているセラピストの手を放すと，結局手すりを握った状態を保持できなければ，セラピストの左手・上肢で体幹を支持する動作方法を変更しなければならない場合があります．その場合には，セラピストは左上腕後内側部を患者さんの右肩内側・腋下前方部に当て，患者さんの肩部分を自身の体幹の間に挟んで，患者さんの体幹を保持し，左手で患者さんの右肘関節部を握って保持し，肘と連動する患者さんの上肢帯・肩関節の失調による動きを抑制するため，手すりを握る患者さんの右手を背側から手関節を含めてセラピストの右手で支持します．手掌が向かう方向は手すりを握ることで一定に保てますので，前腕の回内外も支持したことになります．このことで，上肢帯・肩関節，肘関節，前腕，手関節，手指まで，上肢のすべての関節における失調に伴う運動を抑制することができ，姿勢と肢位の保持を行う随意運動の変動幅を抑えます．このようにして，適応する範囲内の随意運動を行うための運動プログラム，プラグラムを実行する運動ニューロン出力，あるいは筋活動量，筋活動に伴い発生した深部感覚を伝える感覚ニューロン入力でとらえた運動実行の感覚，この3通りの中枢神経活動の相互突合せを繰り返して適正化しながら再学習します．

2 自身の体の表面に触れ続ける機能

手で物に触れ把持し，物を操作することは，文明・文化と一体で生きる人間の基本的機能ではないでしょうか．赤ちゃんはまず舌で母とつながり，舌で舐め手・指を知覚し，やがて見て手で触れて持った物を舌で知覚し，やがてその物を見て手で触れれば知るようになります．私たち健常者は朝起きて手で顔を

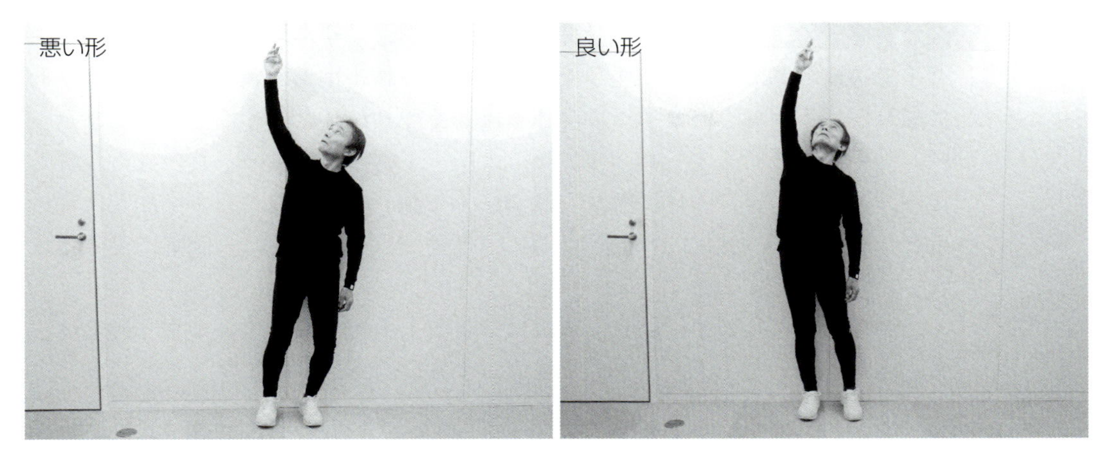

図 16　手の挙上による立ち直りの訓練

手を上方に挙上させる動作では優れた形の立ち直りの形を訓練できます．悪い形では伸ばした側に体重がのらず，対側足底外側に重心がのり，この支持側膝が外側に屈曲しています．良い例では伸ばした側の指先，重心，足底内側が重線上に並び，重心線と一致しつつ瞬時に対側への動作が可能になっていると見えます．

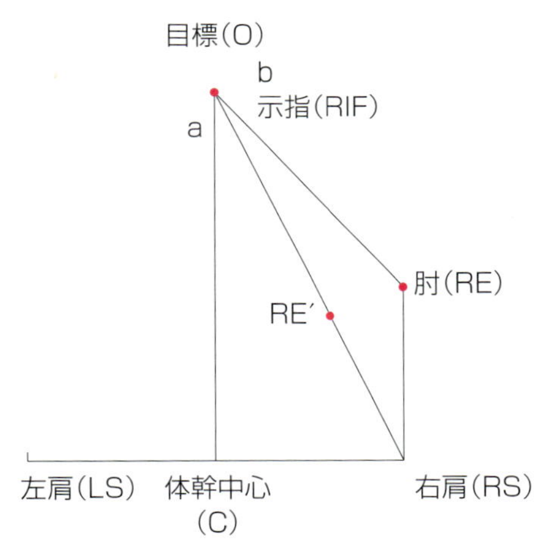

図 17　物理的最短距離で動かす

右の示指で頭頂の高さの目標に触れた時に前上から見ると，体幹中心の真正面に目標が位置し，右肩と右肘と右示指のお互いの位置関係は三角形でつながります．右肘が RE' の位置になると三角形は極小になり直線になってしまい，これは肩がより内転し，やや外旋する方向に動くことで生じます．ですから，元の RS–RE–RIF で三角形の 2 辺を表わしている状態は，目標に向けて肩がやや外転・内旋位にあると理解されます．先程の一直線になった時の肘位置 RE' より RE は上方に位置していることになり，RE' の時よりも RE の時に，より強い力を発揮して肩関節を挙上（屈曲と外転の合わさった状態をここでは表わします）しているため，物理的には負荷が多いといえますが，人の動作としては RE の位置に肘がくる場合が多いようです．ここで肘関節運動に失調が生じれば ab の間で示指の先が動くことになり，この図では ab は水平方向に動くことを示していますが，肩の外転が少ないほど（RE が RE' に近づくほど），ab は短くなり，その分，上下運動として表われます．肘位置の上がり具合で失調で揺れる指先の上下と左右の運動方向が少し変化して見えることになります．

肘が上るほど（図で RE' と RE の間が離れるほど），肘伸展に作用する重力の力が弱まり，その分，肘伸展に上腕三頭筋が作用してくると考えられ，この場合，示指は b 方向に動き，それを直すために a 方向に戻すため上腕二頭筋が働く必要があり，この場合には拮抗筋間の活動調節障害ということになると考えられます．a 方向にまず動き，b 方向に戻る動作は図 14 で示したように，上腕二頭筋の遠心性収縮制御によっていると考えられます．

洗い，感覚の基本をリセットしているのかもしれません．

手で物に触れる前に，まず手で自身の口に触れ，指先で顔をなるべくソフトに触れ続ける訓練をします．顔全体を優しく触り，耳を優しく触れて摘まみ，肘，両手を合わせます．胸，腹，腰，大腿，下腿，足，背中，首の後ろ，腰の後ろ，臀部と，自身の体に触れ，静かに手で触り続け，優しくさすることで，手と指の位置が，感覚的に，運動的に，運動プログラム的に，確実に実態化されていくと考えています．

患者さんが自分の体に触れる訓練は，重要で大切と考えています．最初は，強く誘導介助して，そして自分でできるように訓練を重ねます．

3 目標物に指腹・手掌で触れる機能

目標物に触れ，物の形状に合わせて指腹・手掌を確実に着け，そして把持力を高めながら物を持ち上げようとしますが，持ち上げる物の重量に対して把持力が不十分であれば把持し直し，把持力が十分になると物は持ち上がります．持ち上げに十分な把持力と把持力が不十分な状態を，どのように感知するのでしょうか．

直方体では把持力は側面の水平方向から側面に直角に加わり，側面との摩擦力が十分になると，物を持ち上げることができます．不十分な把持力では物を持ち上げようとして手を上に動かすと，物は上がらず表面で指腹が上に滑ります．物の表面は完全な滑面ではありませんし，指腹が滑るときに指腹皮膚表面が下方に伸ばされズレ動く時，顕微鏡的にはザラついた表面に指紋の凹凸が引っかかっては引き伸ばされ，外れの繰り返し，指腹皮膚表面に振動が生じ，皮膚の引き伸ばしと振動をルフィニ，メルケル，マイスナー，パチニの各小体が感知し，持ち上げに不十分な把持力として知覚すると考えられます．

把持が物の形状に対して不適切であると，把持力を上げる過程で指腹が滑り，把持がし直され，そして次に把持力が不十分なら把持力を強めます．しかし，物の形状に対して把持の形が不適切でも，把持力をきわめて強くすれば持ち上げることが可能になる場合もあります．把持のし直しと過度な把持力は混在して，持ち上がらない物を持ち上げるための動作として，選択され得ると理解できます．

失調症では，出された検者の指腹に，患者さんは示指指腹を当てて接触し続けることが困難で，外れて再び当て，接触させている指腹の接触面を動かさずに一定位置に保つことが，困難あるいはできません．示指指腹には常に，皮膚を押す力と皮膚が引っ張られる力と皮膚がズレる振動の感覚が生じて，「指先位置を修正させなければ，指を当てる力を調整しなければ」と患者さんは知覚し続けます．以前は問題なくできて当然であった患者さんは，随意に修正しようと指先を自動的に動かし，失調と修正で動揺が増し，回復の方途を失った感

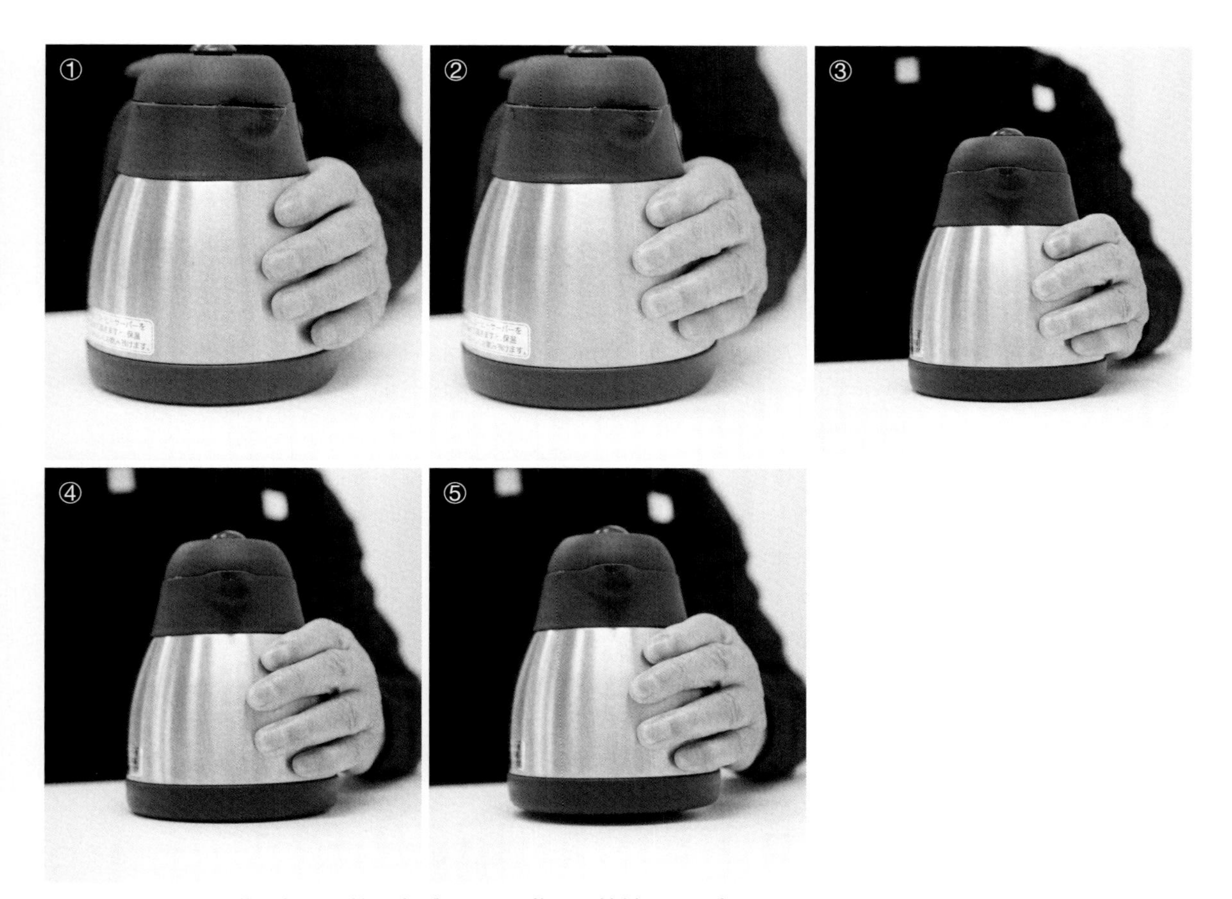

図 18　開眼で物に触れ，持ち上げるまでの物との接触面の写真

①で物に触れてから，その物と指腹面との接触の一致度の感覚が，十分な一致と感じられることで，その物を持ち上げる動作は生じると考えられます．②で力が入り，爪の色が白くなったとき，③で持ち上げようとし，PIP の位置が上に偏位しますが持ち上がらず，このときに指腹とケトルとの間に生じる微細な滑りに伴い指紋の溝でズレ・振動が生じ，これが感覚入力され，かつ PIP の上方偏位に伴い骨間筋が伸張されて筋肪錐も刺激されたと考えられ，④でさらに強い筋収縮発揮指令で握力が増し，⑤のように持ち上がったと理解できます．このように指の動きは感覚のフィードバックで適して行われていくことになり，運動を精緻に高めることで感覚の解析・活用もより高まると考えられ，感覚は運動訓練で改善すると理解できます．

情に傾きます．

物に触れる間，皮膚のズレと振動の感覚刺激の発生を抑えて，物と皮膚とが接触し続けることで，患者さんの自動的な修正運動で生じる過度な動揺を抑制することが必要です．患者さんの失調で動揺する指腹面から離れず，密着状態を変えないように物が追随して動けば，相対的に患者さんの失調はなくなります．しかし，過度な失調はなくなるとしても，失調自体が軽減し回復するといえるかは謎で，電子・機械工学分野との協同で試験されるべき問題です．

筆者が勧めてきた方法は，セラピストの拇指指腹に患者さんの示指指腹を当て，示指の左右の背側をセラピストの示指と中指で押さえるようにして，セラピストの拇指指腹に当てた患者さんの示指をセラピストが三指摘まみで確保し，空間内の一定位置に保持する訓練です．それは，上肢を空間内に保持するための力が必要以上に強まって増悪した失調運動を抑制し，必要な力・筋緊張をもっと下げても運動ができて楽な感覚を知覚するなかで，運動の実行と感覚そして運動プログラムを一体として適正化していきます．この適正な運動の再学習を進める技術・手技を，誘導・介助法と称してきました[2]．

4 把持し摘まむ機能，誘導介助法で治療可能か

激しい失調で各指が一見バラバラに屈伸し，持ったものから指が離れるように動く場合以外では，手・指で物を持つ状態を維持することはなんとか可能です．しかし，物を摘まみ持ち続けることは失調症の多くの人に困難です．指の肢位を一定に保ち続けるのは，そのこと自体が失調症状としてむずかしいからです．

では，失調症状そのものが直せるのかという問いになります．

三指摘まみで拇指の指腹に対して示指と中指の指腹が向き合って接し，その接触面が一定位置を保ちズレることなく，相互に対向する力を一定に維持し続けるのは，私たち健常者に通常可能で，正確で安定した日常生活を不安なく送る基本機能の一つとなっています．

失調症では，三指で物を摘まむと，多くの場合摘まんだものの上側部分が，小指方向へ斜め下方に回転するように滑り落ちようとします．三指を見ると，示指と中指が屈曲しながら小指方向にズレ，拇指は示指との側面摘まみ位となり，示指との対向面が指尖部からIP関節部方向にズレ動き，この相互の対向面がズレないように摘まむ力が上がり続け，ズレが臨界になり突然物は指から強く外れ落ちます．対向する力すなわち摘まむ力が摘まむ間に強くなるのは，指腹にズレを感じるからであり，物が手から滑り落ちるのは手の中で動ける物だからです．

回外位で三指がすべて目視できる目の前で，横に出したセラピストの示指末節を三指摘まみしてもらいます．セラピストの指は細さ，クッション性があり，

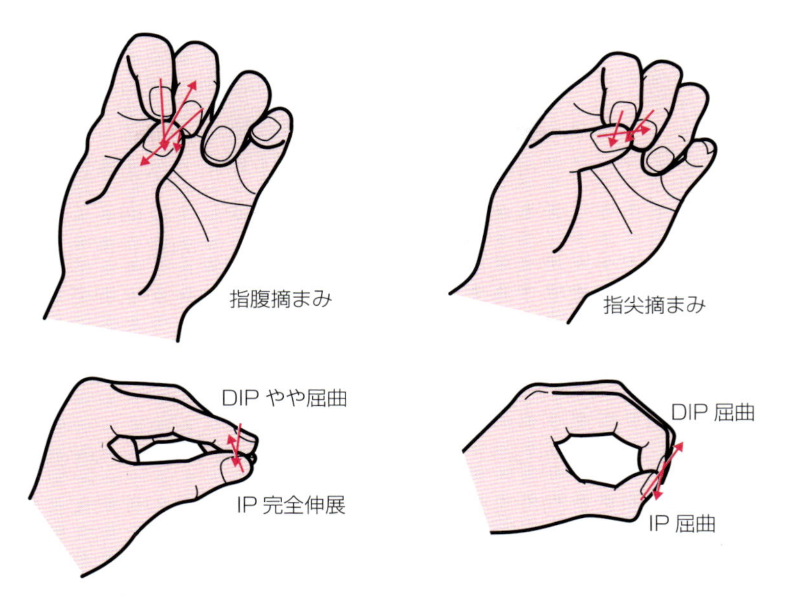

図 19　指腹摘まみと指尖摘まみ
母指と示指・中指のベクトルは正対立せず，少しズレてクロスするため，力の入れ具合でズレが助長され得る．

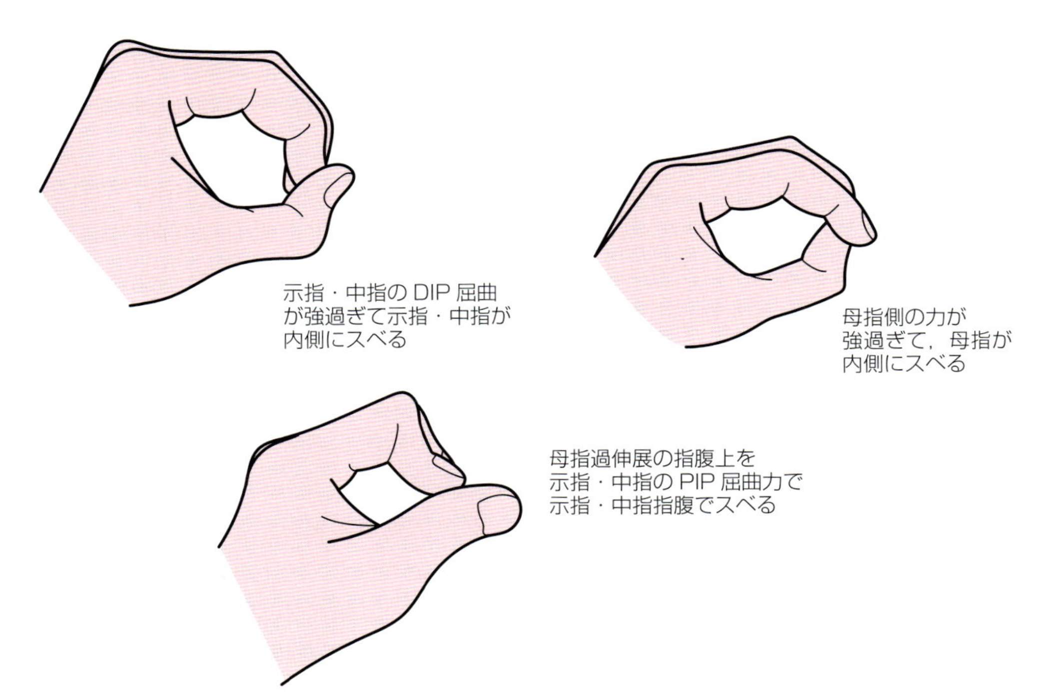

図 20　指にズレが生じる場合
指腹摘み，指尖摘まみにおいても，母指の構造上，対立させても母指指腹が示指・中指指腹と正面から接することができず，橈側から斜めに向き合うため，摘まむ力を加えると，母指が加える力のベクトルと示指・中指が加える力のベクトルは斜めにクロスすることになり，ズレの力が内蔵されているとも言えます．失調で力の加減がうまくコントロールされないと，向き合う力の強さが異なり，強いほうの力で摘ままれている物が押されて動くので，反射的にさらに力を増して固定しようとするため，ついに押さえ切れず，指の間から物がスベり，強く押し出されて落下することになります．

グニグニ動かしても外れず，患者さんの動きに合わせて動くこともでき，最初に摘まむ物として最適です．力が入り過ぎれば指先が白くなり，弾力がありズレにくく，患者さんが目の前で自らの三指の動きを観察しやすく，患者さんと意見をともにして納得した訓練が進みます．拇指で示指末節指腹の中央部を上に向け，示指で爪の上から，中指で指背基部から下に向けて，三指摘まみでセラピストの示指を摘まみます．セラピストの示指が反り返るように動かされたら先記のように横摘まみ方向へのズレですし，示指が屈曲されるように動かされたら小指対立方向へのズレです．ズレと逆方向に力を入れズレが止まったら，その状態を維持しながら力を少し抜くようにして，ズレのコントロールすなわち運動プログラムの修正をしていきます．

この訓練は第一段階ですが，感覚のフィードバックで自動的に行うようになっていた摘まむ動作を，視覚と注意を傾けた随意の運動で，動きの形を少しずつ修正したものです．すなわち運動プログラムの微修正を重ねて運動プログラムの精度を高め，実行の結果，指腹に感じた知覚においてズレがなく適正となった運動プログラムを学習します．

目視しながら行う訓練が進み，ズレないで適度な摘まみ力が維持されるようになったら，回内位で目視せずに摘まみをコントロールできるようにします．この訓練第二段階は，指腹表在感覚，深部感覚でフィードバックし，運動プログラムを適正に修正して以前のように感覚との連動で，自動的に摘まみ動作を行えるようにします．

すでに述べたように，空間各位置のセラピストの指先を示指で触れる訓練は，成果をおさめつつある状態です．視覚的に感知した目標空間位置に，手を届かせる運動プログラムと，手を届かせる運動を始めてからの深部感覚によるフィードバック修正，目標に届いた時から位置を保持する間の皮膚感覚刺激と深部感覚による運動プログラムの持続で，能力回復し，失調症状の治療ができていると考えられます．失調症状は，脳に記憶した運動プログラムの一部損壊，あるいは，基本プログラムは適正で実際の状況に合わせて変化させる要素の度合の変位（数式なら係数の調整がやや不適切か），または，基本プログラムは適正で構成要素の各筋の活動タイミング・活動量の偏位，あるいは，同時に働く筋と働きを抑制する筋の相互調整の偏位などが考えられます．もともと偏位は状況・環境を知覚・認識し，意識し，あるいは瞬時の即応で変化できるものと考えられます．ただ，失調は，自動に調整して適正を得る以上に偏位した結果，動作を重ねるほど偏位が常態・固定し修正できないでいる状態と考えられます．しかし，編位は随意に運動を行い，随意で行う運動を適正な形に近づけることの繰り返しと，成功の証の感覚を脳が得ることで，適正に修正し再学習でき，能力回復することを意味すると考えます．この意味で，失調症は能力回復でき，治療でき得ると理解しています．

しかし，プログラムの一部損壊は脳の可塑性で能力回復する範囲に課題があ

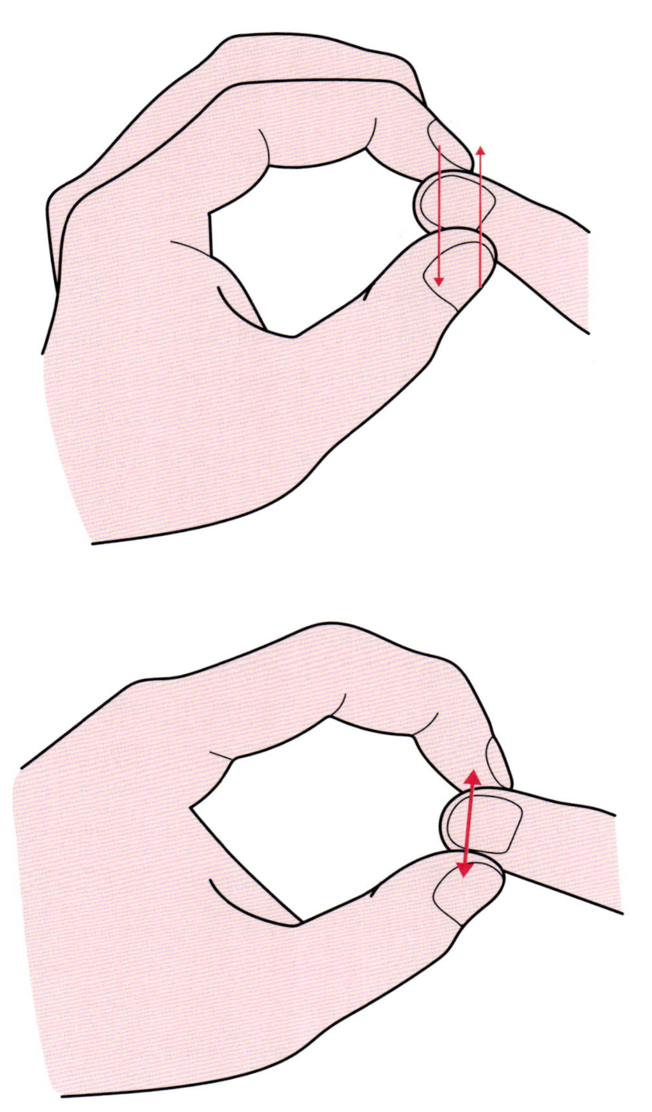

図 21　訓練によってできる適切な形

上図のように横摘まみすると，母指と示指のベクトルは平行にズレているため通常摘まんだ物は回転しながら落下しますが，セラピストの指はその位置にとどまり続け，ひとまず摘まむ動作ができて，落ち着いて動作の修正に移れます．正しい位置に母指を直してやり直し，その位置をさまざまな方向から観察してもらい，その位置における力の入れ具合，指の動かし方を学習し，良い形の力の入れ方を記憶し，運動制御を回復させていきます．

り，能力回復は脳の再生の後の課題になるとも考えていて，回復し終えるには至れないといえます．

5 スプーンで食事

動かないようにした四角柱の物，丸いもの，小さなものが拇指と示指で摘まめるようになれば，三指摘みができるようにして，さらに任意に摘まんだ物を指で操作できるように進めます．この間のコツは，摘まむ間に指のズレ運動が生じたら，直ちに戻ってズレなく過度な力が入らないように摘まみの形と力を修正することです．紙コップあるいは円筒で柔らかい空の500 mlペットボトルを，潰さないように摘まみ，持ち続け，過度な力の抑制と適度な力の持続を確実にできるようにします．

物を握りあるいは摘まみを持続させて行う動作で，誰にでも必須なのはスプーンで食事を摂ることです．口の中にスプーンを入れ，食物を上の歯と唇でなめらかに濾し取り，食物を食べることは，入院中に喜びを生む大切な動作です．失調のためスプーンで口周辺に食物が付着し食べこぼすのは，悲しく辛いことです．失調が激しいとスプーンで口周辺と口腔内を傷つけ，食物を周辺に散らすことになり自立した食事を困難にして不可能にもなります．

軟らかいシリコンなどでコーティングしたスプーンなどの道具も必要ですが，まず口にスプーンを入れた動作を習得します．口でスプーンをなるべく軽く保持し，スプーンの柄を握りあるいは摘まみ持つ動作を訓練します．セラピストが開けた患者さんの口の中に半分スプーンを入れ，口を閉じてそのスプーンをなるべく軽く口で保持してもらいます．スプーンの柄の位置は患者さんが自分で持つときの最適な角度位置で，その位置をセラピストが保持し，患者さんが口でスプーンを保持する間に，柄の位置をずらさない訓練をします．セラピストが柄を離しても，柄の位置がほぼ良い位置を保てるようになったら，セラピストが介助して患者さんに，口に咥えたスプーンの柄を把持してもらい，上肢の失調で柄の位置が大きくずれなくなるまで，訓練をかさねます．「力を入れすぎないように」の注意は，口で咥える時も，柄を把持し保持し続ける間にもします．

同時に，皿の中の食物（疑似食物）をすくい取った状態でスプーンの柄を保持し続ける訓練をします．最初はセラピストが介助して適正にした上肢・手の肢位で訓練します．

次に，上の前歯と唇でスプーンの上を濾しながらスプーンを口から出す動作の訓練をします．口からスプーンを出す動作はあわてず，ゆっくりめに動作するように，介助し繰り返し習得します．

最後に，スプーンを皿に届かせる動作，口にスプーンを運ぶ動作を訓練します．ほとんどの食物は水分を含みスプーンに食物が適度に付いた状態ですの

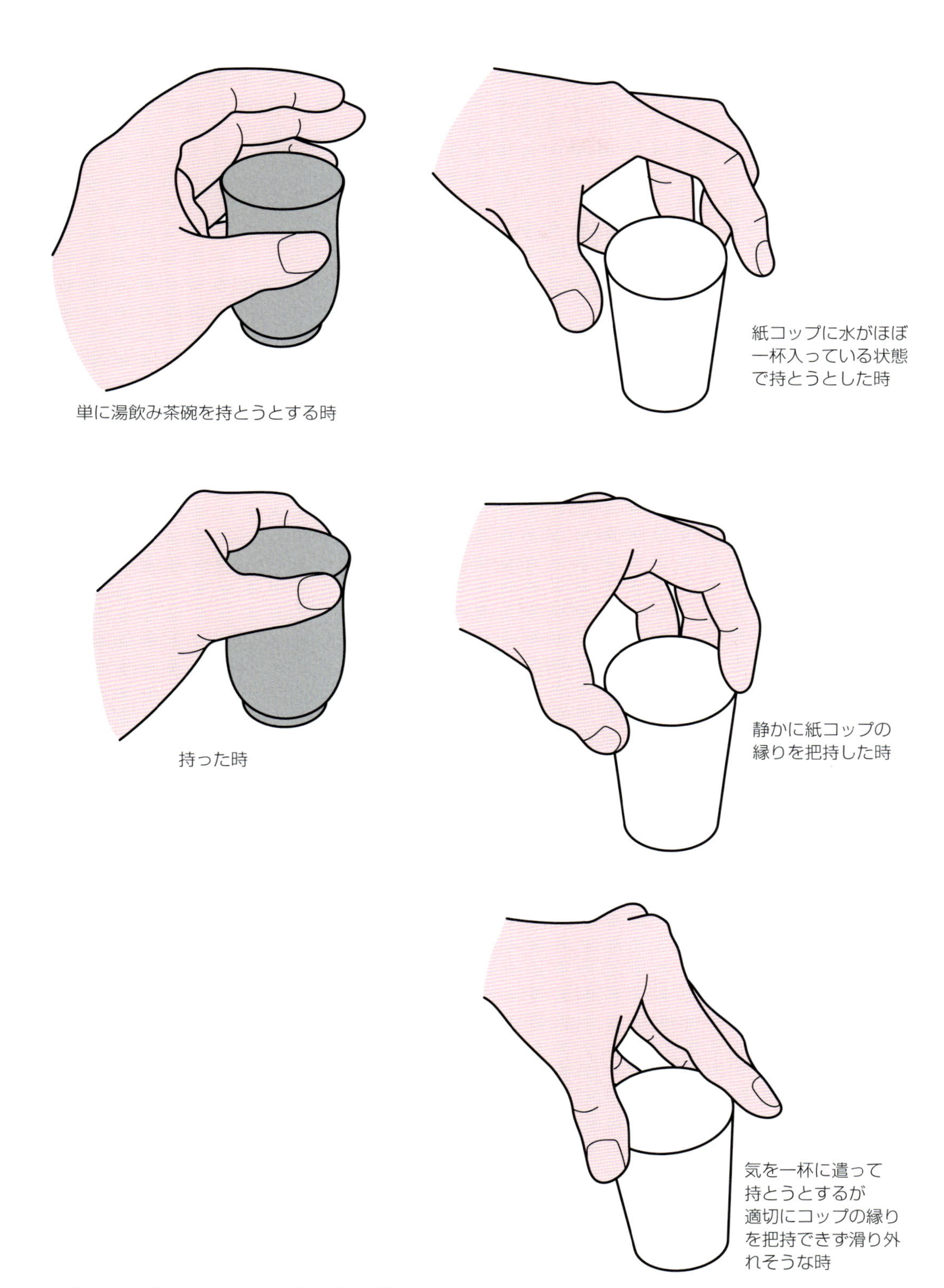

図 22　コップの持ち方による手の形の変化

容易な動作ではなにげなく物をただ包み込み，逃がさないように手を開いて掴む形で出しますが，気を付けないといけない物には指腹を集中的に向けて手を出し，指腹でそっと確実に持とうとします．

感覚がつかめないと動作感覚の感度を上げるため，固有筋の緊張が高まった形になると考えられます．

で，疑似の食物は乾燥し転がり落ちやすい物ではなく，適度に付着するものとし，動作を成功させながら練習し，ある程度できたら実際に食事をとるようにします．食事は介助に入り，自立できるように進めていきます．

6 把持した物の操作，ペンと箸

手指での物の操作動作の代表はペンと箸でしたが，今はスマートフォンが重要です．ペンは三指摘まみ状態での三指の微妙な動きと，手関節の動きで習熟した脳が描く字の形を，順次に再現する作業です．箸は環指と拇指基節そして拇指末節と示指・中指での保持と操作を視点の集中と２本の箸先の対向する力のフィードバック制御でなる動作です．スマートフォンは拇指による画面操作と他四指・手掌で本体を保持しながら，次々に移る脳の瞬時の欲求を拇指の動きが表現する行動です．

書字は「名前が書けるようになった」と喜ぶ場合と「こんな，下手な字しか書けなくなってしまった」と嘆く場合で結果は分かれますが，失調症では摘まみやすい工夫などで名前は書けるようです．職業的，他の場面でも書字の必要性はパソコンに換わり，キーを正しく２度打ちしないでタッチできることが重要です．必要で許される環境では音声入力もあり，キーボードの各種工夫も多くあり，パソコン操作は可能になっています．しかし，患者さんの状況に合わせて一人ごとにデバイスの工夫をし，その人の動作で一定の満足を得るように努めます．

箸は先が細く目に刺さる危険を含み，摘まんで机上の容器に移す動作で練習しますが，スプーンで安定して食事をとれない場合には実用は勧めません．

スプーンでの食事がある程度自立したら，併行して箸での食事を試行します．この段階では持ち上げた椀の中のものを食べる練習もします．

箸操作の指の動きは拙著で述べました[3)]．環指末節と拇指基節と示指 MP 橈側で挟まれて動かず位置を保つ１本（支え箸と仮称）と，中指末節拇指側と拇指末節と示指基節遠位部拇指側で挟まれながら示指末節指腹で動かされる１本（操り箸と仮称）とでなる２本の箸が，箸先を対向させ目当ての大きな肉をギュと摘まみ，口に運び，冷奴を崩さず静かに摘まみ上げます．対向する２本を逆方向に動かすと，焼き魚の身を裂き広げ，骨を残して綺麗に食べることができます．

失調では２本の正確な対向がむずかしいので，支え箸と操り箸の各指による保持の形がある程度可能になったら，箸先を対向させた状態でセラピストが２本の箸先を摘まみ保持して，摘まんだ状態の運動を習熟するように訓練します．箸先がほぼ合えばスポンジなど外れにくい物を摘まみ，摘まんだ状態を維持し，そしてまた摘まむ訓練をします．決して豆などの滑りやすい物の訓練を先にしてはいけません．

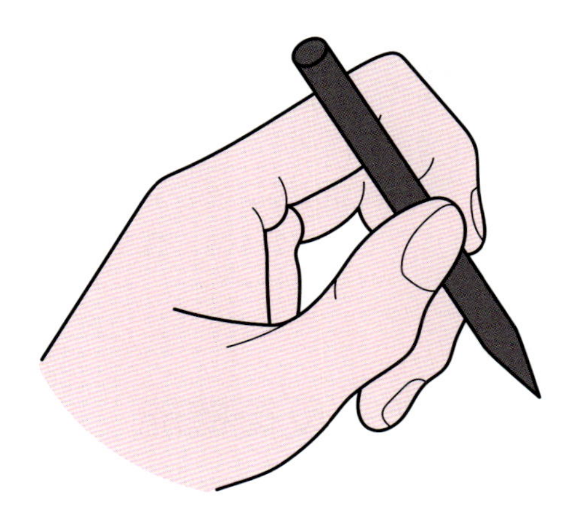

箸操作
箸の先を合わせた状態でセラピストが先を保持

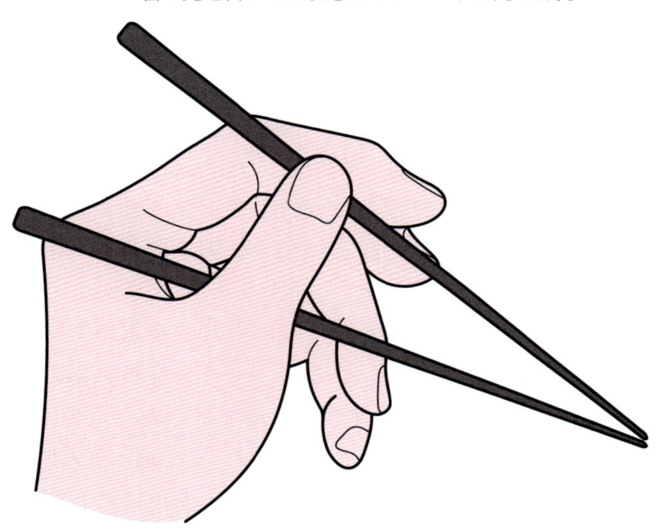

図 23　ペンの持ち方と箸の持ち方の共通点

下に位置する固定箸は，示指 MP 橈側と母指基節腹側と環指 DIP 橈側で 3 点固定されますが，環指は力が弱いので小指が対立・伸展力で助けるようです．操作箸は示指 PIP 橈側（第一背側骨間筋力）と母指指腹（短母指屈筋など）と中指末節橈側（第 2 背側骨間節）で 3 点固定しながら，示指と中指の PIP と DIP の屈伸（浅指屈筋そして虫様筋と骨間節）で箸先の閉・開をしていると考えられます．

失調で手指動作の協調が十分でないと，箸を適切に固定できず，固定を確実にするために固定力を強めますので，長母指屈筋や深指屈筋の力が強まり，この拮抗筋の指伸も緊張するようで，固定箸の固定力が損われ，箸先が小指側などへ偏位し，操作箸は 3 点固定というより 3 指摘まみのようになり，箸先は母指側に偏位し，摘まんでも摘まんだ物が回転するように落ちます．

スマートフォンは他 4 指を動かさずに，拇指だけを運動可動域全体で動かすことができれば可能であり，一方の手で持ち他方の手指で操作しても十分なので，ほぼどの人も可能ですが，メールでは所定時間内に何度か連続してその文字画面位置を打って，字を選定することがむずかしくなる場合があります．シルバー用の機種で，家族などとの繋がりが保てるように，工夫して動作ができるようにします．

7 逆動作への切り替え—反復機能

上肢の失調による機能の正確性の障害は，述べてきました訓練の後，20 年間でお会いした患者さんはすべて症状が消失あるいは微小になり，上肢におけるADL ではそれぞれの方法で自立しました．

この間，似た症状の患者さんのいないただ一例について述べます．指鼻指試験で出したセラピストの示指と患者さんの鼻の間を，患者さんが示指で繰り返し交互に触るテストで，指と鼻をほぼ正確に触った直後の，帰りの動作の出始めで，指や鼻を 2 度ほど揺する動きが出て，帰りの軌跡の約 8 cm の間左右に揺れました．担当セラピストに診てほしいと依頼され，数秒考え，「せっせっせーのよいよいよい，夏も近ーかづく，八十八夜…」と歌いながら相手と相互に右手をパチと合わせ，自分の左右の手をポンと合わせ，次は左手交互パチ，また両手ポン，を繰り返し，たまに相手と両手でパチ．子供の遊び歌手合せを2 回行い，次に「茶壺，茶茶壺，茶壺にゃ，蓋がない，…」とこれは一人歌手合せ遊び．男同士では何かなかなか続けられませんので，担当の女性セラピストと一緒にしてもらいました．その後，もう一度指鼻指の検査をすると，失調は完全に回復していました．「エッ，これでよくなったの！　ですか？」と，患者さんと担当セラピストに質問されました．「では，何か好きなもの，持ってみてください」などさまざまな動作をしても失調は現われず，頭を傾げながら，「エッ，ではもう訓練はいらないんですか」「そうですね，何かしたいですか」「いえ，ありがとうございました」言葉を交わし，以後，一度もお会いしていません．この患者さんは，心の容量の広い人で，歌手合せ遊びを楽しそうに担当セラピストと行い，もう一度と言われてもはにかむこともなく気持ちよくやってくれました．

イメージした患者さんの症状の要因は，随意的な自動運動の逆運動への変換・繰り返しにおいて，そのように動作使用との意思・随意が，運動の自動切り替えに過度に干渉するのではないのか，あるいは運動が切り替わった後にも，切り替えへの随意制御が残り，時間が延びて遅れるのではないか，と感じるように思えたのです．明確な根拠はないのですが．

歌手合せ遊びでは，歌が信号になり随意的に覚えた運動が自動化して制御されると，考えています．要は，運動の切り替えのタイミングが，歌の切れ目，

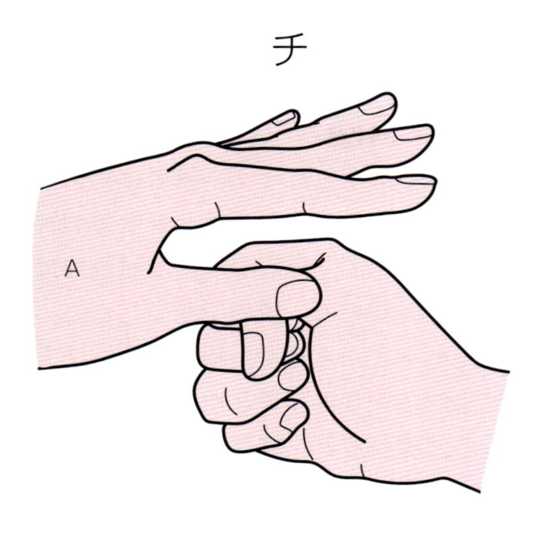

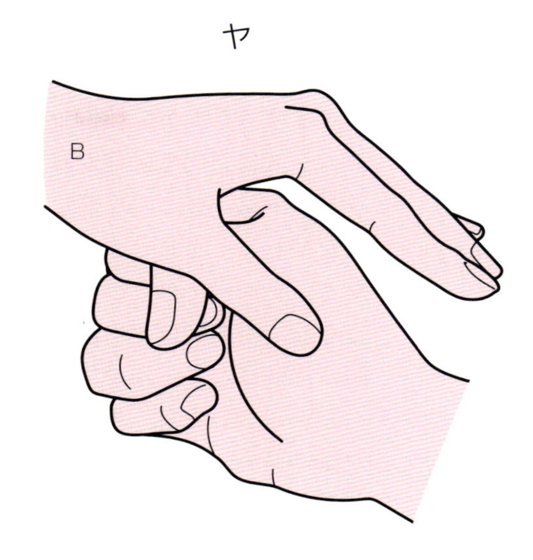

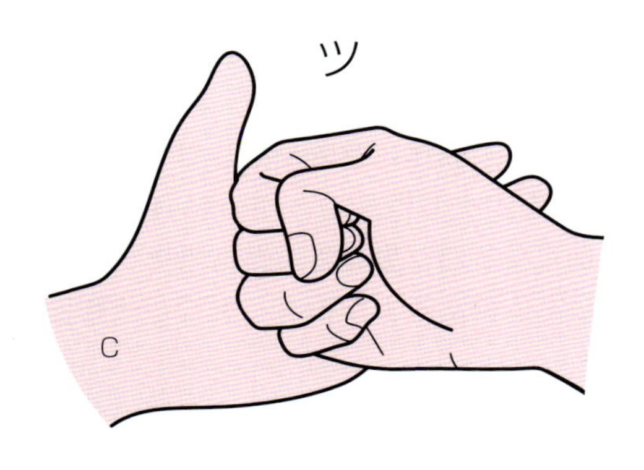

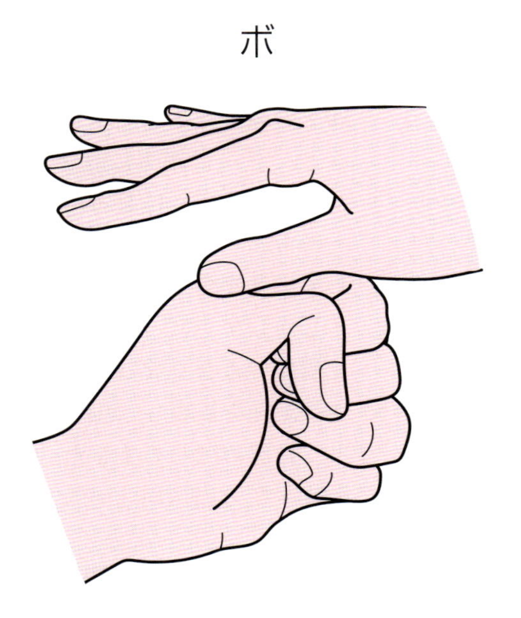

図 24　茶壺歌のチャ，ツ，ボまでの動作

Aはチャのチで握った右手の拇指側に左手掌を打ち下ろしている時です．間違えないよう緊張して動作するため，左手は指が過伸展し，右手は強く握られています．

Bはャで手掌が当り，緊張したままの左手指はPIP，DIPが過伸展していますが，加速度でMPは屈曲し衝撃を吸収します．こうして，ぶつかることにより，次の動作への切り換えが円滑に行われることになります．すなわち，屈曲力は完全に消化されて，次の右手を軽く下ろす力を命じやすくなります．

Cで左手は再び上への屈曲力ですので，力源は同じで，方向が下向から上向への変換になり，筋収縮的には延長線上のやさしい働きで，動作方向の切り換えだけですみます．やさしさと適度なむずかしさ（運動方向）の切り換えにより，あきずに，切り換え運動が訓練できます．

切れ目に設定されていて，あるいはその切れ目で切り替えの動作が誘導されて，歌のテンポも自動的信号として符号化あるいは動作に一体化されると考えられます．ですから，運動の切り替えは歌のテンポに連れ・従い一瞬に行われ，スムーズに逆向き動作が繰り返し行われていくと考えられます．筆者は担当セラピストに，なんで改善したのか，何をしたのか，と問われ，「手合せ歌で訓練したでしょ」とまともに答えなかったのです．すべて，確実な理論的試行ではなく，イメージとしての症状・解析理論・訓練法・結果の一瞬の予測でしたし，良くなったので直ぐに終了として，検証・確認をなんらせず，検証実施方法も頭に浮かばなかったのです．今回初めて理論的に振り返りました．

しかしつい先日，指鼻指で指に触れた後の，触れると左右に7 mm程で指先が5～7回揺れ続ける患者さんに会いました．担当セラピストに「夏も近づく…」と言いましたが「アルプス一万尺…」しか知らないとのことで一回患者さんと行ってもらいました．その後に指先の揺れは止まりました．以上二人の患者さんは微妙に症状が異なりますが，有効でした．

筆者は臨床の場ではいつも，患者さんを直前に診るように依頼され，その瞬間に観察と思考（なぜかとどうするか）がセットで脳が回転し，試行し，これかと感じると，解法としての改善・回復を促す動作をどのように行うかを考え，即その場で方法を提示し，実施してもらいます．動作に改善が少しでもみられると，さらに確実に改善するように訓練法を工夫し改変し，さらに良くなった・できるようになったと観察できて，良くなったと患者さんと担当セラピストにも思われたら，担当セラピストが方法を体得するよう指導し実行させ修正して伝えます．

しかしすでに，改善しできるようになってしまったのですから，実施前との比較はできなくなってしまうのです．いまだ確実性は欠けますから，その後の映像記録を依頼し，訓練を続け，さらに改善し確実になった記録をなるべく残すように努めはじめました．しかし，何よりもその場で担当に技術を伝える努力を続けて，以前の申し訳なさとは異なり，理由も何とか解説するようにしています．

8 誘導介助法，段階的誘導介助法，重心線通過基準位置の適正化法

1 誘導介助法に導いた症例

実は20年以前では，失調症は回復しないなどの一般的概念の固定的植え付けがあり，努力はしても，なんとしてもよくしようとする意思では訓練をしていませんでした．本当に申し訳なかったと思っています．失調症回復のため真正面から努力し始めたのは，20年前にお会いした患者さん[2)]からです．脳梗塞発症後四肢・体幹に失調と筋力低下が著明に認められ，座位は手すりを把持して

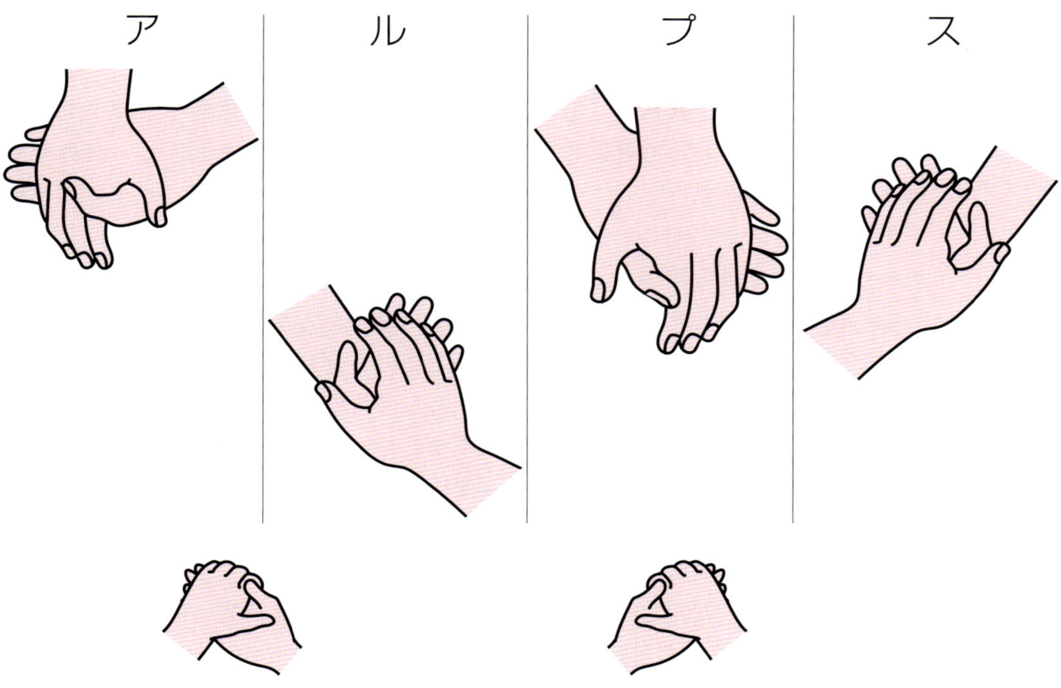

図 25　アルプス一万尺の導入

アルプス一万尺では，ふたりが向き合って座り，自身の両手を合わす動作と相手の手と合わす動作を繰り返します．茶壺より他覚的に，あるいは相手の動きに誘動されて動作が進みますから，体験的にはアルプスの方が入門編的な遊びのように思えました．ただ，たまにそれまでの連続と異なる動作が組み込まれて，意外性があり，あきずに続けてある程度はできるようです．動作を容易にしているのは相手を見ながらできる点にあるようで，失調症を抑える要因のひとつとして検討の価値があるように考えています．

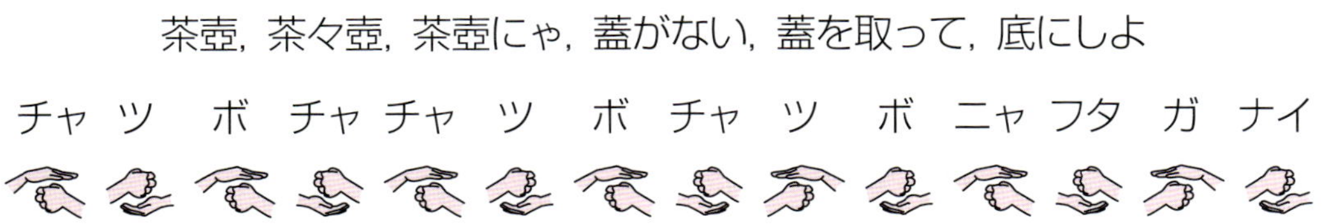

茶壺，茶々壺，茶壺にゃ，蓋がない，蓋を取って，底にしよ

チャ　ツ　ボ　チャ　チャ　ツ　ボ　チャ　ツ　ボ　ニャ　フタ　ガ　ナイ

図 26　茶壺歌の導入

茶壺歌で自身と相手の歌に合わせて左右の手の動きを切り換え，反転させます．動作を歌とともに覚えると，切り換えとタイミングは当初は思考で行い，すべては集中して行う随意運動ですが，やがて切り換えと次の動作の選択は，今の動作での左右の手の感覚・動作により，タイミングは自身の歌の調子によるようになります．このことで，脳は楽しめるようになり，動作は自動化され，動作の切り換えも円滑に自動化されて行われるようになります．この円滑な自動化にリズミカルな歌・音楽と合った体の動きがあって，不随意な失調を抑える要因があると考えています．

も維持できず，手すりを握り続けることができず直ぐに離してしまいました．指鼻指試験は指が目に入りそうな状態で試験もできませんでした．指で物を摘まもうにも位置が定まらず，掴めても運ぶ途中で落とし，体幹・下肢・上肢を含め激しい失調で食事も介助でした．筋緊張低下に伴う筋力低下で，緊縛帯や腕への錘負荷は有効性を示さず，フレンケル体操なども無効で，どうすべきかを担当セラピストに問われました．回復したい，自分で食事を摂りたいという思いが，失調で構音障害を呈し，きわめて聞き取りにくく寡黙な中での一言から強く感じ，なんとしても良くしなければ，患者さんが期待する筆者の職位に意味がないと自らに誓いました．結果は上記のように，上肢の失調は軽減し，スプーンで食事の自立と，下衣の上げ下ろしは介助でしたが，ポータブルトイレの移乗は可能となり，自宅退院に至りました．この患者さんの機能回復を進めるなかで開発した方法が，先に説明しました誘導介助法と名づけた技術でした．

5 年後，老人保健施設の非常勤勤務で患者さんを診ていたところに，その患者さんが車椅子で一度訪ねて来てくれました．そして，立ち上がり，片手で手すりを伝いながら安定した歩行を見せてくれ，トイレは自立とのことでした．感激でした．20 年前の退院時は，注意して手すりに掴まり，次に注意しながらすり足で半歩，そして，足踏みで訓練した体重を支持側の脚に移し確実に支える姿勢をとり，それから，後方の足を前の足より半歩すり足で注意しながら出し，前に出した足に体重を移して確実に支持してそこで止まりました．再び注意して右手そして左手と手すりに掴まる位置を進めたら，そこで姿勢を整え，そして再び最初に戻り半歩と，繰り返し動作することで，下肢の激しい失調を抑えて移乗可能にまでは改善したのでした．訪ねて見せにきてくれた思いに，期待に応えなければなりません．以後お会いする患者さんはどの人も，移乗・歩行を含め全身運動の回復はなせる，必ず回復をして ADL の自立を得ていただこうと考えを改め，訓練し結果を出そうと心に誓いました．あらためて，彼女に感謝しています．

その後の患者さんでは，誘導介助と目標物に軽く触れ続ける，指腹の接触位置がズレないように目標物を摘まみ続ける訓練を誘導介助するなどで，上肢の失調はほぼ回復し，上肢動作による ADL も回復可能となっていました．

2 段階的誘導介助法に導いた症例

失調により移乗，歩行が自立できずトイレ動作に介助を要した患者さんの自立のための訓練で，新たに段階的誘導介助法と名づけた全身運動協調を高める技術を導いてくれた患者さんと出会いました[4]．そしてその後も重力に抗した動作中の姿勢の制御の訓練を続けるなかで，重心線通過基準位置の適正化法と仮称するのがよいと思える，一連の方法を多くの患者さんとの出会いのなかで考え，有効性・適応を考えてきました．

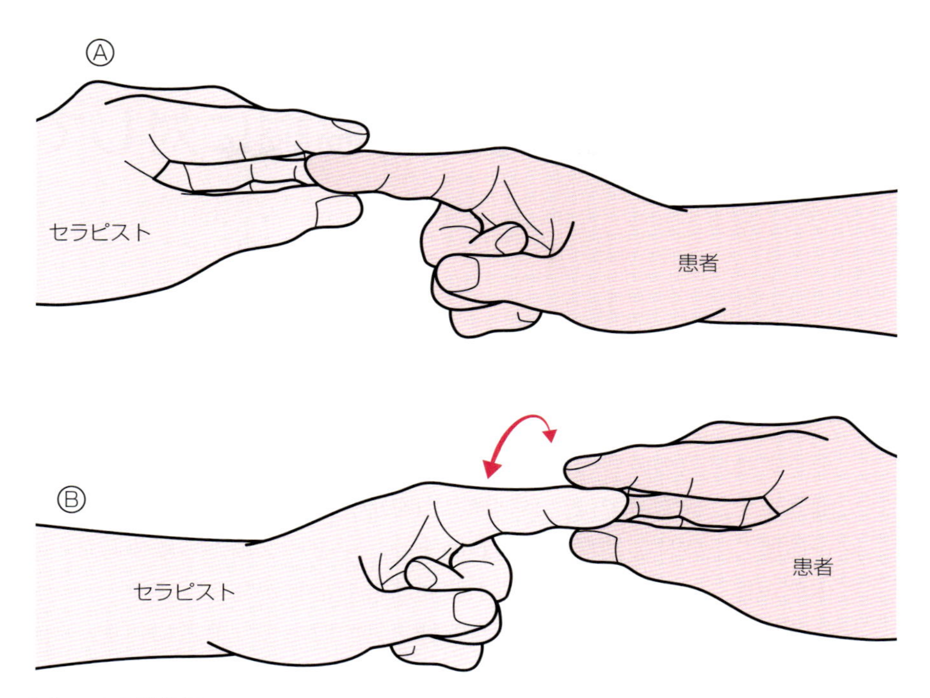

図 27　介入による改善図

A：患者さんがセラピストに向かって出した指を軽く摘まみ，摘まれた指先の感覚で患者さんは出した肢位を保ち続けるようにしていくと揺れがおさまってきます．

B：セラピストの指をなるべくソフトに摘まんでもらいます．失調で摘まむ力が入り，摘まむ位置がズレるとセラピストの指がねじられるような動きになりますが，患者さんは目で見て確かめながらコントロールできるようにします．

04 訓練法―全身運動協調に対して

1 空間的協調

全身運動協調の障害の特徴は，立位でパン生地をこねる時の健常者との比較で解ります．健常者では，パン種に力を加える時は，前足に体重が乗り，肘関節が伸展し上肢伸展筋群の活動が高まり，手をパン種から離す時は，後方の足に体重が移り，肘関節が屈曲し上肢屈筋群の活動が高まります．一方，症状が比較的軽い失調症の青年では，パン種を押す時あまり前足に体重が乗らず，肘関節も完全には伸展せず，上肢の筋は伸展筋群に加え屈筋群も活動を維持し，パン種から手を離す時体重があまり足に移らず，肘関節の屈曲はしても伸展筋群が同時に活動していました．要はメリハリの利かない筋活動状態で，屈曲・伸展と逆向きの運動でも，筋活動は伸展運動でも屈曲運動でも伸展筋群と屈曲筋群の活動の増減が明瞭でなく，常に両者がともに働き続けていました．

伸展あるいは屈曲という逆向きの運動相において，主動作筋群の協調で動作が行われ，拮抗筋の活動が協調して抑制されず，いわば，その時点の動作を作る主動作筋群の活動が，拮抗筋の活動を抑制しながら空間的に協調されないと考えられます．すなわち，筋群の空間的活動の協調不全と考えられます．あるいは，行きの関節運動を作る筋群の活動と帰りの関節運動を作る筋群の活動が併存し，表現されている行きの運動のなかに帰りの運動も常に相対的には弱い程度でも働き，表現されている帰りの運動のなかにも行きの運動が目には見えませんが実際には働き続けていると考えられます．

目標に向かう動作中も，反対方向に動くための筋活動が働くので，動作がわずかに逆方向に向かい，これが動揺する運動・失調として観察されると考えれば，逆向きの運動に働く筋活動は目に見えているとも考えられます．しかし，逆向きの運動が生じるわずか前の時から逆向き運動のピーク時まで程度の時間だけ，逆向き運動に働く筋が活動している場合もあるでしょう．動作中の，動筋と拮抗筋の活動時間が同時か，相互的順次か，両パターンの混在かは，患者さんにより，場合によると理解して，その時の動作に対応して有効なセラピーを行おうと考えています．

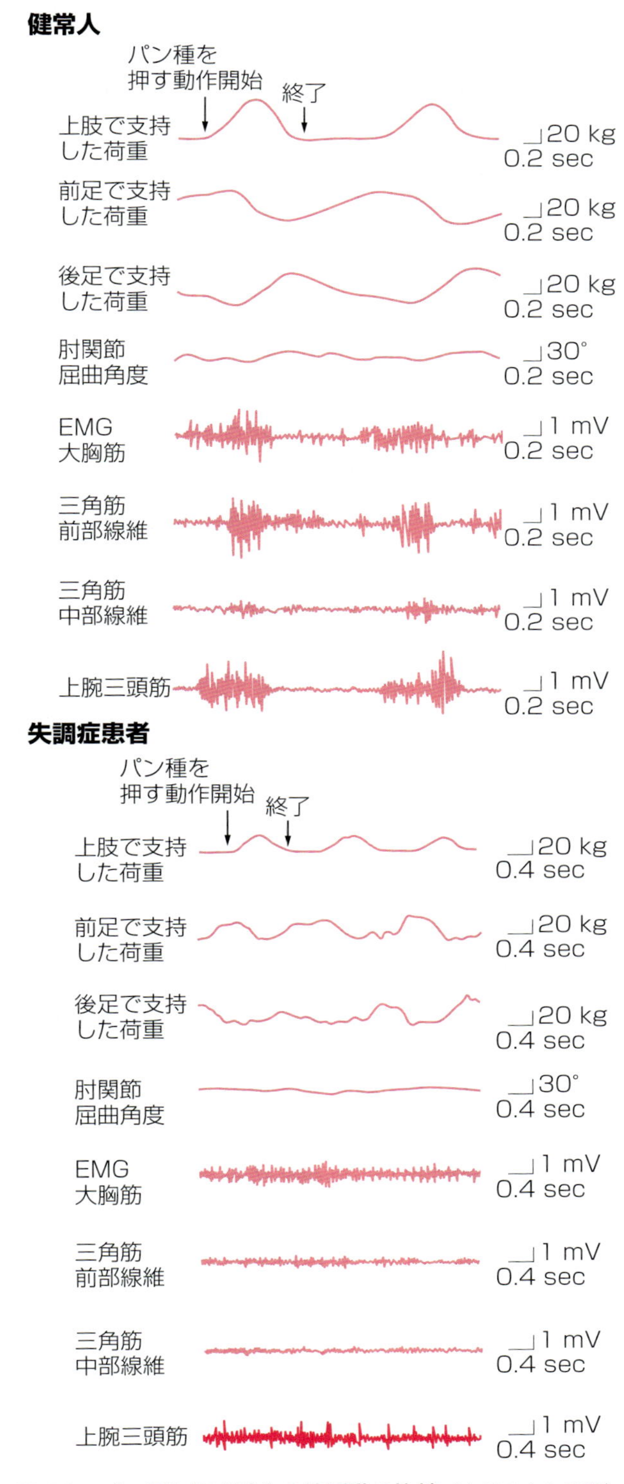

図 28　パン種を押す動作の筋活動の比較（文献 5 より引用）

2 時間的協調

背臥位で寝ている患者さんに「起きてください」というと，臀部だけを床に接地させて頭・体幹と下肢が同時に空間に上がり，どんなに頑張っても起き上がれません．この患者さんに，「少し膝を曲げて両足裏を床に着けたままで，決して床から足裏を離さないようにして，起き上がってください」というと，上体を起こしてほぼ起き上がり，途中で手を臀部より後方の床に着けて起き上がることができます．通常は，起き上がろうとすれば，順次に筋が働き，頭，上部体幹，下部体幹と身体部位が順次に起き上がる運動をして，動作として起き上がることになります．これは，時間的にその時行われるべき運動が生じ，次の時間に適した運動に円滑に引き継ぎながら行うからです．すなわち，空間的に適した運動（空間的運動協調と仮称）が時間的に適して変化（時間的運動協調と仮称）していき，目的としての動作を完遂させると考えられます．

3 実際動作の時間的・空間的協調

上記 1）空間的協調で，動筋と拮抗筋の同時収縮，あるいは動筋の活動で見られる運動の中に拮抗筋が働いているのが，失調・動揺の原因となっていることが良くないのだと受け取れる記載をしました．しかし，動筋と拮抗筋の同時収縮あるいは動筋の働きで生じた運動中の拮抗筋の活動は，私たちの通常の動作においても頻繁に行われていて，円滑な動作に必須の働きをしている場合もあります．動作は一般的に，加速，等速，減速でなると考えられています．ただ，加速，等速，減速は物理学用語で，生物の動作では加速も変動し微細にコントロールされ，等速中も加速に働く筋が活動し，減速でも身体各部で運動を吸収する動きが生じるなど，一辺倒ではないと理解されます．

加速が過度であったり加速が足りなかったり，等速中の加速に働く筋が活動し過ぎたり，活動過多の動筋による過度な運動を防止するために拮抗筋がまた過度に働いたり，減速に拮抗筋が働き過ぎ，運動が目標にとどかず目標に至るために動筋が再び働くなどが，空間的協調の障害と考えるのが妥当なのでしょう．要は，時間的協調と空間的協調が合理的と考えられず不要に動作が動揺するか，動作が目標に円滑に至らない場合に，失調による障害を含む動作と考えられるのではないでしょうか．

4 随意運動の構成と訓練方法

随意運動は，たとえば目の前に遮るものがない状態で，ある目標物に向かって手を伸ばし把持する動作は，①リーチ動作，②接触し把握する動作，③動作中のバランス維持の動作とに，大まかに分けて考え，随意運動を構成する成分

A

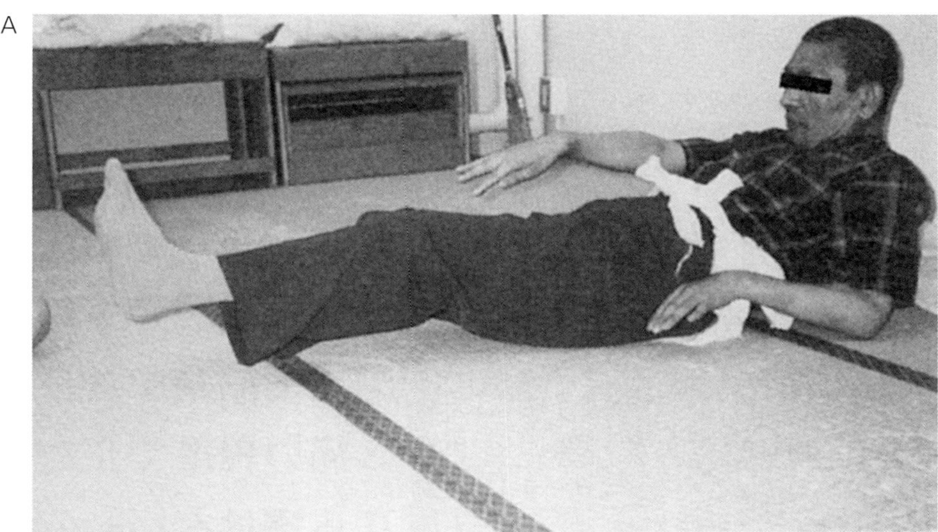

B

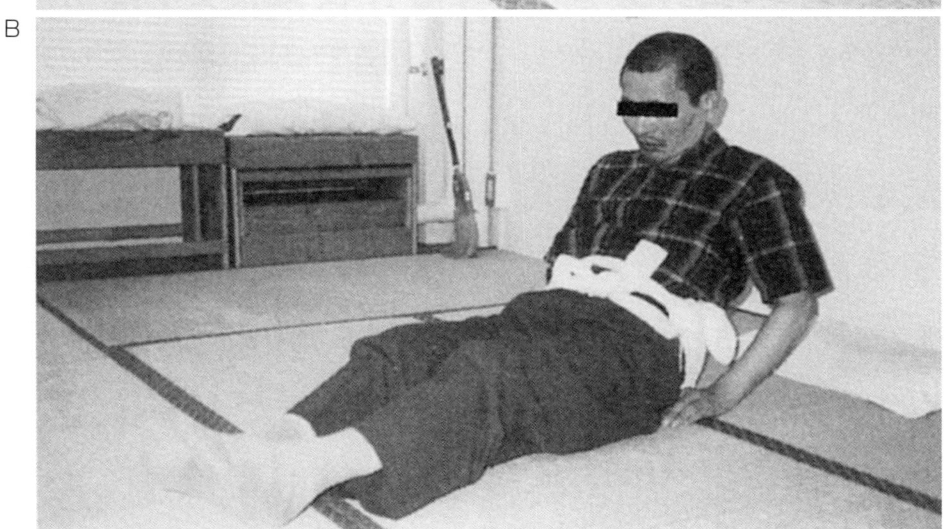

図 29　脳幹部損による失調症の人が起き上がる時の動作

A：自ら起き上がると上体と下肢が同時に動作を開始するために，臀部を支点にして上体と下肢がある程度上がった状態で，均衡して起き上がることができません．

B：「足を床につけて決して足を床から離して浮き上がらないようにしてください」と言ってから起き上がると，頭，上体上部，上体下部と順に上げる動作となり，なんとか起き上がることができます．しかし，「頭，上体上部，上体下部と順に起き上がるようにしてください」と言っても動作はできません．理論を実現できるような簡単にわかる方法を呈示することが大切な技術です．（文献5より転載）

的運動とその特色を考えた訓練の方法を示します.

1 随意的自動運動と訓練

リーチ動作を行っている間に，肩や肘をどのように動かすかを考えている健常者はほとんどいないでしょう．よほど集中しても，集中は，目標物を見続け，手をその位置に移動させ続け，実際の手の動きをマークし続ける意識を，認識し続ける経過と言えないでしょうか.

視覚的にとらえている位置（視覚情報を処理して得た空間内の位置）に対して，視覚的空間位置に手を伸ばして触れる運動を実現した瞬間に，現われるはずの関節角度的位置（肩関節や肘関節などの屈曲角度）を実現するために必要な筋を活動させる，プログラム（運動野に収束したシナップスの広がりと量）によって，実際に運動野で興奮したベッツの巨大錐体細胞実行指令が脊髄前角で α 運動ニューロンにより運動単位の筋繊維の収縮の重合である．筋収縮によって実際の運動になって現われると考えられます．そして，運動実行としての関節運動・角度と発生筋張力を感覚でとらえた運動・位置による運動の修正も随意に行われると考えられます．しかし，この過程のすべてを意識して随意に行っているのでしょうか.

目標空間位置の視覚的把握，目標に手を伸ばす運動に必要な予測運動量的位置，運動野に収束し神経伝達物質を放出するシナップスの数量，興奮する α 運動ニューロンの数量，運動実行に伴い中枢に入力された感覚でとらえた運動実行結果は，いずれも運動に関わる中枢神経（脳）の活動であり，目標を見続け運動に集中している状態であり，連続して順次に進める脳の働きが一言で，集中と表現されてきていると考えられます.

集中した運動はパフォーマンスに現われますが，集中は手の位置や方向，目標物に加える力の程度などに対して行っていますが，表現されたパフォーマンスの大部分は自動的に運動されているのではないでしょうか．リーチ運動そのものはあまり意識されないで自動的に実現されます．この運動を自動的随意運動と仮称してみます．この自動的随意運動は目標物に触るまでの間，関節運動角度と働く筋収縮量は自動的に調整変化しながら行われ，当初目標物を視認して動作を開始するまでの間に確定的にとらえた視覚的目標空間位置と，その目標に手・指が到達したときの想定上肢肢位とその実現筋活動量（各筋のおのおのの活動量）が，実行でき達成されるまでの間，注意は目標に注がれつづけていて，実際の運動は自動的に進み，そこに感覚を生かした修正が随意に加わると考えることはできないでしょうか.

目標が動くようであれば，動作を多少遅くするか，動作を最速にすると考えられます．目標が動かないか，あるいは目標の動きを無に抑える最速で動く場合は，動作実行中に随意に動作を変更することはなく，いわゆるフィードフォ

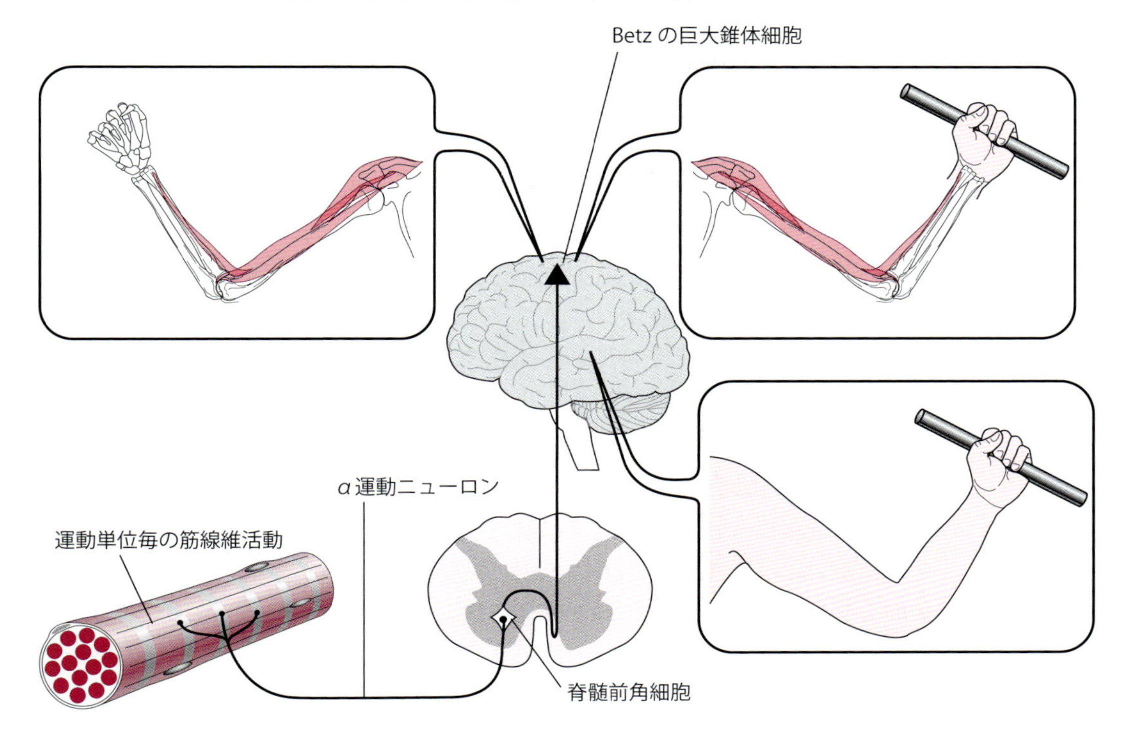

図 30　運動単位の筋コントロール

1　大脳皮質運動野における錐体ニューロンから随意運動指令が脊髄前核α運動ニューロンに送られ，いわゆる錐体外路からの運動指令（バランス，全身協調，緊張程度など）を受けた結果とが合わさって，α運動ニューロンの活動インパルス頻度に現われて運動単位の筋線維が強縮することになります．ですから，脳・神経がコントロールしているのは，関節運動ではなく筋線維の収縮の集合としての筋収縮です．筋活動のフィードバックも筋紡錘からの筋の伸張の度合いとゴルジ腱器官からの大集団としての筋張力に伴う腱緊張の度合いです．一方，視覚的に自身が見る腕・手の動きは関節運動であり，掴む・放すという手の形の変化であり，そして実感は目標物を握り，操作するときの皮膚感覚です．すべての運動は，全身の膨大な数の運動単位の活動パターンの天文学的変化によって成り立つと考えると，この天文学的組み合わせの全パターンの記憶・認識は不可能に近く，圧縮して記憶する必要があり，乳児期には反射として全身の筋の活動がコード化され，さらに，それらの構成単位ごとのコード化が進み，単位コードの組み合わせと活動程度の強弱によって，より複雑な動作が可能になると考えられます．

2　視覚と舌，手の感覚の照合で，反射と離れた指・手の動きが単位コード化され，成長とともにさまざまな動作・作業，競技などの習いにより動きのコード化が増します．習熟するためには，基礎を的確に繰り返し繰り返しさらに繰り返し，体得すなわち完全な脳内コード化を進める必要があります．出来・不出来はパフォーマンスである全身の協調した関節運動でみるほかには方法がありません．ですからコード化，記憶の圧縮には筋運動を関節運動に変換していると考えるのがまずは合理的だと考えられます．

ワードに動作がなされ，ほぼ完全に随意運動ですが自動運動の過程と考えられ，このような動作を随意的自動運動と本書では仮称します．

目標の動きに追随する動作では，瞬間実行した動作（その前に見た目標に対して行った動作）が今見ている目標を正確に捕える動作から少し外れ，目標も移動予測位置が修正され，目標に対して順次行われる運動実行における脳の活動に重用な情報は，目標位置の変化（ズレ）と変化した目標に対し実行した運動との新たなズレであり，意識は目標位置変化に集中し，フィードバック情報で得た自身の運動のズレに応じ，運動が瞬時に自動的に追随するように変化し目標を捕えると理解できます．

目標が多少動くか，止まっているかに関わらずゆっくりと動作するのは，通常は何かしら繊細な貴重な大切なものに触れ確実に手に入れたいと思う時によく行われるのではないでしょうか．抱きしめたいと想う好きな人に初めて触れ，柔らかな感触に感動し一瞬手が止まり，見つめた思い出の時などです．ゆっくりと，静かに，優しく確実に触れなければいけません．手の動きに集中し，手が触れようとするその人の位置に集中し，自分の想いを手の形に表わし接触面を厳密に定め，確実に，力強くも優しく，触れます．意識は，手と手の動き・上肢の動きに，その人への想いを集中させて成します．この時の動作のすべてが随意運動で，手の動きに，上肢の動きに，意識を集中させて動きを微細にコントロールしたのです．このような随意運動を本書では集中的随意運動と仮称します．

この随意運動を近似に行う訓練が，セラピストの指に指を静かに当て続ける動作です．セラピストは想い人に比較し得ませんが，指に触れ続けるという課題をなすためには，上肢の肢位保持と指先の触れ具合の調整に集中しなければ，失調症の人にはできにくいからです．

2 集中的随意運動

目標の物に触れた瞬間，物が何か（トゲトゲか，柔らかいか，硬いか，冷たいか，熱いか，止まっているか，動いているか）を感知し，次の動作を決め，注意を注いで行う随意運動です．自分ではない他のものには何かしらのリスクがある，と学習することで動作コントロールに注意が付加され，手で物に触れる動作は，通常においても集中的随意運動として行われると考えられます．

失調症状において，手・指で物に触れた後も接触面がズレ，強く押し，触れたものから手・指が離れるのは，接触した物の表在感覚あるいはその時働く筋・関節の深部感覚からの感覚情報に対する反応を表わす運動ではないでしょうか．動作を注意深く行うことは，今の動作を感覚情報でより正しく調整し，次の動作に進めることで実現すると考えられます．肢位を保つ動作において，動作を進めるとは，今の時から次の時に同じ肢位を保つように動作することを

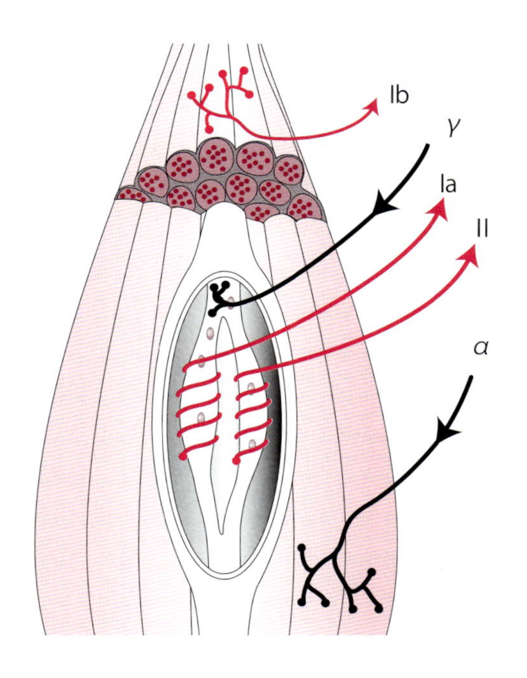

図 31　筋紡錘

筋は錘外筋線維と筋紡錘で構成され，錘外筋線維はα運動ニューロンのインパルスで筋収縮し筋張力を発揮します．筋紡錘は伸張されることで反応し，Ⅰa あるいはⅡ求心性線維を介して感覚情報インパルスを脊髄へ送ります．

一次終末は伸張速度と筋長に応じ，二次終末は筋長に応じて興奮します．筋紡錘の横紋筋部分はγ運動神経により収縮します．α運動神経の活動に応じてγ運動神経が活動すれば，収縮状態に応じて伸展受容器の感度が保たれ，錘外筋線維の張力が不足して負荷に抗せず筋が引き戻されたときに，伸張反射が働き，負荷に抗する筋張力が反射的に発揮されることになります．この時，最適な筋張力を随意的に設定する必要はなく，想定値を随意的に設定し指令すれば，筋張力最適値は自動的に制御されるような基本システム・構造があることが示されていると考えられます．そして，このことが自動的な制御の失調が生じることの要因になると考えられます．

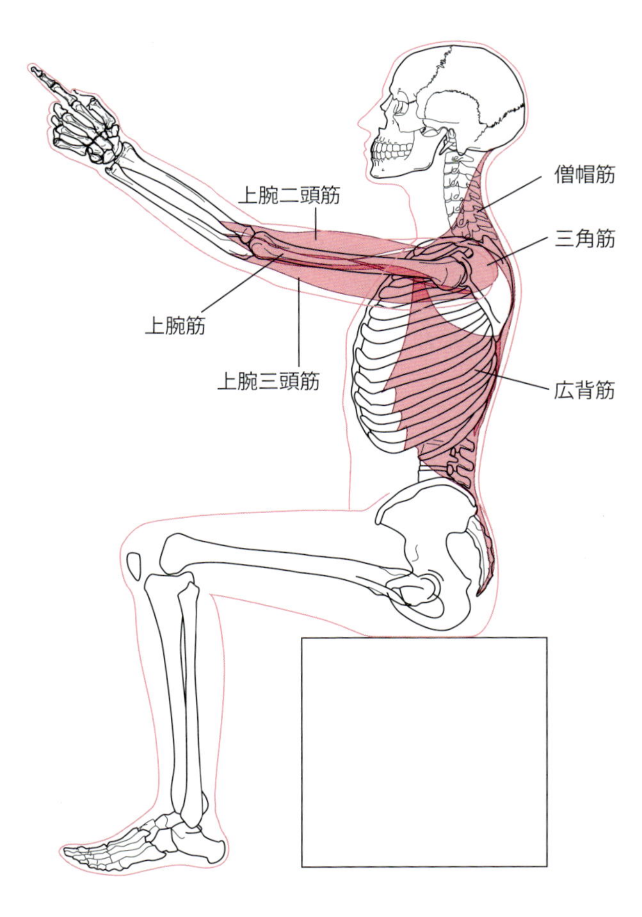

図 32　上肢の挙上による筋活動

上肢の挙上（図においては肩の屈曲と肘の伸展）を行う主要な筋は，僧帽筋の上部と中部と三角筋，そして上腕筋と上腕二頭筋と考えられます．これらの筋に必要十分な筋張力を発揮させることが神経制御の中心課題であり，これらの筋の活動では肩甲骨，肩関節，肘関節の角度のモニタリングは困難なように思えます．

一方，広背筋は肩甲骨の上方回旋・肩甲上腕関節の挙上で伸張されるため，広背筋筋紡錘の二次終末によるモニタリング結果から，肩甲骨上方回旋角度，肩甲上腕関節角度の算出が可能になると考えられます．

上腕三頭筋は上腕二頭筋の拮抗筋であり，肘の伸展に応じてγ線維が活動して感度を保てば，上腕三頭筋の二次終末によるモニタリングで，肘関節屈曲あるいは伸展角度の算定が可能になると考えられます．上腕二頭筋は二関節筋であり，肩関節と肘関節角度の連動のモニタリングに利用できると考えられます．たとえば，手を伸ばすために肘関節が伸展すると手が落下するのを防ぐために肩の挙上を増す運動において，遠心性収縮で上腕二頭筋張力を落とすことで上腕二頭筋が伸張されて興奮する一次終末のインパルスを三角筋に興奮性にシナップスすることで肩関節挙上にいたることになります．そしてこの状態は上腕三頭筋長頭の二次終末でもモニタリングできることを意味します．

意味し，この繰り返しで肢位が保たれ続けます．

持ったストップウォッチを進め直後に止める間の時間を計ると，集中して努力しても最短0.01秒でしょうから私の記録は0.02秒，通常ほぼ1/10～100秒の間隔ごとに動作は修正され得ると考えられます．この一定時間ごとの動作修正が過度に出現して失調症状として現われ，肢位を保つための緊張力の修正が変動になり，物を押す力が増減し，肢位を保つための関節角度の修正・変動で接触面がズレ，あるいは接触を保てず，外れるのではないでしょうか．手・指の失調症状を見れば，上肢の筋の緊張が変わり関節が動くことで接触面がズレ，ズレ感覚を止めて指の接触面位置を留めるために摘まみ力を強めるが，接触面に加える力が斜め方向になりズレが止まらず，あるいは位置を修正しようと指を動かすことで指が離れてしまうのではないでしょうか．失調症状は，運動軌道という空間内位置移動の修正（空間的協調），肢位保持という時間変化に対する位置保持のための修正（時間的協調）が，過度（過小を含む）に働くことではないでしょうか．

健常であった歳月にその患者さんが経験を集積してきて，脳が定めてきた修正値の検出法，検出値を運動プログラムにどのように付加して運動プログラムを修正するか，運動プログラムをどのように作ってきていたか，などの要素と，病変とによって，失調症状は病態特性を呈しながら個人による差異を示していると考えられます．

自動的随意運動であるにせよ，動作に集中する集中的随意運動であるにせよ，乳幼児期から反射を基盤に，動作は様々な経験・訓練で習得し応用を広めながら磨いた随意の動作として獲得してきたと理解できます．このことから，動作と感覚情報の採りかたを適切に設定して体得するまで動作を訓練することで，動作修復，動作回復が理論的に可能と考えられます．

3 動作フォームに組み込まれたバランス運動と段階的誘導介助法

動作中のバランス維持の運動については，上肢を前方に上げると物理的に重心が前方にわずかに移動するため，事前に体幹を後方にわずかに傾け重心を後方に移動させ，上肢前方挙上に伴う重心移動を相殺させて余り有る姿勢を安定させることはすでに述べました．しかし，これは単に上肢を前方に挙上する動作においてのことです．実際にはたとえば，前方の興味ある目標を注視しながら，手を伸ばす時には思わず体から目標に近づくもので，体幹は後傾せずにむしろ前傾させながら手を伸ばします．

失調症の人に指鼻指で手を伸ばしてもらう時，なかなかうまく指で正確に触れず，動作に興味など持ってはいなくても集中して行わなければできないため，動作に集中している証に体幹から目標に近づく前傾姿勢をとってしまい，後方へのバランス運動がとられない中でバランスを自ら大きく崩す形で動作を

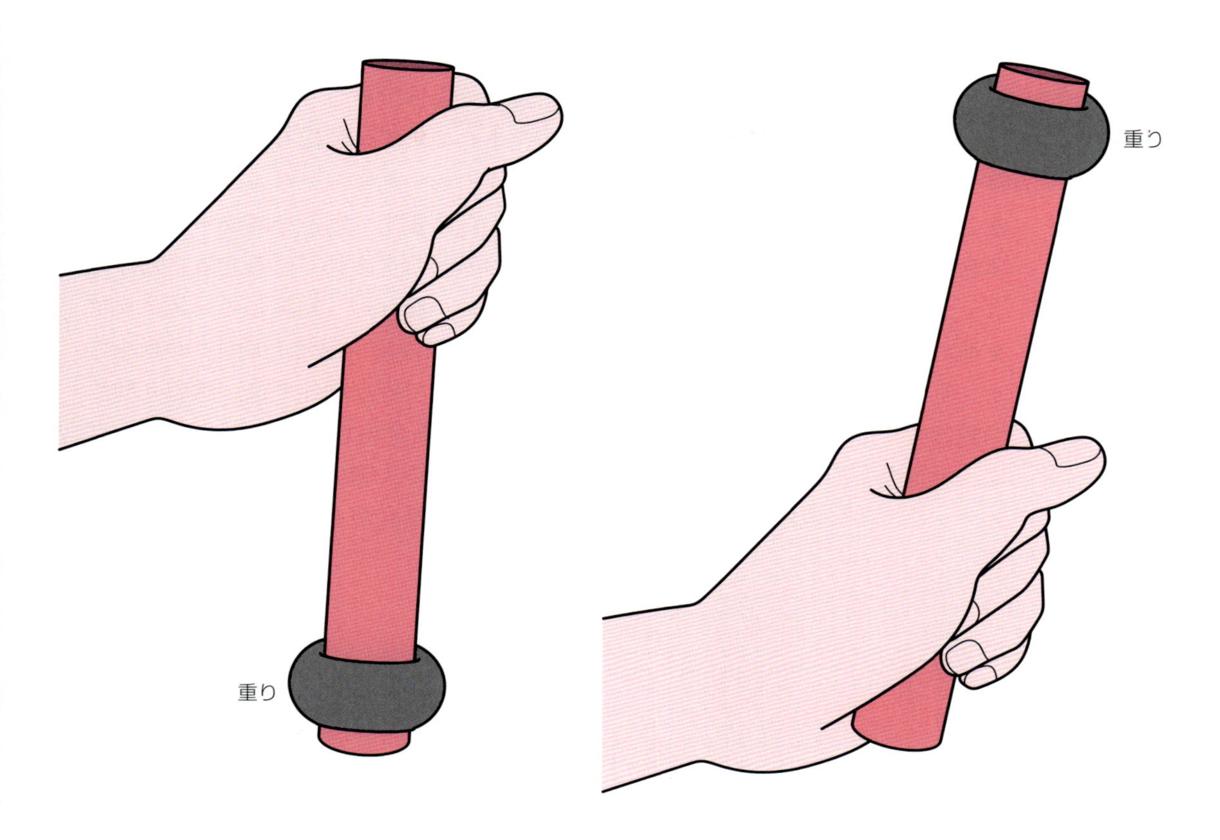

図 33　重りを巻き付けた棒を握り，棒を垂直位に保つ練習

重りが下の場合は握力を一定以上に保って保持することで目標の第一は達しますが，棒の下端が斜めになったり方向を変えたりしないよう保つことが目標の第二です．

重りが上の場合は手関節・前腕回内・外を保持する筋も一定以上の力を入れながら，その力の変動を抑えて一定に保つことが目標です．

行ってしまう場合もあるでしょう.

しかし，私たちが通常行う動作の中に現われる体幹前傾では，体幹が前方に傾倒しないようにバランスをとる運動が含まれていて，動作を安全に行うことができます．このような安全な動作を，動作の形・動作フォームとして訓練することで再習得することが可能になると考えられます．動作を構成する一連の運動の中に，バランス維持のための運動がおのおの含まれているため，動作のステップごとの運動フォームを体得するように，繰り返し実施して，ステップを進めることで動作の再学習が成り立ち，これが段階的誘導介助法[4)]の意味です．座位など安定性・安全性を確保しやすい姿勢で行う動作では，誘導介助法で動作再学習が可能で動作能力の回復が多くの場合得られます．しかし，立位・歩行など不安定な姿勢で行う動作では，重度の失調症に対し，動作を構成ステップごとに段階的誘導介助する訓練が必要な場合があります.

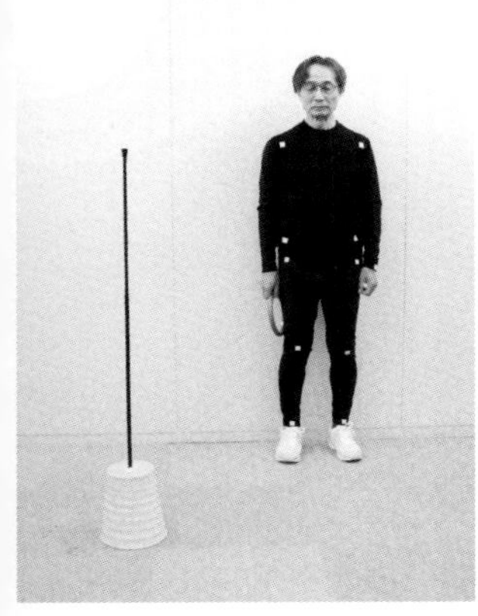

両足で体重を均等に支持.

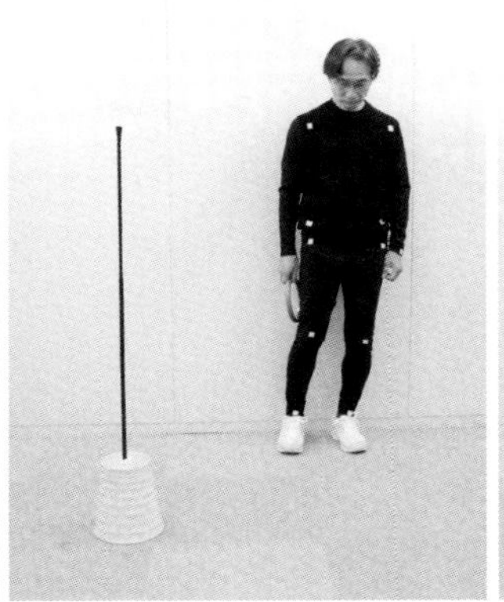

体重を左足底内側で支持するようにする.

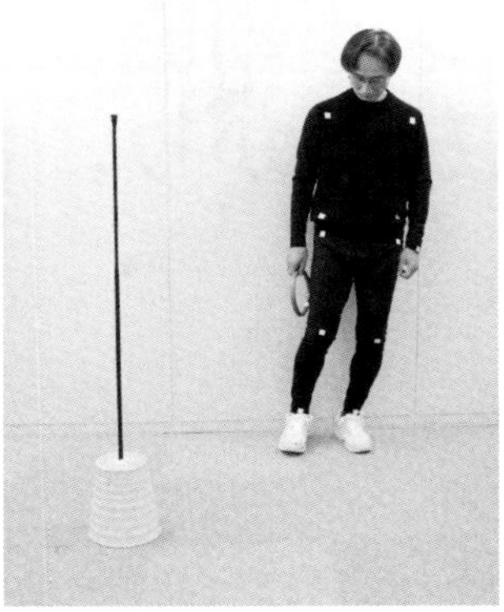

全体重をほぼ左足で支持.

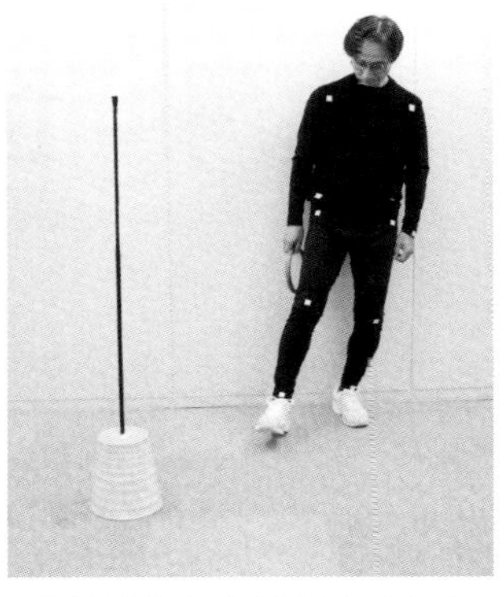

全体重を左内側で支持したまま右足を出す.

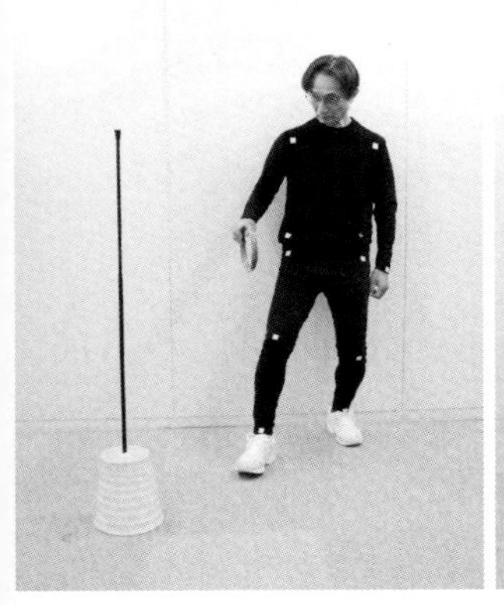

右踵内側で体重力線支持.

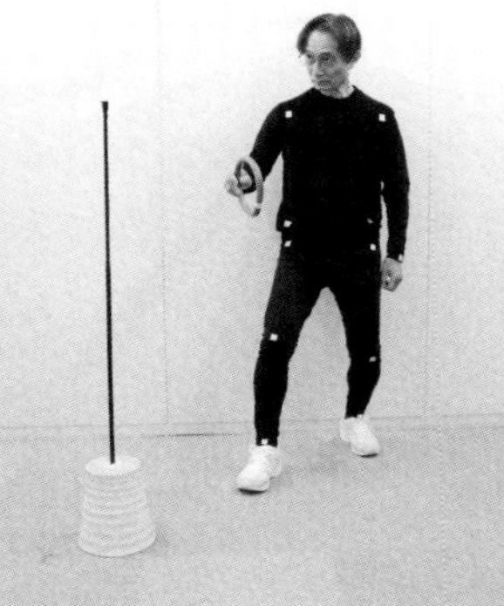

右手を挙げながら体重を乗せていく.

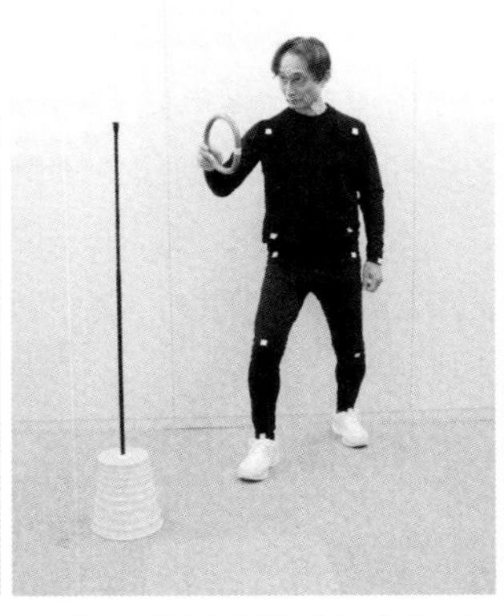

左足で体重の半分を支持するように膝に体重を乗せていく.

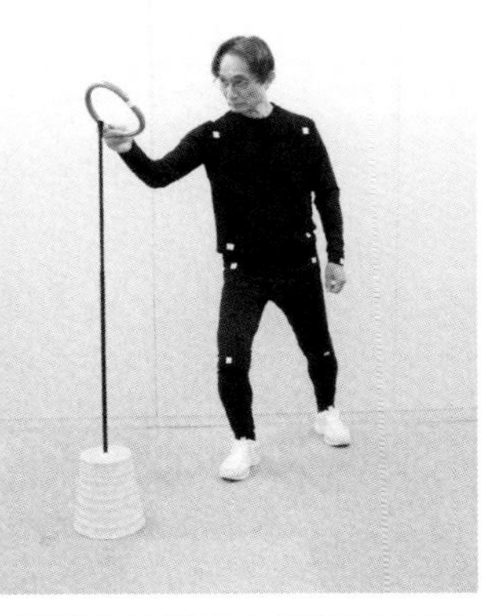

ほぼ全体重を右足に乗せていく.

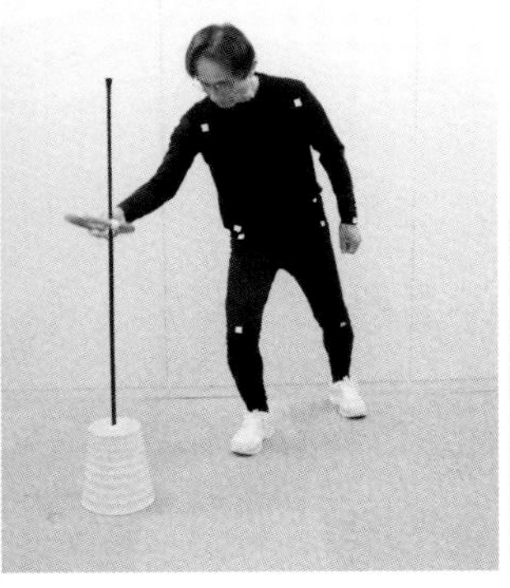

右膝を足の内側に保つように全体重を乗せる.

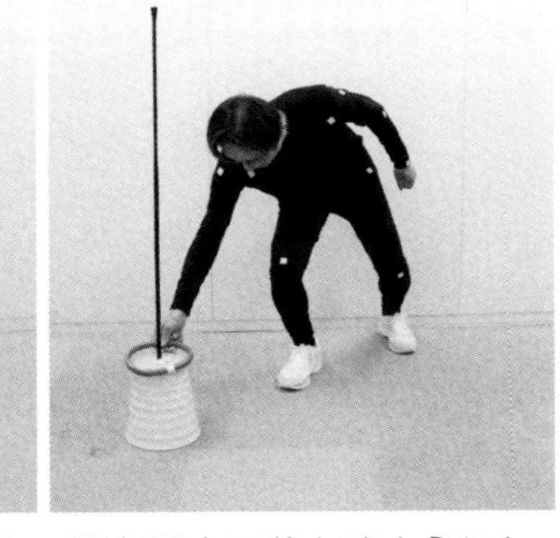

腰を下方に落とすようにして右足で上体を支える.

図 34　輪の取り入れ作業

05 全身運動協調訓練と立ち上がり，歩行

1 立ち上がり

ADL 動作の自立を進めるには，立ち上がり，移乗，歩行が重要で，立ち上がりはこれら動作の基礎です．

立ち上がり動作を，私たち健常者は何気なく自然に様々なしかたで動作しますが，立ち上がり動作の基本をよく理解することで，訓練を段階的にその人に合うように誘導し，進めることができます．様々な要素を含めてそれを単一の例えば立ち上がるその動作で訓練します．様々な知識，様々な観点，患者さんに触れている感覚などを，単一の今訓練している動作に入れて訓練をします．結果は改善したか，変わらないか，増悪したか，です．もちろん，改善を現わすために訓練をします．

立ち上がり動作の順序[6]をまず述べます．

椅子からの立ち上がりは言葉で表わすと，{ん！，立ち，上り，立位調整} の順になります．{ん！} は，立とうと思うことで，①体を後方にわずかに傾ける動作か，②床の上の両足を後方なるべく臀部の下に踵が来る程度まで引く動作か，③両手を前方の手すりなどに伸ばして掴む動作に現われますが，⓪（まるzero）直ちに {立ち} の動作に移る場合もあります．失調症における立ち上がり動作が上記 {ん！} の，⓪～③までの4通りの動作にどう引き続いていくかを述べます．

1 {ん！}

立とうと思った瞬間，立ち上がる体位をとってしまう場合（上記の⓪）になります．姿勢は体位と構えで構成され，構えは重力に抗するように体の動きの形を作る運動をさし，体位は身体各部の相互の位置関係を作る運動をさします．立ち上がった姿勢では，頭・頸部に始まり体幹を伸展させ股関節と膝関節を伸展させ床に足底を接地させた体位で，重心線が両足底で作る支持基底面内となり外れない構えを維持します．

思った瞬間に，順次に動作を行うことなくいきなり，上記の立ち上がった体位をとってしまうので，体を伸展させのけぞるように後方に倒れ足関節背屈で

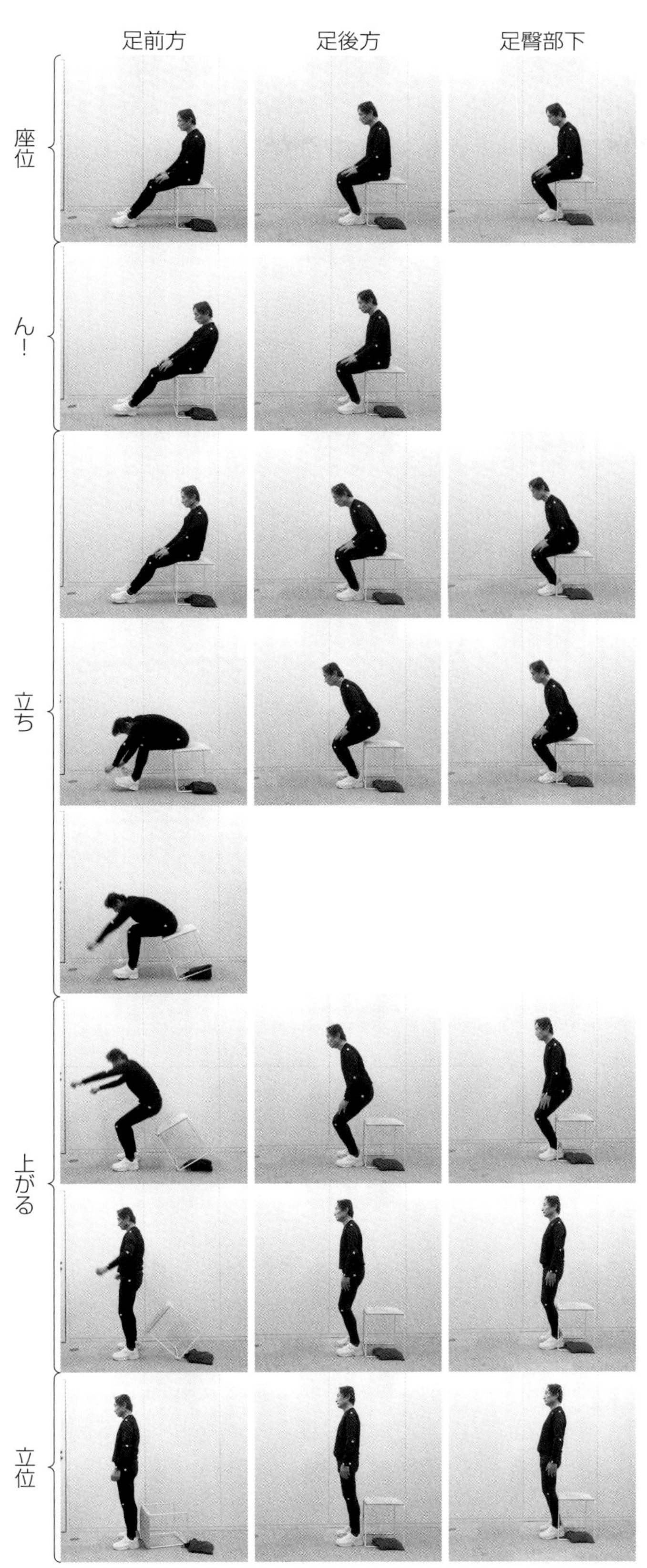

図 35　足位置による立ち上がり動作の違い

足前方，足後方（安全お推め），足臀部下，の３パターンによる「ん！」「立ち」「上がる」

両下肢完全伸展となり，大変危険です．患者さんが何度か立ち上がろうと試みる経験をしてきている場合には，体幹・下肢の完全伸展にまでは至らず，しかし後方にのけぞりますので，頭部を後方で打ちつけないように，必ずセラピストは途中で頭部を保護し事故防止します．

このような患者さんでは，両足を臀部の下まで引けば立ち上がれますが，伸展動作が急激で強く行う人では，立ち上がった次の瞬間，後方に丸太のように転倒するリスクがあります．後ほど述べる｛立位調整｝の機能が追い付かないためでもあります．

両足を引き，前方の手すりを両手で握り，体幹を前方に傾けてから，｛立ち｝，｛上がり｝する人もいます．この時セラピストは患者さんの体側を正面に見て開脚して立ち，一方の手で患者さんの腰部後方を確実に握り，他方の手で胸を前方から後方に押さえるように当てます．手すりを強く引き前方に頭を突っ込むようにして立ち上がる人では，前方に倒れ込み頭を壁に打ち付けるような動きをしたり，腹部を手すりに打ち付けますから，セラピストの胸に当てた手で止めて適度な動きに抑えます．

前方に急激に動く人では，手すりは用いずに，たとえば前方のテーブルの上に手を置き，手に体重を乗せるようにして立ち上がることで，前方へ突っ込む運動は抑制できます．テーブルの手前を両手で握り引っ張らないと立てない場合でも，手すりを握って引っ張る時の力よりは弱い力で引きますので安全です．回内位でテーブルの縁を握っても，テーブルの上面を下に押す力を出すことになるので，前方に突っ込む動作にはなりません．テーブル面を回外位で握ると頭を前方に出す動作を強めるので行わないようにします．いずれにしろ，テーブル面の横から掴んで立てるようになったら，テーブル上面に手を置き，立ち上がる動作に誘導し，できるようにします．

この｛立ち｝，｛上り｝動作の訓練の最重要ポイントは，順に動作を行っていくことです．次に順に行う動作の個々のポイントを考えます．

2 ｛立ち｝と｛上がる｝

i）体幹前傾

椅坐位にある人が立ち上がろうとする時は，わずかに体幹を後方に傾けますが，これは次に行う体幹を前方に一定以上の速さで動かし傾ける動作が，より有効に行えるからです．臀部は足底面より離れて後方に位置するため，多少加速を作り上体を前方に移動させる力にしなければ重心線を足底面上に移動させることができないので，体幹を前方に一定以上の速さで動かし傾ける動作を行う必要があるのです．

座面に腰を掛けているとき，体重の大部分を臀部で支えていて，立った時に全体重を支える足底面は通常臀部の前方に位置しているため，水平面内位置

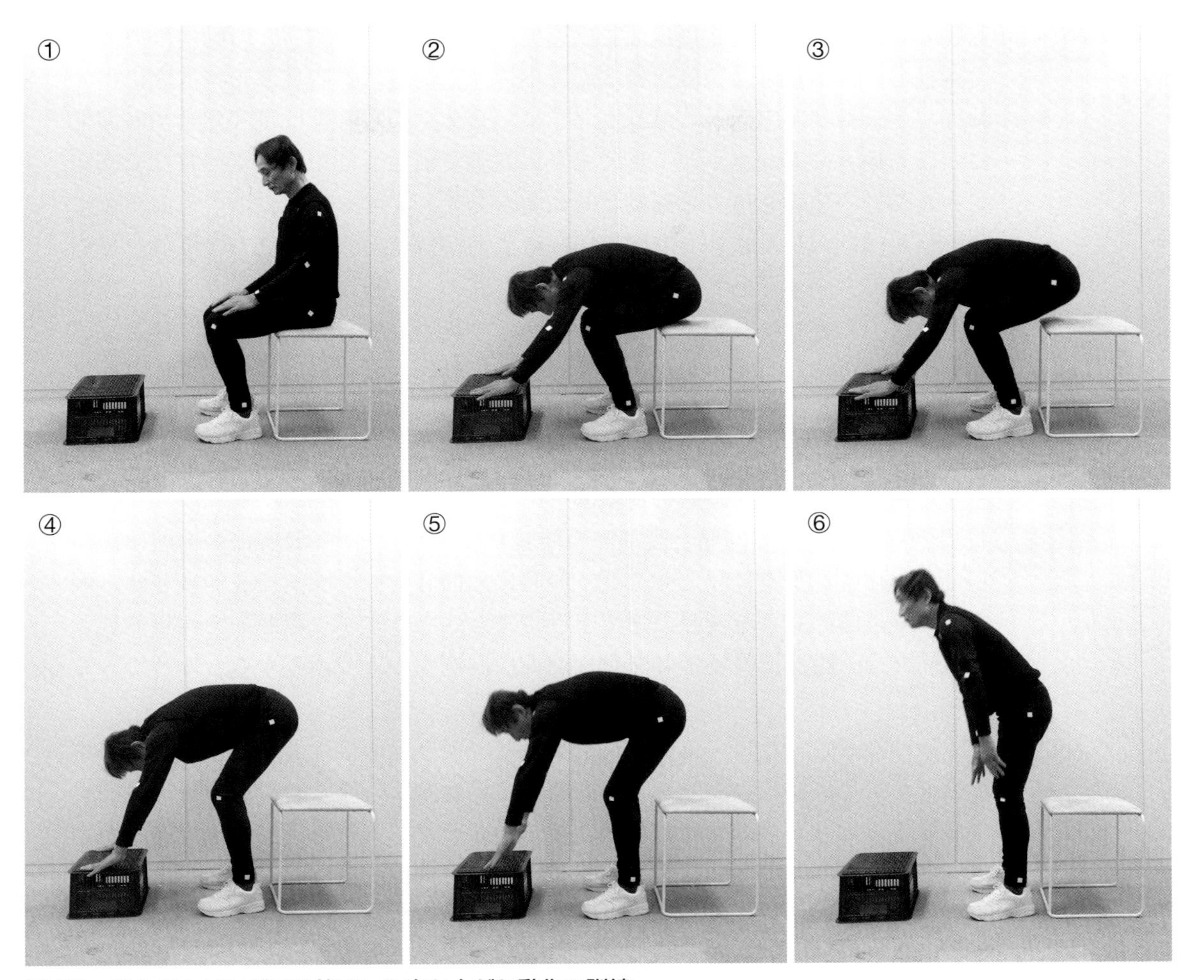

図 36　ハムストリングスを使用した立ち上がり動作の訓練

ハムストリングスによる立ち上がり動作の訓練法です．上体上部を前・下方にすることで相対的に上体下部を上方に上げやすくする姿勢をとりながら，ハムストリングスの収縮力で股関節の伸展と膝関節の伸展を行う動作で立ち上がります．この立ち上がりでは重心を前方に移動させやすく，また重心が足関節より前方にあることがこの立ち上がり動作を可能にする条件にもなります．①座り，②座面より低い前方の台のなるべく前に手を置き，③手と体重をのせながら，④頭を下げ，手に体重を残しつつ臀部を上げると膝が伸展しますので，⑤それから手を離して，⑥前方に体重をのせたまま立ち上がります．

としては臀部座面と足底接地面とは連続していません．{立ち}の動作は臀部で支持していた体重を，臀部支持基底と不連続に前方にある足部支持基底に移す動作です．臀部が座面から離れたときに，全体重の重心線は足部支持基底面上にはなく後方にありますが，体幹を早い運動で前傾させたことで，臀部で支えていた部分の体重を前方に移動させる力が発生します．さらに踵の後面が床に強く押し付けられた状態で膝関節屈筋の張力が働くと，踵の後方に位置している膝を踵の方向すなわち前方に引き寄せ，膝の上に連続してある股関節・体幹が前方に引き寄せられ，結局は全体重の重心線が足底支持基底面上に達し，感知できた時に｛立ち｝の動作から｛上がる｝動作に移行していくと考えられます．

ii）臀部と足底支持基底の連続面

{上がる}動作は膝関節と股関節の伸展でなされますが，股関節の伸展は前傾していた体幹を垂直に立たせると，同時に屈曲していた膝関節を伸展させる働きとなり，頭の高さを身長にまで上げることになります．膝関節を直接伸展させる筋群は，股関節伸展運動を行う筋群に協調する形で活動すると理解できます．

床面に投影させた椅坐位時の臀部支持基底面と足底接地面とが重複・連続する場合と，足底接地面が離れて前方にある場合とで，働く股関節伸展筋群が異なってくると考えられます．臀部支持基底面と足部支持基底面が重複・連続する場合，{立ち}で体幹を前傾させれば，重心線は足部支持基底面内に入りやすく，臀筋群で股関節を伸展させ大腿四頭筋で膝関節を伸展させれば{上がる}動作になると理解できます．

iii）不連続支持基底とハムストリングス

足部支持基底面が臀部支持基底面の前方に離れるほど，体幹前傾運動を早く大きく行い，頭部が下がる状態で，ハムストリングスの張力は協働する下腿三頭筋の張力とともに膝関節の屈曲力として作用し，膝関節末端の延長にある踵を床に押し付けながら後方に引っ張るが，踵は床に固定されているので，膝関節屈曲の動きは現われず，変わって膝関節中枢側の端にある股関節と繋がる上体を前方に引き出す動きとして現われ，結局体全体が前方の足部支持基底面上に向かって動くことになります．この時に頭部は下に向かう落下運動をしていたので，ハムストリングスと臀筋，脊柱の伸展筋群が協働することで頭部と体幹上部の落下運動が止められ，相対的に上体下端の臀部を上げる力となり，これはハムストリングスの股関節伸展作用と一致し，頭部・体幹上部の前傾運動は支持基底を前方に移す働きと，臀部を浮かせる働きとして作用すると考えられます．さらに，{立ち}の運動中は後・上方に位置する起始の坐骨結節から作用するハムストリングスの張力は，前・下方に位置する停止部の脛骨上端後面

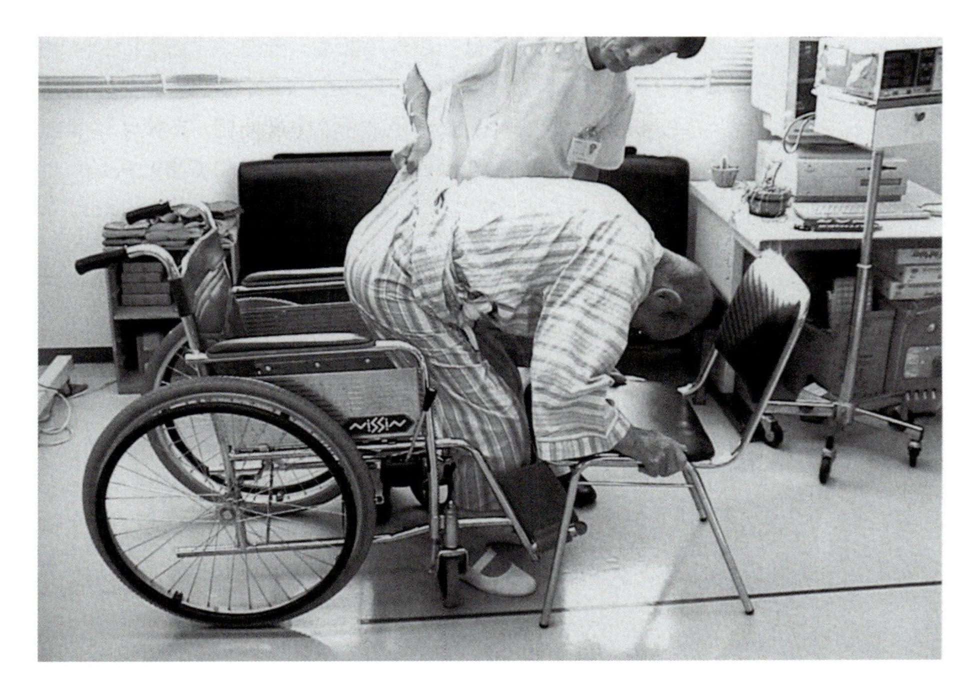

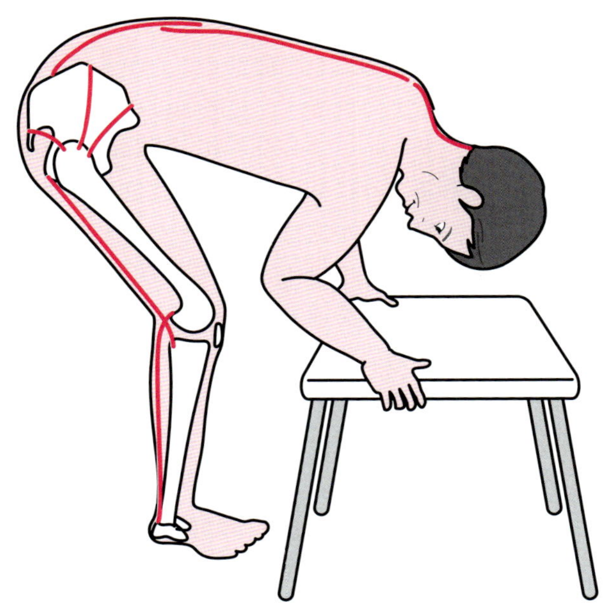

図 37　膝に負担をかけない立ち上がりの方法

手に体重をのせる動作に伴い，上体上端部（頭背筋，肩）を水平からやや下方にさせていく力が背筋群の緊張で骨盤伸展に作用し，この力が筋収縮力による作用を可能にします．大臀筋が働くと股関節伸展に作用し，この時ハムストリングスが収縮すると股関節屈曲に働きますが，この働きは大臀筋の強い力で打ち消され，股関節伸展作用が優位となっていくため，ハムストリングスは結局脛骨後面を後方に引っぱり，膝関節伸展に作用します．この時，腓腹筋は股関節，膝関節伸展の過程において大腿骨下端後面を後方に引く作用，すなわち，膝関節伸展に作用することになり，大腿四頭筋を使わずに膝関節伸展を行うため，膝蓋骨による膝関節の圧迫が生じず，膝関節痛が防げます．　（文献 3 より一部転載）

を後方に引っ張ることになり，膝関節が後方に動くことで膝関節が伸展していくと理解できます．すなわち，臀筋とハムストリングスの張力で股関節が伸展し，かつ頭部・上体上部の前傾力と膝関節屈筋群の張力で体が前方に移動する状態において，ハムストリングスの張力は全身を前方に引き出す作用を発揮しつつ，膝関節を伸展させると考えられます．ハムストリングスの筋長は股関節が伸展するほど縮み，膝関節が伸展するほど伸びるので，いわば収縮力（活動張力）が股関節に働き，引っ張りに応じる筋の粘弾性力（静止張力）が膝関節に働くとも考えられます．

上記のハムストリングスを使う立ち方は，足部支持基底が臀部・座面支持基底よりもかなり離れて前方に位置した場合ほど必須になると考えられます．

ⅳ）大腿四頭筋とハムストリングスの協働

その時，大腿四頭筋はどうなっているのでしょう．

体幹の前傾で，体が前方にある程度まで移動し臀筋が働くと，臀部が座面から離れると同時に上体と下肢が股関節で連続するため（臀筋など股関節伸展筋が働く以前は体幹のみが前傾しており，臀部や股関節とは運動体としては一体となってはいないで，離れていると理解します），全身が前方移動する動きの中で大腿四頭筋が働くと，股関節を屈曲させる力が上体を膝方向すなわち前方に引き出すように働くと考えられます．足底面は床に密着しているため，上体の前進は足関節の前屈（背屈）によりなされ，これは膝関節の屈曲あるいは膝位置の前進によりなされるようにも見えます．膝位置が前進すると全身の重心線が踵の上にまで至り，足底面が支持基底面となり，この時より股関節伸展・上体を起こす運動が生じ，大腿四頭筋による股関節屈曲は打ち消されて現われず，股関節屈曲の張力は上体を前方に引く作用のみが有効となり，同時に膝関節の伸展が大腿四頭筋張力によって行われると考えられます．すなわち大腿四頭筋の活動張力は膝関節を伸展させ，静止張力は上体を前方に引き出し，重心線を足関節前方の立位時重心線位置辺りに至らせると考えられます．

このように，大腿四頭筋とハムストリングスは相互に拮抗筋であるのにもかかわらず，立ち上がり動作の｛上がる｝ではともに，全身を前方に引き出し，重心線を座面から足底支持基底面内に移し，股関節が伸展して行く中で膝関節を伸展し重心点を立位時重心点の高さにまで引き上げる運動の主動作筋であり共同筋であり得ると考えられます．

｛上がる｝動作の途中経過では，重心線が足底支持基底面を外れ後方の位置を通過する時もあり，その重心線を足底支持基底面上に引き出すために，大腿四頭筋とハムストリングスがともに働くなど，一見単純なこの運動は複雑で難しいことを実現する動作なのだと理解できないでしょうか．立ち上がるという目的を達成するために，努力し工夫して練習を重ねる意味と必要のある動作です．

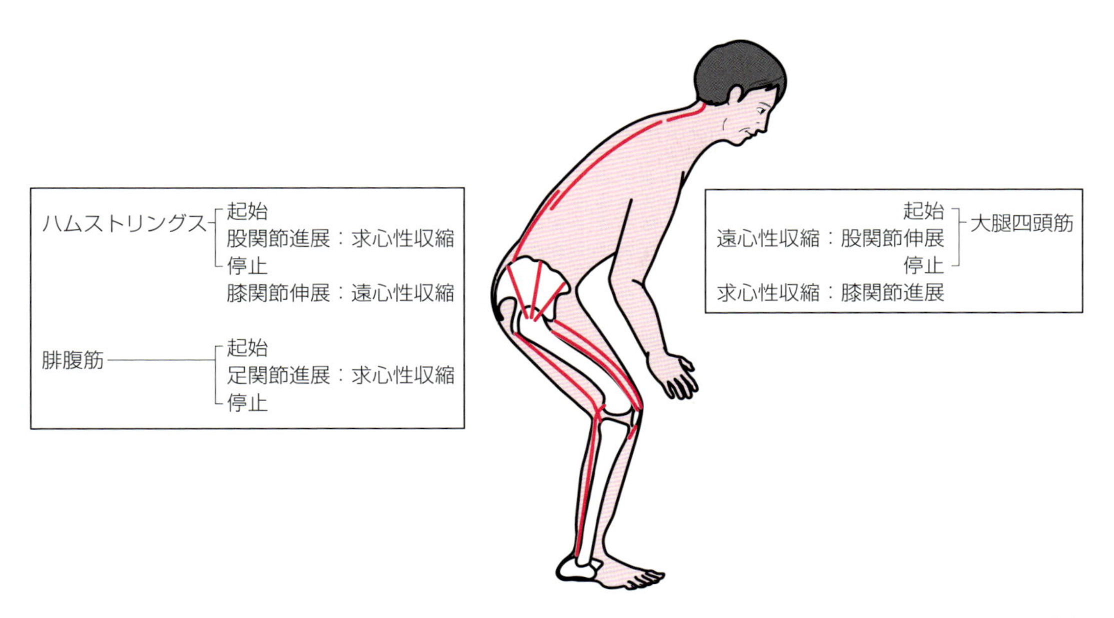

図 38　立ち上がり動作におけるハムストリングスと大腿四頭筋の協動ならびにハムストリングスと腓腹筋の協動

v）失調症の｛上がる｝

失調症では｛上がる｝と後方に倒れ，あるいは前方に倒れる人がいます．後方へ倒れる人は重心線が足底支持基底面内に至らず後方に外れたままか，あるいは足底支持基底面内に重心線がきたとしても，足関節後方の踵骨部に留まり．足関節前部に至らない場合と考えられます．重心線が足底支持基底面の後方で｛上がる｝場合には，臀部が座面を離れるとそのまま①後方にのけぞるように倒れるか，②臀部が座面に再び落下するかですが，重心線が足部支持基底面内で足関節の後方を通過する場合には，③立ち上がった形（体幹伸展・下肢伸展で垂直位）をとってから後方に倒れます．①と③はとても危険です．掴まれば立ち上がれる人もいますが，何かの状況の中で思わず立ち上がって転倒する危険があります．足を座面の下にまで引きつけてから立ち上がれば，倒れずに立てる人もいますが，そのようにしても立ち上がると後方に倒れ，あるいは前方に倒れる人もいます．失調症では後方に倒れる場合が多く，前方に倒れるのは，立ち上がって次の動作を行おうとするときに重心線を前方に移動させ過ぎて前方に転倒するようにみられます．

3 ｛上がる｝を安全確実に行う訓練

｛上がる｝動作が，複雑で様々なアレンジもある動作だと理解しても，訓練は単純明快に結果を出す形で行います．

椅坐位をとる前方（両膝よりも前方に）30～50 cm の位置に座面前端を患者さんに向けて椅子を置きます．患者さんは前傾し前方の椅子の座面に両掌を乗せ，両手に体重を乗せながら立ち上がります．このようにして，重心を前方に移しながら立ち上がる運動と，その時の感覚を習得していきます．慣れてくると前方の椅子がなくても両手を前方に出しながら立ち上がることができるようになります．

しかし，運動の形のみを習得した場合には，訓練で上手く立ち上がれるようになった後，動作に慣れると上体を前傾させ両手を前方に出しても，重心が臀部・踵に残り，臀部が浮いて直ぐに後方に臀部が着座します．このような患者さんでは，随意運動としての運動の形の制御と自動運動としての重心位置移動の制御が一体とならず，乖離して習得されたとも理解できます．そのような人には，立ち上がる動作の形の中に，重心位置移動の制御を組み込み，随意に訓練を重ね，適正な運動を修得していく必要があります．前方の座面の高さの台に輪を置き，手を伸ばすと届く程に離した前方の台より 5～10 cm 高く棒の先端をセットして，輪の取入れ作業をしてもらいます．前方の棒に輪を通そうとする意思と努力で，思わず立ち上がります．そして，無意識に重心位置を前方に移動させ，足部支持基底面内に安全に重心を保つ動作が行われ，この輪取り入れ作業を繰り返すことで，立ち上がり動作と重心支持の制御が一体となり，

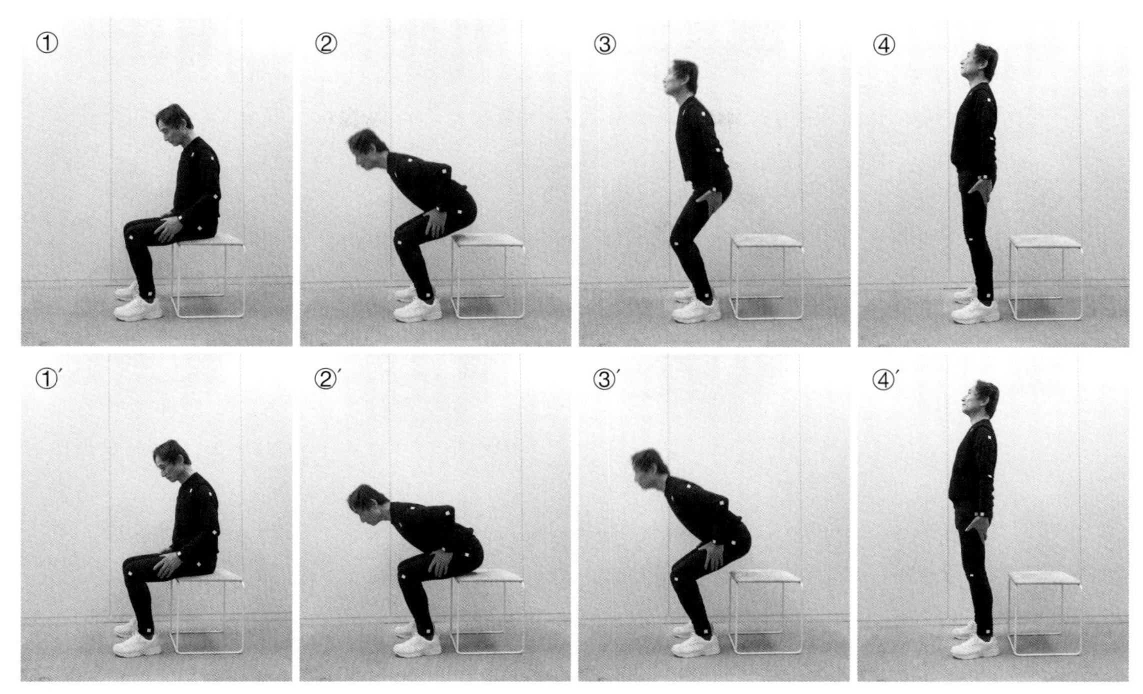

図 39　大腿四頭筋およびハムストリングスを用いた立ち上がり

四頭筋で立つ場合は，②上体前傾の力で支持基底を臀部座面から足底に移し，③立ち上がり，④立位となります．

四頭筋とハムストリングスを用いる時には，ハムストリングスによる立ち上がりの方法と四頭筋による立ち上がりの方法の中間となり，②′上体を前傾して顔を前方に出していくぶん頭を下げながら臀部を上げ，重心をやや前方に保ったままで，③′下肢を伸展していきます．

動作が安全確実に体得されるようになります.

臀部が座面から浮き上がり，しかし膝関節が 70° ～80° 屈曲位にある {立ち} 状態の立位保持したまま輪取り入れ作業などの作業を行うことは，足底支持基底面で重心を確実に支持する訓練として有効で，次の通常の立位での重心保持訓練の前段として優れています.

このように習得された動作も，セラピストが目を離すと悪い動作を繰り返し，再び安全に立ち上がれなくなる場合があります．前方の手すりを引っ張って立ち上がる動作を繰り返すことで，重心が後方に残るようになります．前方の手すりを引っ張るときその引く力は，踵を支点にして体全体で後ろに引き(動作としては肩の伸展として見えます)，引く動作と見える肘を屈曲させる動作で体を手すりに近づけるためです．すなわち，立ち上がるときに踵を支点にして思い切り重心を後方に移動させ，それで肘で前方に引っ張られるためです．このように，安全に立ち上がる時には重心を後方に移動させることが平素となり，歩く時の重心も後方に変位し危険となります.

人間は様々な場面で立ち上がり，立ち方を使い分けています．手すりに掴かまっても立て，掴まらなくても立てれば一番よいのです．しかし，一度掴まらなくては立てなくなった人では，掴まらずに立てる方法を体得しなければ，自由度は確保されませんし，歩行も困難になると経験されます．ですから，臀部が座面から浮き上がった膝関節 70° ～80° 屈曲位の {立ち} 状態で立位保持したままで行う輪取り入れ作業の訓練を，膝関節に禁忌がない場合には十分に行うことをお勧めします．ただし拙著[3)]で述べましたが，手を前方に出し頭を下げるようにしながらの立ち上り動作では膝伸展にハムストリングスが働き，膝蓋骨を大腿骨滑車面に押し付け伸展力を得る大腿四頭筋が働く必要性を抑えるため，膝関節の痛みを抑えて立ち上ることができます.

膝関節が痛み，通常の高さの座面からの立ち上がりを避けたい場合には，昇降座面で座面を高くし，膝関節屈曲 50° 程で立ち上がれば比較的痛みが少なく立ち上がれます．前方の台に置いた両手に体重を乗せながら立つ時，膝関節の伸展にハムストリングスが働くため，大腿四頭筋で膝関節を伸展させて立ち上がる時よりも，膝関節痛が少なくあるいは痛みを訴えることなく立ち上がれることを，各種の患者さんで経験しています.

前方の台の上に置いた手に体重を乗せて立つ動作では，臀部が座面から離れて浮いたら，股関節を伸展するようにしながら膝関節を屈曲 30° 程まで伸展させ，片手を膝に当て上体を起こし始め，顔を起こし，他方の手も膝に当てさらに上体を起こし，両手を膝関節から離し膝関節を 10° 程屈曲させ，臀部位置をやや下げることで，重心線が足関節の数 cm 前方となるようにし，上体がほぼ直立するまで起こし，股関節・膝関節を伸展させて {上がる} 動作を成り立たせます．動作を上記のステップの順に各ステップを確実に，なるべくゆっくり行います．習熟した動作では各ステップが重複しながら円滑に進行しますが,

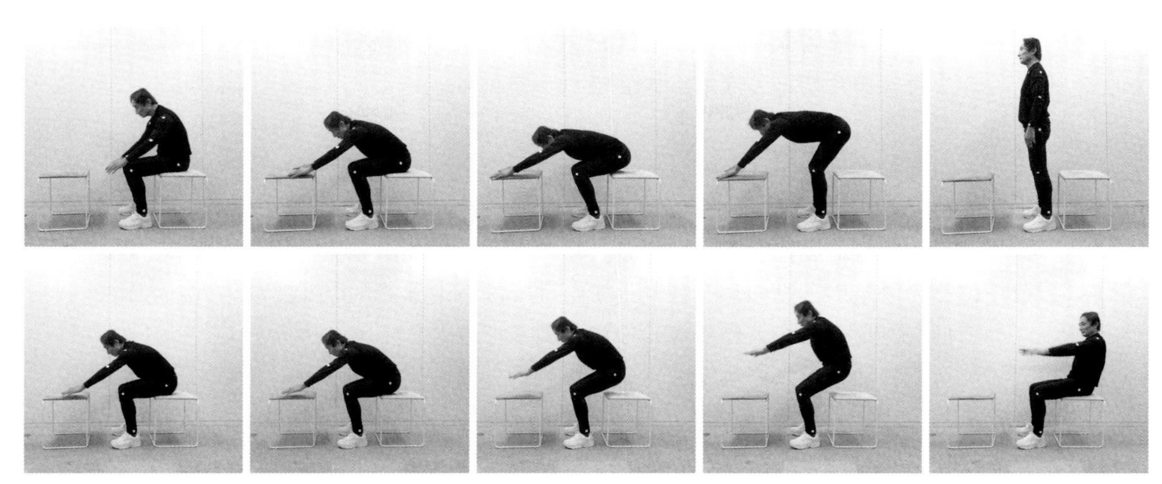

図 40　立ち上がりの成功と失敗

前方に手を伸ばす訓練だけでは不足します．前方の目標に手を伸ばす距離が上肢長と体幹前傾で得る肩位置の前方移動距離の合計よりも長くなる位置に輪取り入れ作業のボールを置きます．

そして輪を入れてもらうと，腰を座面から浮かせて手を前方に伸ばし輪をボールに入れる動作となります．この時ボールの高さと膝の高さ程にするとハムストリングスにより立ち上がりとなり，胸の高さ程以下までにするとハムストリングス＋大腿四頭筋による立ち上がりとなります．

まずは徹してハムストリングスによる立ち上がりを脳に In put し脳が out put する時に必ずハムストリングスを使うようになるまで行うとよいでしょう．

ハムストリングスによって立ち上がる方法ができるようになっても，重心を前方にのせることに恐怖感のある人（重心線通過基準線の脳内設定値が失調症に伴って後方に偏位にリセットされたまま，修正されないでいる状態と理解しています）では，形は一見そのようになりますが，実際には重心線が足関節を越えて前方になりません．写真で違いを観察して下さい．決定的な違いは 3 番目の写真に現われています．

このような人では，重心線基準位置の適正化法で腰の後ろに錘りを吊るして訓練しますが，それでも重心が残る場合には錘りを吊るした状態で強制的に前方重心保持を行い，恐怖感が消えるまで数十秒から数分維持します．強度な人では何回か行いますが，安全を確保していると納得してもらい，十分に行うことが必要で，中途半端に行うと恐怖感が固定化し，きわめて回復困難にしてしまいます．

まだ習得していない状態でもステップが重なり，1段飛ばし，2段飛ばし，の動作を行う場合があります．障害される以前は，1段飛ばしや2段飛ばしとみえても，その過程がすべて含まれながら行われていたため，何ら問題なくできていた運動制御の記憶から，そのように動作を進め，しかも無意識に自動的に行われていたため，ステップごとに運動を確実に制御できないようです．各ステップが目的動作となり，その動作に運動を制御するようにするためには，単にその段階の運動の形を繰り返すだけでは不十分で，たとえば輪入れの輪を手で掴む位置と輪を入れる棒の位置・高さを調整して，ステップごとの運動の形で行う輪取り入れ作業を，正確に繰り返し訓練する方法が有効です．セラピストは患者さんの上体の前傾角度・腰の高さ（下肢の関節角度）・腰の前後位置（重心線が足関節前方数 cm に維持）を腰の後方と胸骨上端部辺りで触れ，誘導介助します．ステップごとの訓練で動作が安全・確実に自立したら，その段階までを順次に追う形式で行う，輪取り入れ作業をして動作を体得し，訓練の場以外の場でも安全に行うまで体得を進めます．動作の方法としてではなく作業の仕方として訓練することで動作の正しい方法が体得できるようです．

数度できれば能力は回復したということにはなりません．上記したように障害以前の長い人生のなかで培い，万×10 の何乗と繰り返して強化した脳神経回路が働き，動作を失敗させるのです．新たな制御回路で運動の段階ごとの形とそのときバランスをとる微妙な運動調整の仕方を作業として繰り返す訓練で習得し体得し，ゆっくりと動作を進めることで強化するのです．そのように繰り返す時間の中で，やがて障害前の神経回路が現状に適して補修され，新たなその人の動作として獲得され機能し，さまざまな ADL・生活の自立に活用されていくと理解しています．

4 脳の運動プログラム回復訓練

既に述べてきました訓練は，脳の運動プログラム回復を目的に行うと理解しています．脳の運動プログラムの補正，修復，再生，強化の訓練を設定し実行するようにして，より良く有効に訓練を，その患者さんに適して訓練を創っていくことがセラピストの仕事です．能力を高めていくのは患者さん自身ですが，適して，より良く，より有効に，訓練を提供し考え出すのはセラピストの職務です．作業は手段で，能力回復が目的です．能力回復の方法・作業を設定し有効に働くように実施していく過程で理論を想定します．知っている理論で作業を設定・実施はしません．今目の前の患者さんの症状が事実で，どうすれば隠れた能力を回復できるかと考えて，試行し，良くする方法に近づき，方法に行き着き，改善結果をだす努力をします．ですから，理論は方法が当たった後に考えているように思います．しかし，知った理論と言われるもので方法を設定して突き進み，良くできないことを肯定するために理論などは用いてはい

41-①

障害＝脳の一部損傷によって動作が適して出来ない状態

脳の一部損傷 ── 死滅
　　　　　　 ＼ 機能低下

適して出来ない ── 異常な形＝動作＋不適…… i
　　　　　　　 ── 不十分＝「適」に達しない…… ii
　　　　　　　　　　　　「適」の範囲外…… iii
　　　　　　　 ＼ 出来ない…… iv

41-②

脳の一部損傷による結果

1. その部位で抑制していた部位の機能が現われる.
   a. 他の部位の機能が顕著に出る.
   b. 現われるべきでない機能が現われる
2. その部位の一部機能のみが現われる
3. その部位が促通していた部位の機能が低下・現われにくい
4. その部位の一部機能が失われる

2＋4←現われている機能を生かすようにして強化する　A
現われていない機能は他の動作方法で補完・代替する　B
新たな動作方法に組み入れ，全体として適して実用にする　C
1a←他の部位の機能を使いながら適性範囲に調整する　D
1b←その機能を抑えながら目的動作をより適して行っていくことで新たな動作によって現われるべきでない機能を抑えるようにしていく　E
3. 現われにくい機能を用い，なるべく現われやすい用い方を探し，用いていくことで現われやすくしていく　F

i	E＋A→C
ii	A
iii	A＋α
iv	D

41-③

動作を適性にしていく方法

動作は目的に対して行われていく一連の運動で行われていく.

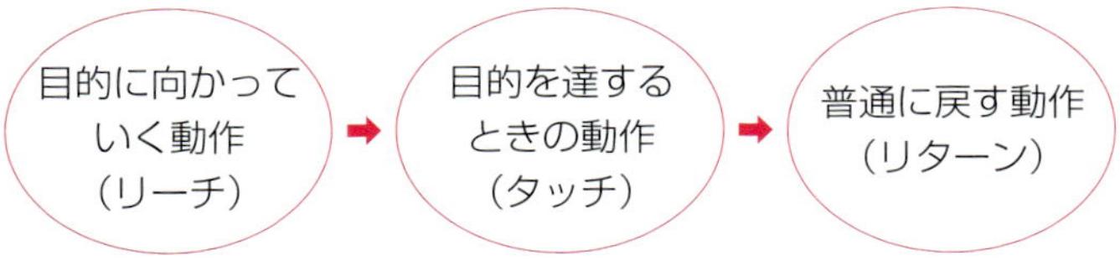

目的に向かっていく動作（リーチ）→ 目的を達するときの動作（タッチ）→ 普通に戻す動作（リターン）

動作は反射＝自動＋学習した動き＝半自動，形＝超随意＋新たな方法を伴う目的達成動作＝高随意

反射：刺激に対応して活動する筋の選別を基本に刺激強度に応じ筋活動量と他の身体反応への刺激を強化する．反応様式のプログラム群

学習した動き：経験により，刺激集合や意志・感情などに対応して活動する筋の選別が階層化され，時間的流れに合わせて活動量が動体が適して現われるように調整されたプログラムで他のプログラムとの連動・結合・分離が可能.

形：反射，学習した動きを統制し，一体化した強固なプログラム群で意志により全身をその動作に一体させて随意に瞬時にその形を現わし，他の形に転換させていける始から終まで意をつくす磨かれたプログラム.

新たな方法を伴う目的達成動作：目的を達成する意志に合致して行う動作で，意志が凝集した動作群．プログラム群.

図 41　脳の損傷と障害，障害に応じたセラピストの意図

けません．

読者の皆さんは，専門書のはずなのに随筆のように感じたかもしれません．AIが社会を大変革する過程に入っている今日，もっとも重要な技術・脳（能）力は，初めての患者さんの現実に対応して，求められる効果（患者さんは回復したい，させて欲しいから，あなたの目の前にいます）を出すために必要なのは，障害の症状・阻害されている動作を回復させる患者さんの脳（能）力を引き出し強化し，実用にする訓練法を選定・捻出・アレンジ・創出する能力・技術です．その基盤は，そのようにしたい・しよう・しなければと思う意思です．成功しても，うまくいかなくても，失敗しても，なぜだろう・どうしてだろうと疑問と興味を持ち続ける持続的意思です．そうして考えや想いやイメージを具体的動作・作業と方法・用具などに置き換えて表わし，患者さんの行動に現わしてもらい，観ることです．本書ではこのすべてを技術としてとらえ述べています．

5 余談

余談ですが，この文を書いている3日程前手掌の癒着のため特に中指と環指のPIPの伸展制限のある癒着除去術後3日の患者さんを診ました．可能な限り早く最大にPIPのROMの拡大をしなければなりません．そこで矢崎潔さん発案の針金ハンガーを材料に用いるのが最適と考えました．30年程以前に同様の症状の患者にMP屈曲とPIP伸展に牽引力をダイナミックに同時に加えるスプリントを作りましたが，針金ハンガーだけでこの型のスプリントを作ったという知識と経験がありません．ただ，イメージだけでラジオペンチ1個を道具に作りました(本当はペンチがもう1個あるとよかったのですが)．患者さん自身で容易に着脱でき，止めバンドなし圧迫・痛みなしで，前腕部に確実に固定されるスプリントを20分ほどで作りました．46年前OTになって最初の仕事が橈骨神経麻痺の患者さんにコックアップスプリントを作ることで，診はじめてこの人に良いようにと想い，作り上げるまでに何と2時間30分程を要してしまいました．経験もなくどのように作り上げるかわかっていなかったので，この患者さん・この人にとって適した良い形はどのようなものか，とイメージを浮かべました．それを具体的な形のスプリントに作り上げ，試着し，皮膚に当たり痛みがないかを確認し，ようやく完成に至り，先輩のチェックで合格をもらえました．この姿勢を今日まで変わらず続けています．目の前の患者さんはみな違います．蓄積した経験は役立てられますが，経験ですべては行えません．いつもこの患者さんには何が必要でどうしなければいけないのか，でどうするかと思い考え，経験も活かしていますが，新たに考え出して動作・作業を試行してもらい，必要に応じ用具を選んだり作ったりしています．自身で結果を観察し合否と改良・修正すべき点を，終えた後にも浮かびますが次に生かすべく

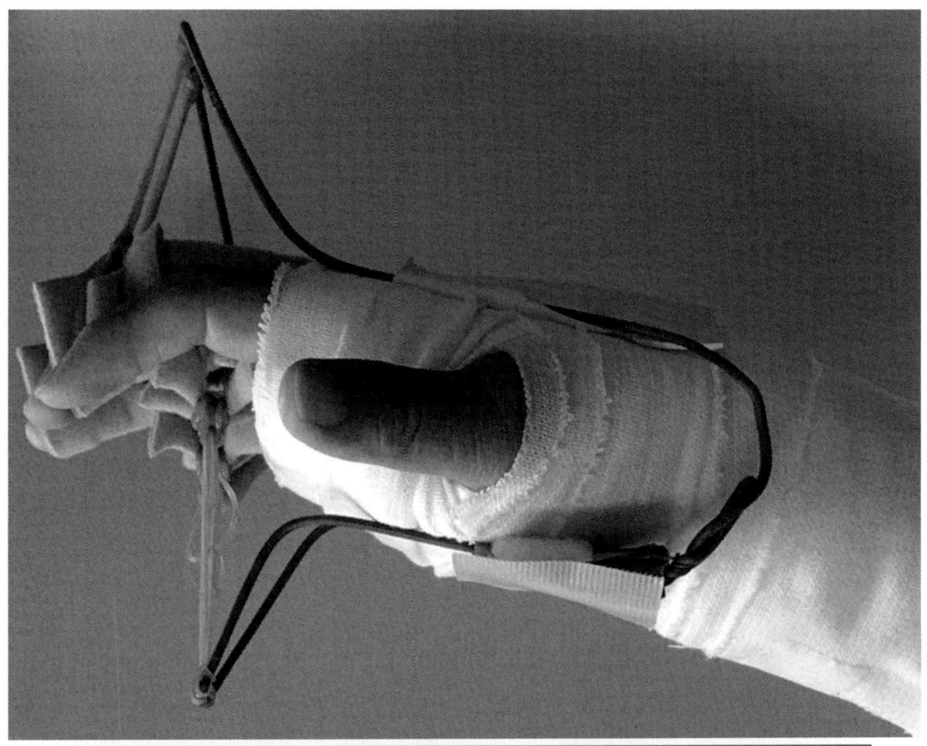

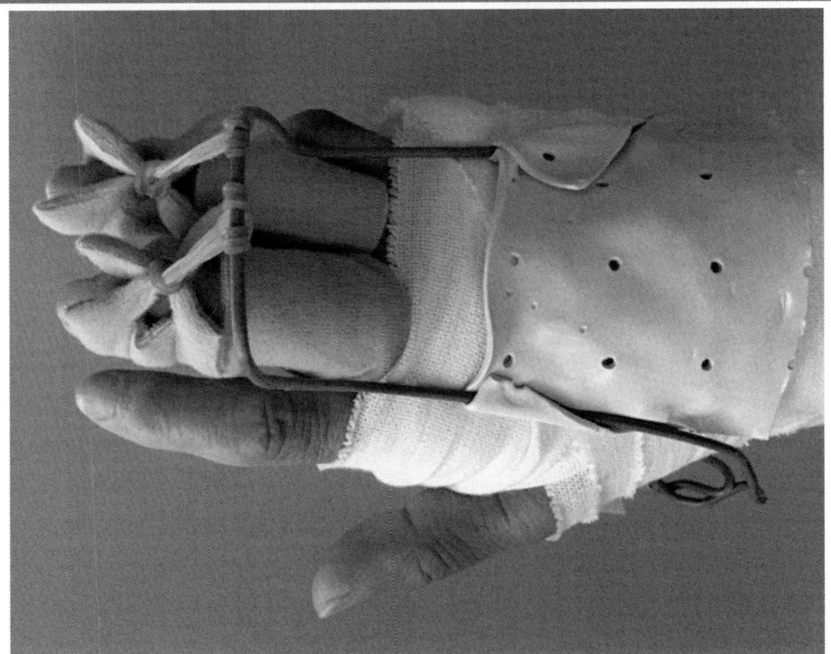

図 42　基部固定力フリーな形の開発

写真のように指を伸展させる力と指を屈曲させる力が，スプリントの基部で相互に打ち消し合うので上記の力で前腕部等他の部位が圧迫されることはない．手背部の基部は単にスプリントの形を保つためのものであり，着脱は前腕を挿入すればよく，簡単・容易です．

心に刻みます．つねに，この患者さん・この一人の今この時です．患者さんが示す効果だけが応えです．

6 {立位調整}

椅子から立ち上がりそのまま立ち続けると，立ち上がり終えた瞬間から1〜2秒間程は体が微小に動揺しますが，この間立位中にその人なりの重心線の支持基底面内を通る所定範囲位置に，重心線を前後左右に動かして近づけていくようです．失調症の患者さんでは，重心線が支持基底面内を通過する，その人なりの所定範囲が後方あるいは前方に危険な程度にズレ，あるいはまったく過度に左右に外れる場合もあり，立ち上がり始めて数秒は転倒の危険があります．立ち上がり動作では立ち上がり終えて数秒間，支持の手を外さないようにします．

転倒しそうになる方向に，患者さんの重心位置は偏位して，その偏位した位置が患者さんが現在正常と認知され運動指令の基準とされて機能している位置になっていると理解できます．

患者さんは倒れる時は倒れると感知していますが，ほぼなすすべなくその方向に倒れます．倒れる方向にバランスを動かすことが，バランスをとる動作として脳が計算した結果の傾倒ですから，その方向にバランスをとること，すなわち倒れる形を維持することで倒れなくなるとの現在の脳の計算の応えなので，なすすべもない姿としてみえる転倒の姿勢保持状態なのだと考えられます．倒れていきますが，患者さんは倒れないようにしているのです．ですから，その人なりの重心線が通過する足底支持基底面内位置を自ら修正し基準にできれば，当然自ら真に倒れないようにバランスをとる行動をとっていくことになると考えられます．この訓練が，重心線通過基準位置の適正化法と仮称するバランス保持の誘導訓練です．

立ち上がり数秒経過後に立位が安定しても，私たちは時々その人なりの重心線通過範囲を超えて揺れるときがあり，上を見たり下を見たりして前後に変化させたり左右の足底の体重支持率を変化させたりしてリセットさせ，感覚や運動持続の新鮮化を図っていると考えられる動作を日常経験します．失調症の患者さんではこのリセットで重心線通過位置の修正が過度になるのでしょうか，たまに突然傾倒の危険にいたります．このような患者さんでは突然の傾倒危険が歩行中にも同様に生じます．

そこで訓練は，立位保持しながら様々な方向・高さの位置で，輪取り入れ作業など一連の動作を行い，一連の動作をすることすなわちリセットを繰り返し，リセットを繰り返す中での作業・動作を遂行（一連の動作の，その一段ごとの動作を成功させ，リセットし次の段の動作を成功させ，と順次に行い，最後の段まで進めて全体の動作を成功させます）するなかで，リセットによる危

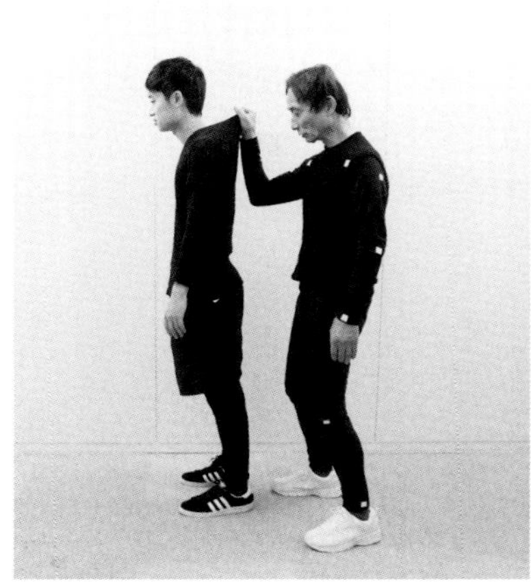
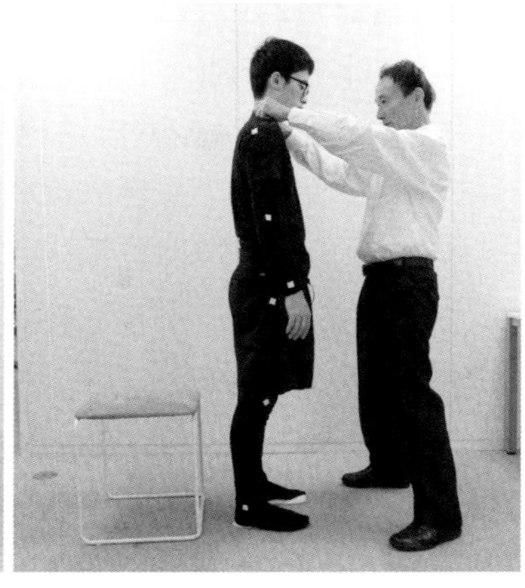

図 43　立位保持の介助方法

立位保持において，通常用いられる感覚は，視覚，内耳平衡感覚，足底表在覚，下肢など立位保持筋の深部感覚と考えられます．これらの感覚を利用して患者さんは立位となり調整している証明として，揺れあるいは傾いているのです．これら感覚だけの情報では自身が傾いているとは総合的に正確には判然としない状態にあるといえます．衣服を後方からあるいは前方から上に引き上げるようにセラピストがつかんで保持すると，衣服と上体の肌とのズレを感じることですなわち上体の皮膚感覚が通常にない新しい感覚として，体が傾いていると大脳が判断でき，大脳はより修正されたプログラムを随意にも構成し直して出力します．このようにして大脳は従来の感覚情報の処理の仕方を修正することもできるようになり，脳プログラムがより正確となり，下位脳による自動修正の範囲が減る，あるいは制御の精度が高くなっていくと考えられます．

険を低下させ除去していきます．動作中に骨盤などを左右から触れて動きを誘導したり，上衣の襟元を上から掴み上体の動きを誘導したり軽症になれば指先で前後から，あるいは左右から両指先で上体上部に触れたりし揺れを通常の立位保持時の感覚以外の皮膚感覚でフィードバックし，通常と異なる感覚入力により随意的制御を強化します．

2 立ち直り

1 立ち直り反応を考える

立ち直り反応は，身体部位相互の位置関係を直し，重力場における適正なバランスをとるための生得的反射的身体運動の形を作る一連の脳運動プログラムと考えられます．立ち直り反射ともいわれますが，反射は生得的で，刺激に対して一定のあるいは一様の運動で応答するように思われます．しかし，立ち直り反応は生得的運動応答様式から，その刺激に応じる間に，より適応的な運動形式の応答に変化してきますので，立ち直り反応と本書では記載させていただきます．

立ち直り反応は，目から頭・頸に対する立ち直り，頸から体に対する立ち直り，体から体に対する立ち直り，体幹から四肢に対する立ち直りに分けて考えられますが，いわば背臥位から側臥位になり長坐位になるまでの一連の動作あるいは，飛んできたボールをジャンプしながら手を伸ばしグローブでボールをキャッチした時に現われた全身の姿を表わす運動プログラムにあります．正面方向に立っている時に，目で物を見て焦点を合わせて凝視すれば，凝視した方向に顔を向けることになり，目が見ている方向に顔・頭が立ち直るのですが，これは動眼筋群の活動に頸筋の活動が連動することによると考えられ，目から頭に対する立ち直りでもあります．顔が物に対して正面方向になると，今度は頭に対して体幹が捻じれた状態になり，頸筋の活動で生じた左右差を解消するため胸椎の回旋が起き，これが頸の体に対する立ち直りです．胸郭と腰椎部の捻じりを解消する動きは胸郭の上部に位置する肩と腰椎の下端に位置する骨盤との間の捻じれとして見え，体（の上部）から体（の下部）に対する立ち直りになります．腰椎の捻転が骨盤の回旋に至り骨盤を支える下肢の回旋を引き起こし，この下肢の回旋を解消する体から四肢に対する立ち直りによって下肢の回旋を直すことで，足部接地面の方向と凝視する（強い関心がある）物の方向とが一致し，体から四肢に対して立ち直りが生じたことで，体全体が凝視する目標物に対して正面を向く姿勢になって，一連の立ち直り反応は完遂し，この人がその物に抱いた強い関心で，さらに深くその物を観察し，手を出す運動の準備が整った次の随意運動を確実に実行する姿勢・態勢になったと言えるでしょう．人が動作を行うときに全身を目的に合うように動かすための全身協調

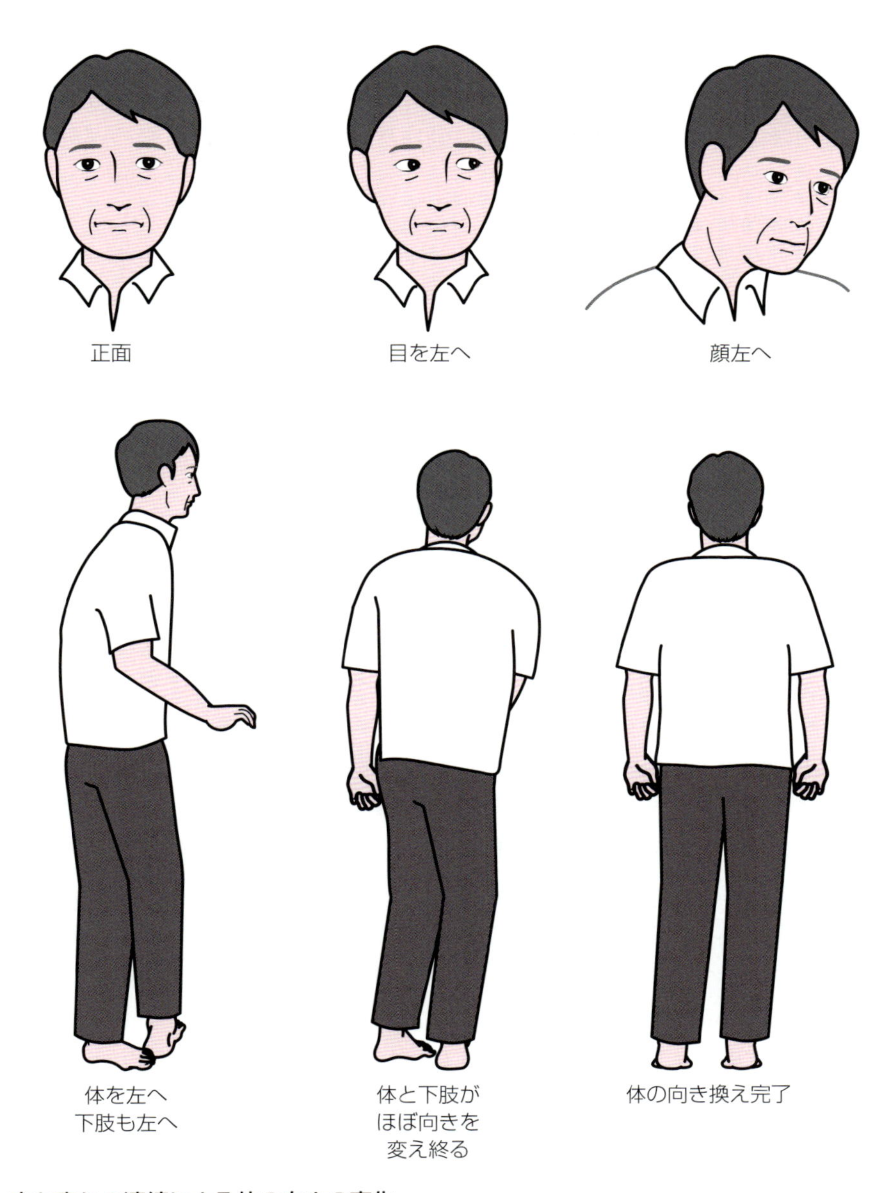

図 44　立ち直りの連続による体の向きの変化

まず目が動きますが，目が一側に寄る時には顔も少し向き，更に顔が向くと上体上部も向きを変え始め上体上部の回旋に上体下部（骨盤）が回り，股関節の位置移動にともなって下肢が，更に向いて行きますから他側の下肢も向け 180° 方向を変えるに到ります．

運動の基本的形式を現わすための，要素的かつ一連の運動プログラム群と言え，立ち直り反応が適切・確実に行われれば，その時必要な全身協調運動として，ほぼ十分な内容のある一連の動作群で構成されている脳の運動プログラムと考えています．

立ち直り反応は重力に対するバランス運動とリンクし，立ち直り反応の形は変化し発達あるいは高度化してくるようです．たとえば，電車に乗る人がつり革を持つこともなく，電車が発車してから次の駅に止まるまで立ち続けスマートフォン操作をすることを可能にしているのは，長年の通学・通勤で進化・修練・体得し続けている立ち直り・平衡・バランス反応によって立っているのではないでしょうか．

立っている人が，あっちに行こうと一歩を出す時を考えてみましょう．行く方向を見て顔・頸を向け一歩を踏み出しますが，その時に顔は一歩を踏む側に寄りますから，一歩を出した側の足に体重も乗っていくことになります．しかし，出した足はまだ地面に触れていませんから，床に足が触れた途端に全体重が乗り過ぎるほどに乗って来ていますから，路面の状態によっては危険なはずです．安全のためには，顔は向けるがやや出す側の反対の足の方向に頭を向けて動かし，この頸の捻じりを解消するために，頭の側の上肢をやや前方に動かし出す側の上肢をやや後方に動かし，手を前に出した側の下肢（軸足）に体重を移して十分に支えながら，出す側（踏み出し側）の下肢を出して地面に接地し安全を感じながら，体重力線を床に当てながら一歩を進めることになります．

足を出す側の対側に頭を引き動かし，しかし頭はなるべく垂直に立てて，体重を支持側に移しながら一歩を出す動作が，失調症の人は最初困難です（頭を軸足に乗せて立てますが，体は出す足側に移動していきますので，相対的に頭は空間内で正中にほぼ保たれ，左右にあまり振れないのですが，失調症では出す側の下肢とともに頭が動き，頭も左右に振れます）．失調症では，足を出す時に出す側に体重を乗せていくため，体重移動で体が振れます．振れる方向に自ら体重を移動させているからです．左右移動の振れをもう少し詳しく見ますと，外側に振れてくる体重を足底小趾側で踏みとどめようとしますから，体重力線が小趾側に掛かることになり，これ以上外側には行けない危険範囲に一気に毎回入ってしまうことになります．

前後の振れはどうでしょう．失調症の人は，多くがいわゆる後方重心ですから，踵側で立ち，踵から接地することになり，この接地した踵に一気に体重力線が乗ることになります．これを連続させて動かすと倒れる危険があるからです．それは，踵側で立っていて踵で接地しますから膝関節がほぼ伸展しきった状態であり，連続した運動では上体が前のめりになり，上体の前傾を下肢で止め得なくなるからです．ですから，一歩出し止まり，対側を一歩出し止まる，を繰り返して歩き，一見連続して左右の足を交互に出すように見える人でも，一瞬止まる動作が観察される場合が多いようです．この，止まる動きは踵の外

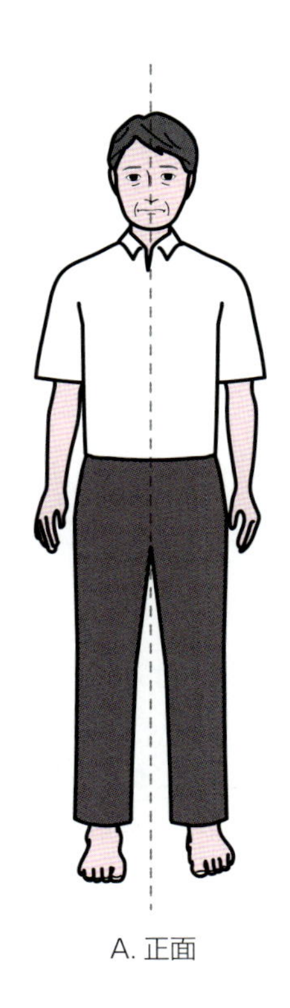
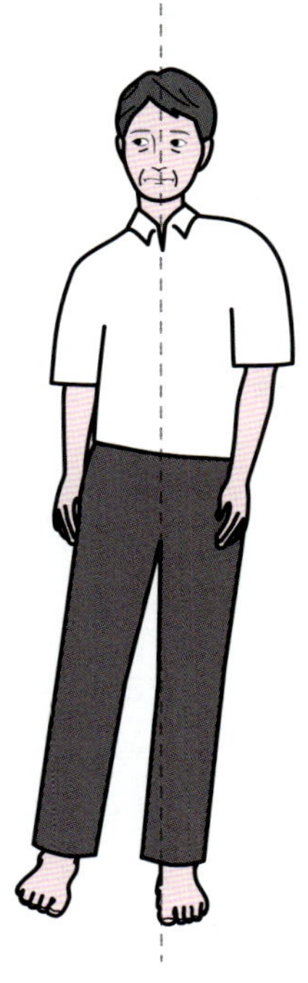
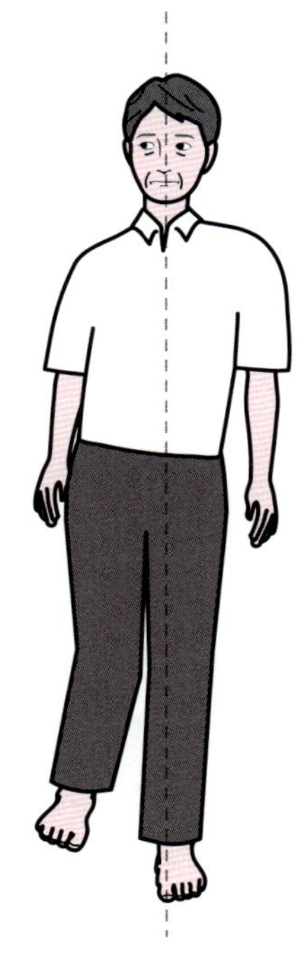

A. 正面

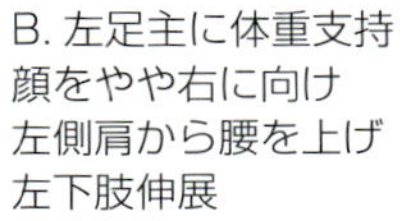

B. 左足主に体重支持
顔をやや右に向け
左側肩から腰を上げ
左下肢伸展

C. 左片足立
左母趾側に体重を乗せて
立ちます

図 45　左右の下肢への支持側移動

体重を支持側下肢に移していきます．まず支持側下肢をしっかり伸展させますが，一番のポイントは股関節です．股関節の大臀筋・中臀筋を強く働かせ，トレンデレンブルグ兆候を出さないことです．トレンデレンブルグになると腰が過度に左方移動し臀部が後方に出るようになります．トレンデレンブルグを防止するための立ち方は次頁で図示します．

一つは左肩を上げて左上体が下方落下しないようにすることです．顔を支持側の対側の足を浮かす側に向けることも大切です．

最初は A から B を 2 段階（①顔を左へ，②左肩を上げながら体重を左に少し移す）で行い，できてきたら，C の右足の足指のみ床につけて足底を上げる，を何度も訓練します．

側に体重力線が乗ると，次に対側すなわち支持足の内側に体重力線[注)]を移してから，対側を前方に踏み出す動作になりにくいため，踵の外側から内側に体重力線を移す間に前進運動が止まるためではないかと考えています．ですから，踵で接地する時に踵の内側で体重心線を床に当てる動作の体得が，左右の振れを防止し，安定した歩行を行っていくポイントと理解しています．

踵接地に左右の振れが乗ると，踵の小指側になり踏みとどまりがむずかしくなりますので，多くの失調症の人は左右に両足を離し，歩隔を広げて立ち，歩いています．

2 立ち直り反応の再訓練

失調症になると，立ち直り反応は原初的な形，元のバージョンにリセットされ，高度に適応・進化させた形が失われるようです．

元のバージョンは動く方向に顔・頭を動かし，頭の側に体を動かし立ち直っていく形です．蛇が頭を動かし頭の動く方向にその下の体を順次に動かす移動の形に原形があるように見えます．進化した形は２足移動で，頭も体もほぼ左右に揺れず体の芯が上下左右にほとんど揺れずに移動する形，電車内でも体重心線がほぼ垂直で支持基底内を保つ形と思えます．

上記の 1 で述べましたように，原初的立ち直りでも立位・歩行はできます．ただ左右に大きく揺れます．失調では感覚の運動への変換で誤差が表われますから，体は揺れでは収まらず，振れて危険になり，回避も誤差で困難になると観られます．

ですから，訓練を合理的に行い進め，安全な動作範囲に再適応，再進化させます．

椅坐位から立ち上がる訓練では，まず前方床面を見ながら上体を十分に前傾させ，その前傾する動きの状態の中で，次に正面前方正中で立位時の目の高さの印を見ながら立ち上がります．失調症の人で，立ち上がると途中で後方に尻から倒れる人では，立ち上がろうとした途端に上を見ながら上体を前傾させることなく立ち上がろうとしているように観えます．

ですから，斜め下方向やや遠くを見ながら上体を十分に前傾させることが大切です．それでも，立ち上がると途中で尻から座面に再び落ちて立ち上がれな

注）①体重力線とは体重を動かすことで発生した力が足底部などが床・地面に接した時に床・地面に加える力で，この力の反力が床反力と考えられ，この力を下肢で支えることで体重を移動させることができます．
②体重力線は重心線とは異なり，重心線が垂直方向に加わるのに対して，体重力線は動いている部分体の重量中心と床に対する支持面点を結ぶ線になると考えられます．
③立ち上り動作では重心線の支持をしなければ倒れますが歩行などでは重心線を支持基底で支持しなくても体重力線を支持すれば倒れることなく安定して歩けると考えられます．

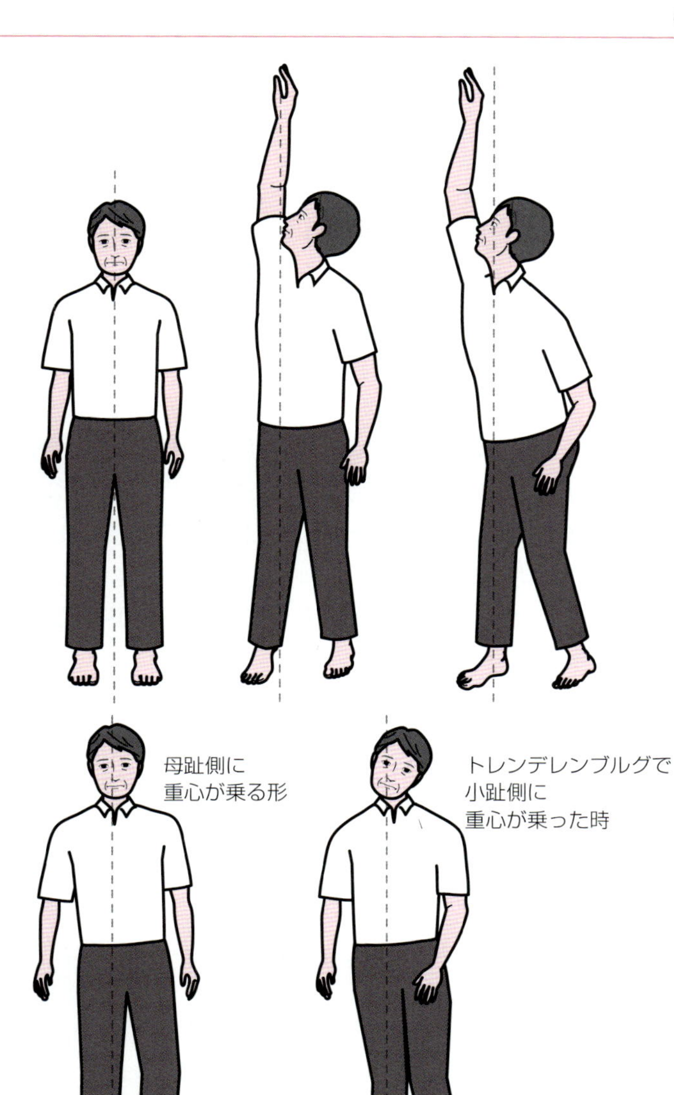

図 46　重心支持の訓練法

上体を反して手を思い切り上げ，上体を上に伸ばすように反らして手を上げます．そのようにして体重をのせることで臀筋を強く働かせた母趾側による重心支持が可能になります．

臀筋の力が入らないと上体が側屈する形となり，さらに手を上げようとすれば重心が小趾側にのり，外側に倒れる危険があります．技術は，形のわずかな差を正しく行うようにできるか否かを分けます．

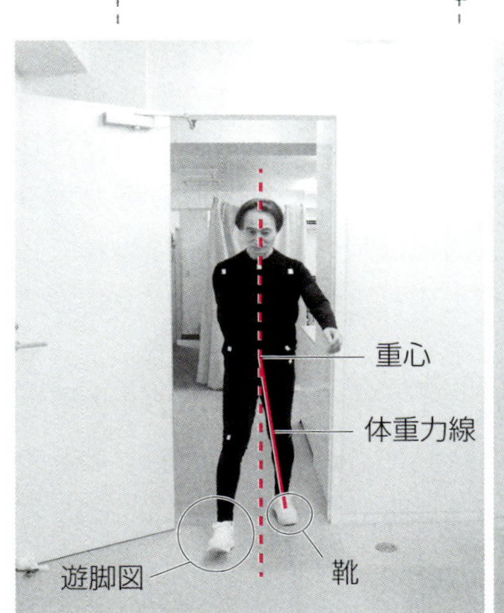

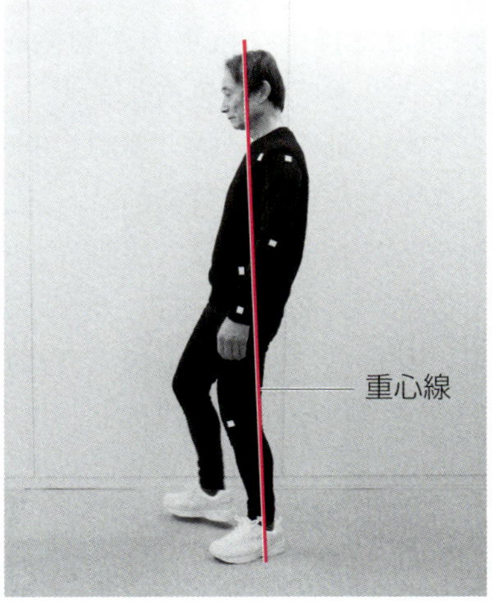

図 47　体重力線とは？

正面からは体重力線の通過を観ることは可能となってきますが，側面からの観察では体重力線より体重心線を観るようにします．

い人には2通りが観られます．1つ目のタイプは，十分に上体を前傾させても，足の床面における位置が臀部位置より前方にあり過ぎるため，体の重心線が足底床面に届かず後方に位置しているのですが，すでに上体を前傾させる動作が止まっていて上体を前方に動かす力が働かないため，臀部がほとんど座面から離れるに至らず立ち上がれない場合です．2つ目のタイプは，体は前傾させるのですが，顔を斜め上方に向けながら腰を座面から離すタイミングが早すぎる場合です．1つ目のタイプでうまく立ち上がれない場合には，足底位置を十分に手前に引き，できるなら座面上の大腿の下にまで足底を後方にすること，あるいは座面上の臀部の位置をまず十分前方にズリ動かして，臀部だけが座面に乗り，大腿は座面の前方に出た膝関節が120°ほど屈曲し，足底が床面上に投影した座面（臀部）と連続した位置に引いてから立つようにするか，あるいは「立ち上がり 1 ，2 -iii）」で述べました，手を前方座面に乗せて立つ方法が有効です．

2つ目のタイプでは，両手を膝に乗せ，その両手に上体上部の体重を乗せながら立ち上がるようにしますが，これでも立ち上がろうとすると，程度は様々でも後方にのけぞるように立ち上がる人では，立ち上がりを立ち直りの適正化のみでできるようにすることは困難です．その場合は，手すりなどに掴まって立ち上がりますが，これは既に述べましたように踵の後端に体重力線を乗せ後方に倒れる形を強めます．対策は坐位や立位における重心線の通過位置の基準を前方の位置に適切に修正させることが必須で，次の3項：重心線通過基準位置の適正化法で述べます．

適正な立ち直りの形を基盤に安全確実に行う歩行とその訓練は，4項，5項で述べます．

3 重心線通過基準位置の適正化法

立ち直り・平衡・バランスなどの動作は，立ち直り反応，平衡反応といわれる反射に基盤がある生得的な抗重力運動機能ですが，これらの反射は訓練によって現われ方がより適応的に発達します．しかし，反射的・自動的に行われる動作でもあるため，動作の目的に集中しその動作をうまく行おうと努力する時には，バランスをとる運動は自動的に，随意的には制御されずに行われてしまうため，失調症の患者さんでは結局動作がうまく行えず，あるいは失敗してバランス動作を適応的に変化させることができません．

私たち健常者は動作のフォームを指導されたりする中で，動作がよりよくできることで，その時のバランス動作へとバランス動作もますます適応すると考えられます．したがって，動作が成功すればバランス動作もより適応的に改善することになります．

しかし，たとえば立位時に重心が踵に乗り，いわゆる後方重心の立位をとる

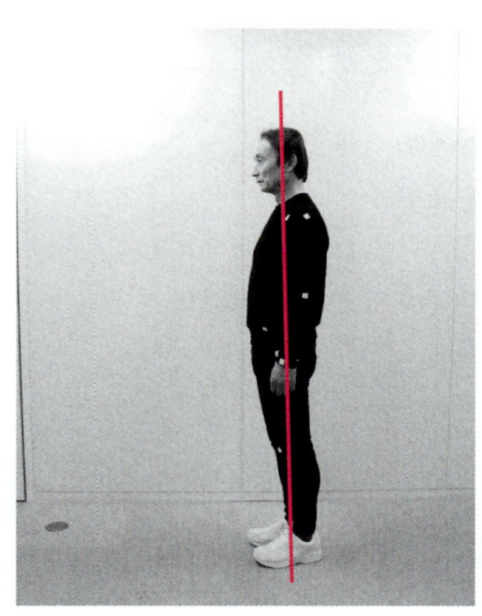
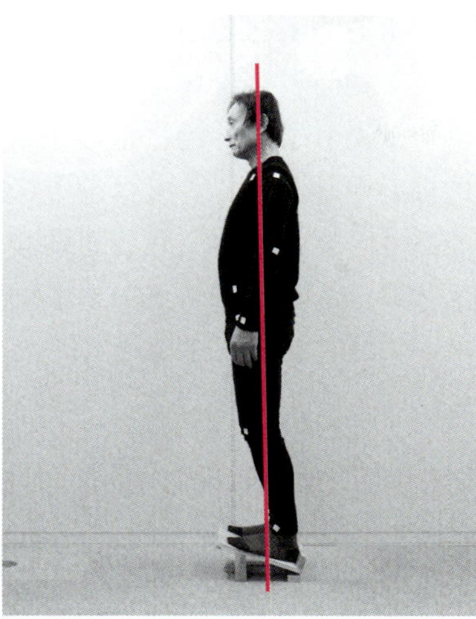
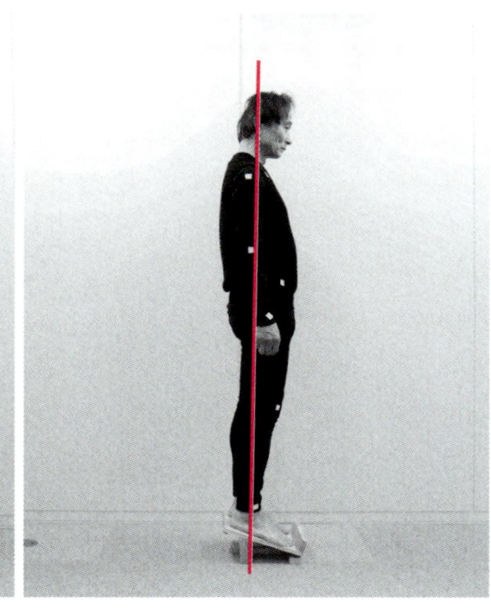

図 48　傾斜板に乗った時の重心の移動

通常の直立位と，前方を高くした足底板にのる状態，後方を高くした足底板にのる状態を比較すると，いずれも体は直立を保って見えます．しかし，よく観察すると前方を高くした場合には重心線通過線が前方に移動し，体全体で前傾しています．一方，後方を高くした場合には重心線通過線は踵骨を通り，体全体で後傾しています．ジックリとその違いを観てください．

失調症の患者さんに，重心をもっと前方に掛けてくださいと指示すると，重心を前に移そうと思ったと同時に体全体が前傾しそのまま傾倒し，前から止めなければ転倒に至る場合があります．踵に重心が乗る状態で垂直に立っているのであり，足の前方に重心が移動することは前方に体を動かすこと（一歩を踏み出すようなこと）であり，立位を保ったまま体を前方に動かす動作を正しく行えば，足は動かさず体が前方に転倒するしかないのです．患者さんが指示のとおり体を動かすことが前方に傾倒することなのです．

1 体後面部の荷重負荷と傾斜板による方法

最良の方法は患者が無意識に，反射的に安全な通常の範囲に重心線を維持してしまうようにすることです．後方重心の人の腰の後方に数 kg の砂嚢を腰ベルトで吊すと，後方に体が引かれ重心が後方に移動するため，反射的に重心線を前方に移動させます．この状態で立ち上がってもらうと，臀部をスムーズに座面から離して立ち上がれ，立ち上がった後も後方重心が改善していて，多くの患者さんで立ち上がっていられるようになりました．

この腰の後方に何キロの砂嚢を吊すかは，患者さんごとに最適値は異なりますので，試行して決めます．この状態で数十メートル歩行した直後に砂嚢を外しても，後方重心は改善している場合が多いのですが，再び着座して立つと効果が消えている場合もあるため，1 週から 1 か月程は腰への重量負荷を続け，この間に輪の取入れ作業を様々の位置で行い，適したバランス動作の体得を行います．

足底面の前方を数 cm 高くした傾斜板も，後方重心を前方にする効果を認めますが，経験上は腰への荷重負荷の方が効果的である場合が多いようです．腰への荷重負荷の有効性がどうも今一歩の感があった人に，傾斜板を併用した後に歩行が改善したこともありました．

腰の負荷では有効でない患者もいて，その場合は肩・背中に荷重を負荷することを試します．ただこれは円背の場合には適応ではありません．

腰が引けていて立てず，後方重心の形では腰に荷重を負荷すると比較的有効で，上体が後方に反るような形では，背中に負荷するのが経験的に効果的なように思えます．

2 強制的直立位保持による方法

腰や背中に負荷しても，前の手すりに掴まっても立ち上がろうとしても，腰が座面から浮き上がる程度に上がり，体がむしろ後方に移動し再び着座し，介助して立たせても立っていられない患者さんがいました．転落し右頭蓋骨骨折，外傷性くも膜下出血で前頭葉と左側頭葉に脳挫傷を認め，第一腰椎骨折，

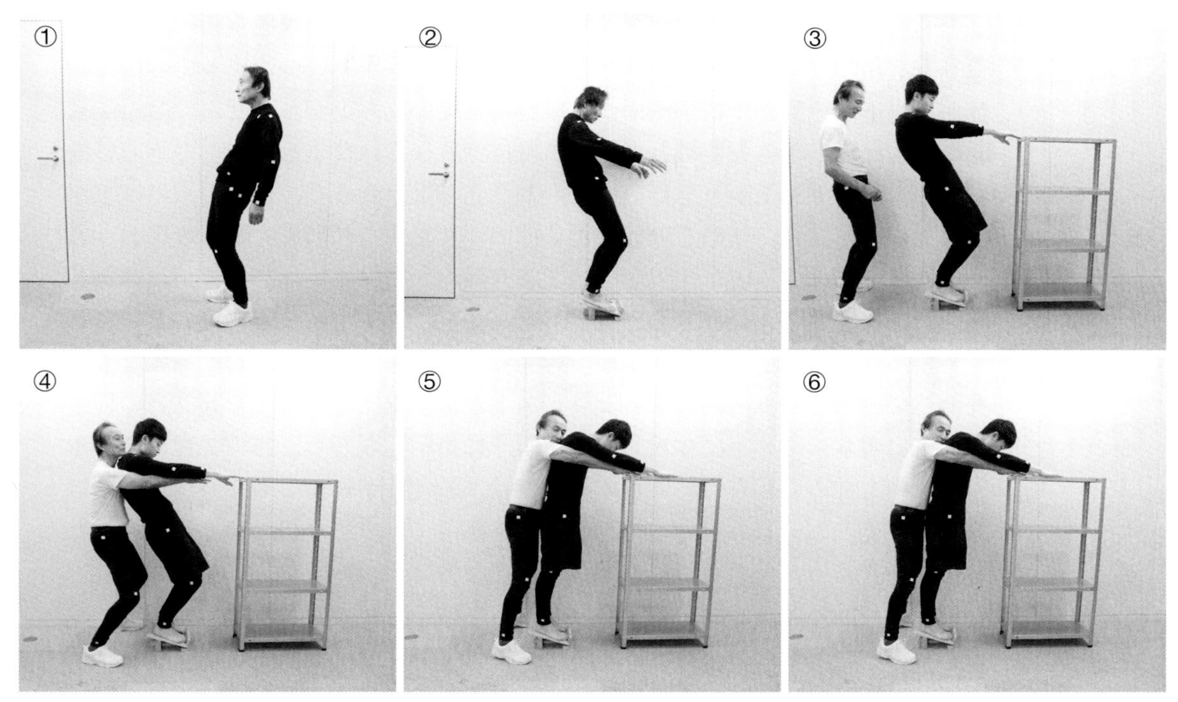

図 49　起立台を使用した重心線通過基準をより前方に設定し直すための訓練法

①平坦な床面で後方重心の限界に立つときの姿勢から，②の後方が高く前方が低い傾斜版に立つ場合には重心が前方に移動します．③前方台に手が接するとさらに上体は後傾してしまうが，重心は①より前方です．セラピストは④のように脇の下から上肢を入れ，上体を起こすようにしながら，⑤患者さんが手に体重をのせ，全身前傾の姿勢をとるようにして保持し，セラピストを後方に押し返す力がなくなるまで保持し続けます．

多発右肋骨骨折で入院直後からベッドサイドリハ開始，腰椎固定術後1週コルセット着用でリハ室に出療．筋力は4以上ですが手すりにつかまっても後方に体がシフトし，腰が車椅子座面から離れる程度で立ち上がれませんでした．重心の前方移動が困難なためと考え，椅坐位で肩後方に荷重し前方への重心移動を促しながら立ち上がりを行いましたが，立ち上がれませんでした．ほぼ1か月間，様々に試み，下肢を伸展した状態の立ち上がりの形を介助して行おうとしても，体全体が後方に傾斜し，確実な介助なしでは立位保持できずに経過していた後に診ることになりました．何としても，立ち上がり歩きたいとのことでした．傾斜板を前方に下がる形で起立台の前に置き，起立台の取っ手を握り介助して立ち上がり，後方からセラピストが体を支えて，両手を起立台の作業面の上に着き，その手に体重を乗せるように指示しながら，無理矢理に患者さんの背中を前方の起立台に向けて押し付け，立位保持を30秒程続けました．はじめは「恐ろしい」と前方に倒れる恐怖を訴えていましたが，強く逆らうことはありませんでした．この動作を3回ほど2分ほどの休憩を入れながら繰り返した後，両掌で体重を支えるようにしてさらに1分程なんとか自力で立位を維持してもらいました．すると，車椅子から自力で立ち上がれるようになりました．

この患者さんの後方重心はあまりに過度で，平面に立てば後方転倒以外なく，立ち上がりに恐怖感が強くなっていました．重心線が足底支持基底面の後方に遺脱した状態を，直立立位で重心を垂直に支持するときの重心線通過基準位置として，脳が設定していたと考えられます．誘導して自ら動作を行う中で重心線通過基準位置の設定（脳が設定している基準でこの基準に合わせて動作プログラムを調整して出力すると考えられます）を修正することができずに，1か月が経過したと考えました．強制的に直立位をとらせる中で，脳に「おや？　前にぶっ倒れそうに感じるのに，前に倒れずに立っているぞ！」「あれ？　今度は後ろからあまり押されないのに，前にも倒れず立っているぞ!?」「前方の手にそんなに体重は乗ってない（なかなか前方の手掌に体重を乗せることはできず，台を押して後方に体を移動させない程度に，手掌を起立台の上に乗せている感じ）のに，前に倒れないで立ってるじゃん!?」「ありゃ？　一人で立ってるぞ!!」と，徐々に強制を弱めながら行った3回の強制立位と一度の自力立位をとるなかで，脳の重心線通過基準位置が，段階的な自立立位の成功に合わせて修正されたようです．そして，手を膝の上に置き平らな床面上で一人で立てたのだと考えられます．

この患者さんは大脳の軽度な障害で重心維持の基準が後方に大きくシフトしたのだと考えられます．大脳の新規学習能力は高いので，強制的に直立位をとらされても，前方に倒れない事実（後方に基準が移った人にとって，直立位は前方に大きく転倒する姿勢と想定・設定されているのです）を感覚のフィードバックで受取り，その姿勢保持が実際には安全に経過するなかで重心線通過基

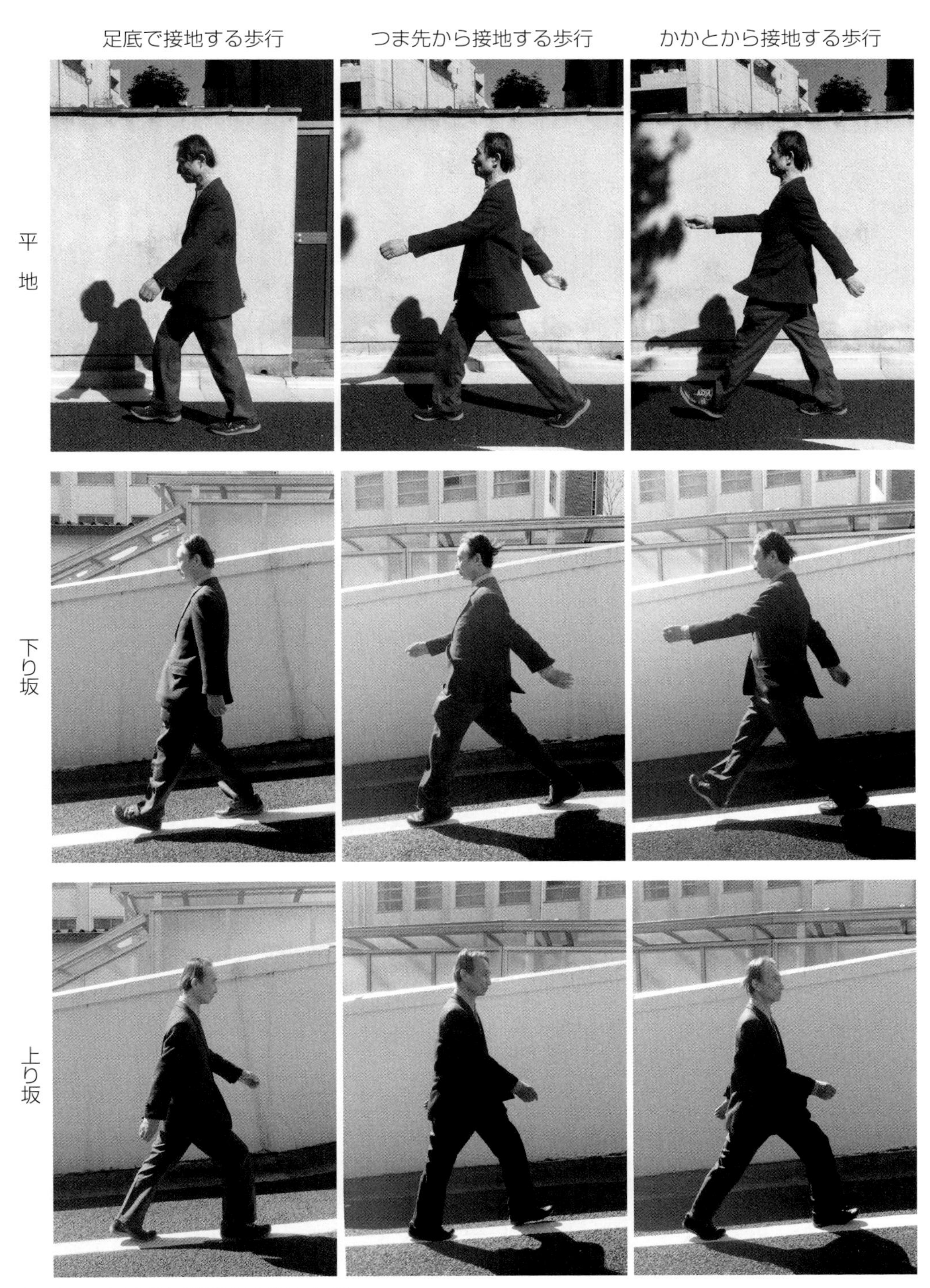

図 50　いわゆる正常歩行の様々な形

準位置が少しずつお試しに修正され，さらに強制ではなく自立して可能であった事実の経過の中で，修正が確定したと理解できます．

前方に下がる傾斜の斜面で，重心基準を後方から前方の妥当な位置に基準を修正できた患者さんの経験は現在まで一人だけです．他の患者さんで有効とみえたのは後方に下がる傾斜の斜面台でした．

重心を後方に移すのが当たり前なのは，どのような動作の場合でしょうか．坂道を下る時は重心を後方に移します．足関節の底屈範囲と摩擦係数などから30° の坂道は真っ逆さまと同様に感じ限界です．前方への下り坂を簡便に現わした傾斜板で，患者さんの後方重心を肯定的に生かして立位をとらせ（当初患者さんはこの前方に下る斜面を，まだ少し前のほうが高い坂と感じたのかもしれません），立位を強制し，手掌を前方の台面上に乗せ体重を乗せ支えることで，前方に重心を移動させることの恐怖（前方に倒れる恐怖）を取ります．この場合は恐怖を超えて自ら体重を両手掌にのせる努力が必須の条件で，患者さんの何としても立てるようになりたいと強く思う心が必要でした．患者さんは自ら重心を前方に移動させ，倒れず立てる感覚を受け止めることにより，立ち上がることができました．この訓練を 1 週ほどつづけ，杖歩行に至りました．

この患者さんを診たときに，「うーん，すごいな」と感じ，ではこうしてみるかと上記の方法を思い付きました．その時上記の理論が整然と浮かんだわけではありません．散歩中の下り坂で後方重心を経験していたこと，恐怖感が強いだろうなと感じたこと，しかし，立ち歩くためならどんな努力もする人だろうな，と感じたことが一体になり，答えとして強制的な訓練法（後方重心ではよりフィットするかもしれないが，一般的にはより困難な前方斜面での強制）が浮かびました．前方傾斜で立位維持できれば，平面でなら恐怖が先立たずに立ち上がれるとも思ったのです．恐怖感が強く事前に説明しても，強く抵抗し，怒る人，怯えてしまう人では，強制的に行うことは困難と考えられます．この患者さんには，「立つと後方に倒れますので後方から体を前方に押すようにして支えますが，前方には台があり絶対に前方に倒れることはありません」「私が前に押すことに逆らわず，なるべく自分で前方に体を出すようにしてください．自分で立てるようにしますから」と，事前に説明し，実行中は「逆らわずに，自分で体前に出して」「私が押すのは後ろに倒れているからですよ．だから押されている分，自分で体を前に出して」「私から背中を離して，体を前に出して」と声をかけ，「アーいいよ，だんだん体前に出せているから，そうもっとね，勇気だして，アーいい，いい，そうそう，そのまま保って，がんばって，できた，できた，すごい」と少しでもできたら励まし，声をかけ続けました．

3 断続的加重刺激による方法

立ち上がる動作は難なくできますが，立ち上がる時も，立ち上がった後も

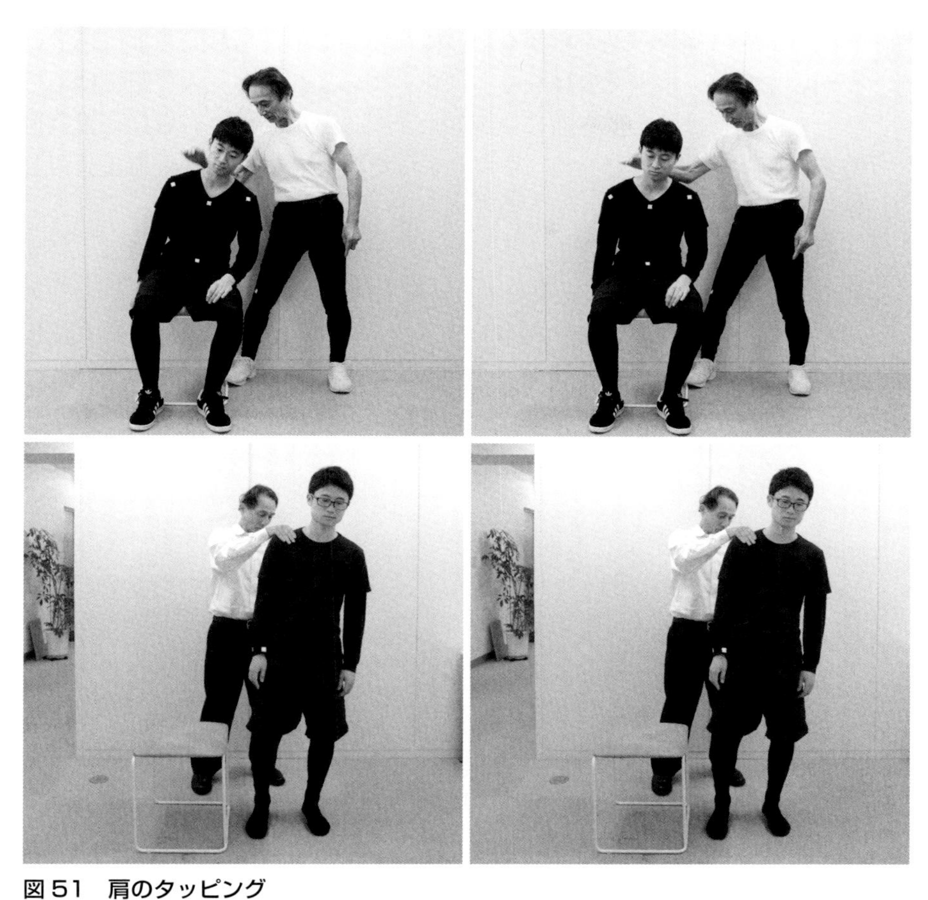

図 51　肩のタッピング

傾斜を直すためには傾斜している側の足底（立位），あるいは傾斜している側の臀部に向けて，肩をタッピングすることで直立位を保てるようにします．

10°～15°右に傾き，左から手を引っ張っていないと倒れる頭部外傷後の患者さんがいました．椅坐位ではやや右に傾いていましたが一人で座位は維持していました．当初は椅坐位も右に傾倒したとのことでした．右肩に荷重負荷などは有効でないとのことでした．立ち上がった状態で右肩に2 kg荷重負荷しましたが，なんら改善しませんでした．

椅坐位で右肩上から垂直下方に徒手で，断続的に1回/秒程で強く押す動作を繰り返し，5回行った直後に立ち上がってもらうと，右傾斜なく立ち上がれたので，直後からまた断続的垂直加重を1回/秒×10で右傾斜なく立位保持の持続可能となりました．

歩いてみると途端に右傾斜15°となりセラピストが左手を引っ張り，もう一人のセラピストが右から支えた状態で，大股になんの恐れもない様子で歩きました．

持続的感覚刺激よりも変動の大きな感覚刺激が，強い感覚入力となることは，生体・ヒトの反応として一般的です．腰に砂嚢などの荷重負荷を吊るすのは，歩くと砂嚢が揺れて刺激が変動し順応反応が生じにくいと考えているからです．しかし，この患者さんでは比較的静的な刺激では反応が得られにくいようなので，任意に強く変動させることができる徒手的入力で，強いほぼ1 Hzで変化する刺激が有効であろうと考えたのです．立ち上がりでは両足で体重を支持し，両膝に手を当て両上肢でも上体の重量を支持するので，右傾斜なく立てたようです．両足支持での立位保持でも断続的負荷で右側に傾かないように左支持を高め，結果両下肢で均等に体重を支持する姿勢になり，右に倒れずに立つバランスをその時得たと認識した脳が，そのバランスを，断続加重刺激を終えた後も維持し続けたと理解できます．

しかし，歩きはじめると片足支持方向への重心移動と前方への重心移動が加わり，両足立位時のバランス保持機能とは異なる歩行時バランス保持機能に，瞬時にバージョン切り替えができなかったようです．正常な時のバランスとりの機能状態において，突如の疾病で基準を右に偏位しただけで他は正常な時の機能状態の，すなわち右に倒れる機能状態に戻ったのですが，立位時に倒れず直立を維持した肯定の記憶のままで，右に偏位した基準で体を右に傾斜させて歩いたと考えられます．しかし，偏位した基準に自身の動作を合わせても，修正のなんら必要ない動作をしていると感覚フィードバックを脳が修正させながら受ける形で，堂々と右に傾斜しながら支持されて不安なく大股に歩き続けたと考えられます．

立位時の右肩に加わる断続的下方への加重刺激で，右に傾かないように，右に傾いた状態から重心を左に戻し，結果左右均等に重心を維持する状態となり，この時左右の足底の荷重（体重の各々1/2）となり，その荷重量の感覚入力によって直立が保持されたと正しく判別し，その後の立位保持を正しく制御できる状態の機能が維持されていた，と理解されます．

刺激と反応

刺激が人の体に加えられると，なんらかの反応が生じます．反応は自律神経的であったり，体性神経的であったり，長い時間経過を要す内分泌的であったり，中枢神経・身体内で処理されて外観的には無反応であったりもしますが，いずれにしろ閾値以上の刺激には反応するわけです．ここでは，体性神経的な反応についてとなります．

刺激に対する反応の様式の基本は生得的なものが多いようです．生得的反応は反射と呼ばれるようですが，反射であらわれる運動様式あるいは形は，その反射を起こす刺激要因が時と場合によって変化することもあり，反射の現われかたも変化するようです．反射はより実際に適した形に発達的に変化して反応の呼称がより適しているように思えます．成人では随意運動の中に取り込まれ円滑で無駄のない動きの様式を構成してくるようです．成人でも優劣はあり，例えばアスリートでは極めて優れて力が加減され円滑な様式に発達していると観えます．

しかし，損傷でその反応の中枢の機能が障害され不全になると，発達していた反応が原初の反射にリセットされるようです．反応が発達していた様式で働こうとしても，必要な身体の運動の制御が一部機能せず，全体として動作が完遂できないことによるとも考えられますが，その疾患特有の形式になりそれはどうやら原初の様式の反射と考えるほうが妥当と思えます．失調症で見られる後方重心の立ち姿は，四足動物がたまに見せる二足立位の形に似ているように見えます．サルから人類の祖先が分かれた太古の形にまで原初はさかのぼるのかもしれません．祖先は既に二足歩行の形であったのですから，原初の様式も直立位に適した形の原形の強調であるはずで，利用・活用が可能であり，発達の糸口をつかんで活用を進めることに注力するのが私たちの仕事といえます．

原初の様式にリセットされるのは，発達した様式だが完全には遂行できない様式による動作の失敗よりも，原初から再び残る機能を活用しながら反応の様式を構成し直す形で，再び発達させる方が，あるいは脳プログラム回復訓練の効果を組み立てていく方が，結果の成果が高く期待できることを示しているのではないでしょうか．

反射，反応は成人では日頃行う動作の中に，その人なりの好都合な形に納められ利用・活用されているようです．これは随意運動と共に変化することを示していますが，反射のみを取り出して随意的にコントロールしようとするとなかなか難しくうまくいかないように経験しています．例えば立ち直り反射は身体全体の動作の順を構成していますが，このような動作は日常茶飯事に頻度高くしかも様々なバリエーションとして行われるため，随意運動としての全身運動のパフォーマンスあるいは動作のシークエンスを段階的に訓練する中に含まれていて，パフォーマンスの改善と共に立ち直り反応も改善・再発達するとも理解できます．

しかし，重心線通過位置の基準を体内のどの辺りに設定するかなどは，随意的に制御しようにも，良く分からないのが多くの人における実態ではないでしょうか．体に重りを吊るすと，倒れないように対側に重心を移すという反射は幸いなことに，動物すべてに共通なためでしょうか，損傷されずに健全に機能します．この時，本来適した方向に重心線通過位置を移すことで転倒の危険が増すという強い錯覚に支配され危険と不安を感じていた脳が，負荷に対抗して重心線を移すことで，何と倒れるどころか今までの不安定が改善した感覚を味わうことになります．この小さな成功で，脳が自ら重心線通過基準位置を適して修正してくるのです．これは，以前に拙著（「片麻痺　脳力回復と自立の技術　今日の限界を超えて」三輪書店 刊）で詳説しましたプッシャー症候と同様のことであり，プッシャー症候同様に回復できます．

しかし，これは両足立位時のバランスであり，この状態の平衡器官からの刺激入力を記憶させ，この記憶の写しを歩行時の左右平衡刺激に比較して，新たに歩行を正しく水平に制御することができなかったと理解できます．すなわち，今進行中の運動に感覚を比較してその次の運動を適正に進めるよりも，運動の元となる基準運動プログラムによって運動を行い，過去の習熟運動プログラムに合わせて感覚フィードバックを比較して，感覚フィードバックに修正を加えてこの誤ったいわば修誤値を正しいと感知し，誤った運動が現われて進行していくと考えられます．私たち健常者も過去の習得が強く，現在に全く新たに対応するのは弱く，過去の習得を変化させるためには，現在の新たを何度も繰り返す必要があると考えられます．

この患者さんには，立位時の徒手による右肩への強い断続的垂直加重を繰り返しながらの左片足立ち，そして加重なしの右片足立ちの動作訓練，立位での輪取り入れ作業を必要に応じて右肩断続的垂直加重，輪取り入れを様々な位置で繰り返し，様々な姿勢位置での重心線位置の基準位置修正をすすめ，2週間程で歩行自立に至りました．

なぜ断続的な強い感覚入力を入れると誤った修誤値にしにくいのかは，非日常的で断続的で強いから，その時に加わる感覚入力を修誤できず，正しい感覚に応じて脳が，誤って出力していた運動とプログラム値．運動結果として戻る値との誤差に対して，運動プログラムを正しく修正するからと考えられます．いわゆる可塑性の範囲で，この患者さんは正しく修正できたと考えられます．

4　歩行

1　歩行の理解

歩行は，左右の足を交互に出して前に進むことですが，骨盤の高さ，仙骨上端のやや前方に位置しているといわれる体重心を，転倒することもなく無事に移動させるのは，決して容易でないことを私たち健常者も身にしみて知る時があります．

両足でほぼ均等に体重を支持した状態から，左右一方の足で全体重を支持する状態に移りながら，重心線を支持側の足底支持基底面を外れ前方に進め，重心が前方の支持側足趾を中心に，弧を描きながら前方に倒れる力が発生する中で，上体の前傾を抑える力の反動で他側の下肢を前に出し，前に出した足の踵なり足部前方なりで接地し，体重心が前下方に移動していく力の下方への分力を止めて，床の反作用を利用しながら股関節の伸展で重心を上げ，前方への分力と後方の足による床押しで重心を前方に進める力を得て，前方足底支持面内に重心線を落とし，この瞬間に前方の片足の足底支持面を，重心支持基底面と成し，さらに重心線を支持基底の踵から足関節前方にまで移動させたとき，一

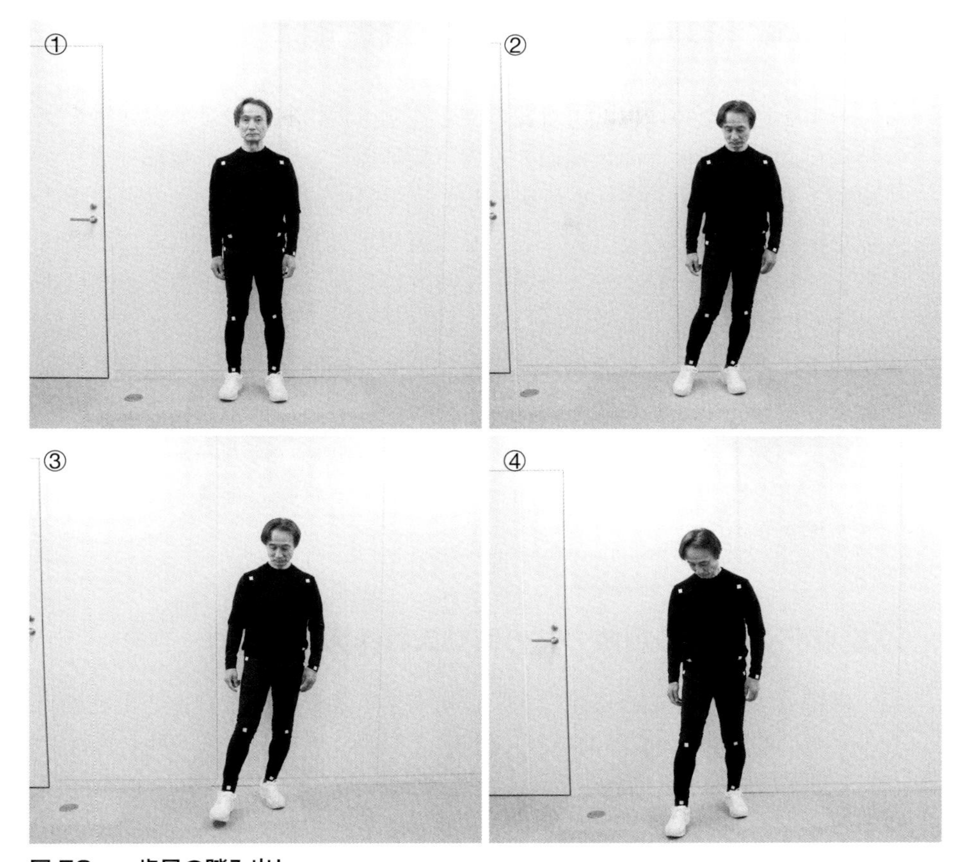

図 52　一歩目の踏み出し

①足を前方に踏み出すためには，②体重支持側に体重支持を移し，重心を支持します．③そして足を一歩踏み出し，④で踏み出した足に体重をのせていきます．

歩が進めたことになります．一歩を重心移動の観点のみで書いただけでも，このように長い大変な動作です．

一歩を進むためには，①対側の支える側（仮に左）の足で全体重を支持（支持側足底支持基底面の足関節の近傍（接地面となる踵骨前端部分辺りから，足関節より数cm前方辺りを最適にして，中足骨頭より近位まで）に重心線通過部を保持．②進める足（仮に右）を支持側足より前方に出し，この間に支持側足底支持基底面の足関節より数cm前方辺りから中足骨頭までの間に重心線通過部を移す．③前方の足の踵（あるいは足趾）で接地し，この時に後方支持側足底支持基底の中足骨頭から，足趾基節基部の間に重心線通過部を移す．④体重支持を後方の足から前方の足へと移す，この間に前方の側の足底面の上に重心線を移動すなわち前・右方向に重心線が移動．⑤前方の足でほぼ全体重を支持し，この時に重心線が足関節近傍を通過する状態を維持する順序で動作を行うと考えられます．

2 歩行の機能の訓練—輪の取り入れ作業

訓練は，一歩を進める足（右）は支持する側の足（左）より半足長（足底面の長さの半分）の距離の前進から始め，1足長よりも足趾長分短い距離の前進，1足長の距離，1足長の1.5倍の距離，2倍の距離（2足長）と距離を長くしていきますが，2倍以下に留め，安全なのは1足長程です．足を出すと，一気に3足長程の距離に足を出してしまう患者さんでは，特に1足長未満での足の出し方に集中し，常にほぼ1足長以下に出す，出せるように体得することで転倒の危険を回避できるようにします．一歩を進む訓練は，単に何度も一歩を出す動作をすることでは効果が実効とはなりません．輪を取り一歩を出して輪を入れる動作を，輪の取り入れ作業として行います．1歩行の理解に書きました①で輪を取り，あるいは，②で輪を取り，⑤で輪を入れ，あるいは，④で輪を入れて，前に出した一歩を元の後方の両足の前後が揃った位置に戻します．そして，前に出す足を左右変えて，再び輪の取り入れ作業で一歩を訓練します．

歩行の単位は重複歩で2歩連続して動作することで成り立ちますが，1歩を出す動作を輪の取り入れ作業で訓練することで，歩行が安全に可能になります．ですから，ある程度まで輪の取り入れ作業ができたら，直後に数歩歩いて，歩けることを患者さん自身が体感して，その後の輪の取り入れ訓練に納得して励んでもらいます．そして，より難度の高い歩行を含む輪の取り入れに訓練を進めます．

3 安全な体重力通過線のイメージを現す訓練

両足立位の重心線通過位置を，後方の足関節近くから前方の中足骨頭部以遠

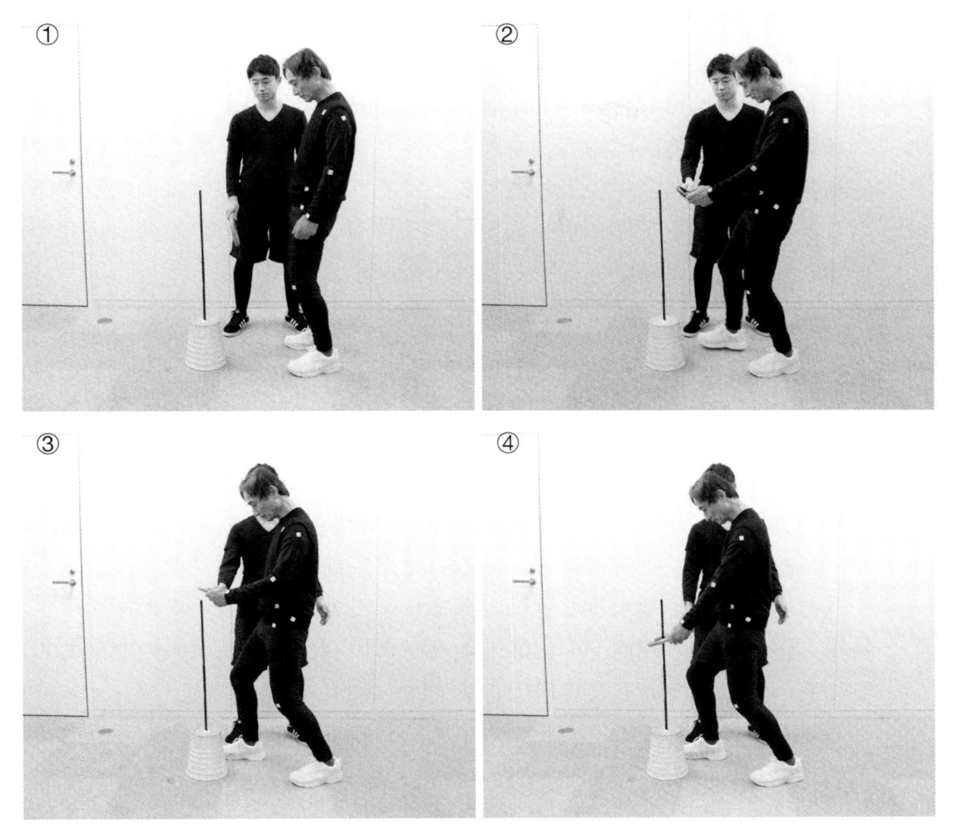

図 53　歩行の各ステップに合わせた輪の取り入れ①

失調症の人の歩行を，輪の取り入れで訓練するのですが，対側の手・足を出して歩く通常の歩行（これを対側タイプとします）について行います．

① まず左足に体重を乗せ，左手を出します．
② 左足で全体重を支持し，右足を出し，左手をさらに出します．
③ 左手で輪を取り，右足に体重を移しつつ左手で輪を入れ始めます．
④ 輪を入れながら体重をさらに右足に移していきます．このようにして一歩を踏み出し，踏み出した足に体重を移していきます．この動作を左足で行い，歩行の基本を習得します．

に，どのようにして動かすのでしょうか．両足直立位の側方から見たイメージでは，ほぼ骨盤・仙骨上端部に在る重心を大腿骨・脛骨で支え，脛骨遠位端である足関節のほぼ真下の数 cm 前方に重心線が至ります．足関節を背屈させると膝関節位置が拇趾前端のやや前のあたりまで前方に移動し，この時膝関節が屈曲位となり股関節が中足骨頭の真上にくれば，重心線はほぼ中足骨頭部分に至り，このような動作で重心線を足底支持基底面の後方の足関節辺りから前方の中足骨頭辺りに移動させ得ると理解できます．

一歩を出すにはどのように動作するのでしょうか．後方からみたイメージでは，重心線が両足の中間点を通過している両足立位から始まります．たとえば，左足踵骨床接地部内側端から外側端までの間に体重力線通過部位が移って，左片足立位になりますが，この状態に移る動作の後半で右足が前に出されると考えられます．

側方からのイメージで，前に出した右下肢重量で重心が前方に移動しますが，体重力線は左足趾末節辺りあるいは足趾前端の前方に至り，至った時かやや遅れて右足が接地すると理解できます．この時の後方からのイメージでは，体重力線は左踵骨接地部の内側端からさらに右足底接地面の内側端あるいはさらに右へ移動していると理解できます．

右足が接地した後の側方からのイメージでは，右股関節が右踵骨の後端の真上辺りまで前進してくると体重力線が右踵骨から足関節を通過するようになり，左足を床から離し前方に移動させる動作に移れると考えられます．この時の後方からのイメージでは，体重力線が左足底接地部を右側に外れ，新たに出現してきた右足底接地部左端から，さらに踵骨接地部左端の内側にまで移動する時に，左足接地部が消失するのを見るのがよいと考えられます．上記は，右足を前に動かす長さが 1 足長程度で想定できるイメージを考え，上記の側方イメージの左右切り替えの繰り返しで，連続した前方への歩行ができると考えられます．

上記で安全な歩行には，踵骨の左右の外側端より内側に重心線を保ち続け，片足立位時の体重力線は足関節前方から中足骨頭までの範囲に保ち，両足接地の間は前方の足で踵骨後端から足関節までの間に体重力線を保ち，後方の足では中足骨頭から足趾末節までの間に体重力線を保つようにする，のが良いと考えています．しかし訓練で，上記のように体重力線の移動を注意しながら動作してくださいなどと患者さんに説明しても，理論はご理解いただけるかもしれませんが，実行されず訓練は成り立ちません．

訓練は理論を含みますが，理論はイメージであったり無意識であったりで，前面に出てくることはあまりないように経験します．今この患者さんはこの状況で何をできるようになりたいのか，そして何をどのようにできるようにして，この人にできると感じる変化を表わせるか．この状況，環境，用具などの使える条件で，どのように動作・作業を試行してもらうかのメニューを提供し

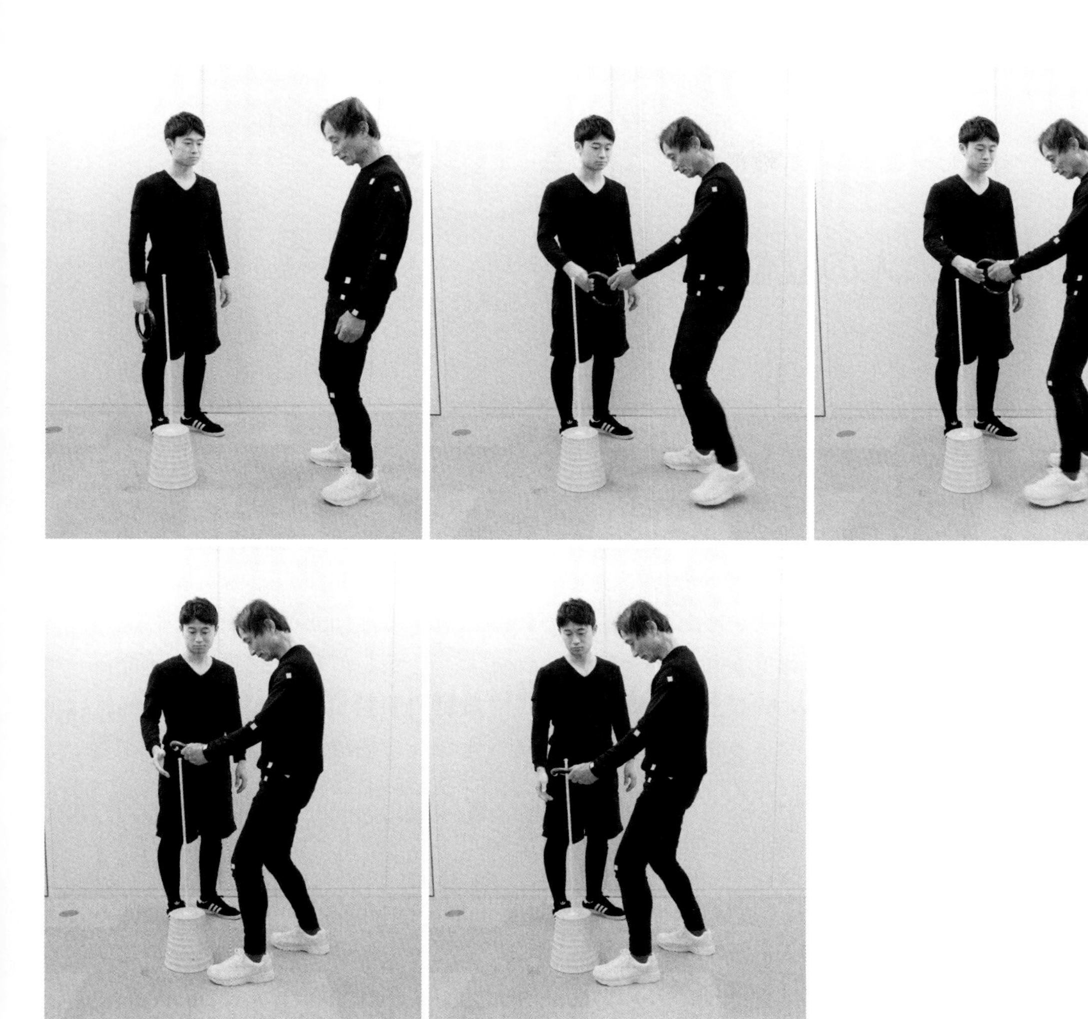

図 54　歩行のステップに合わせた輪の取り入れ②

体重力線の支持を足底内側で行うためには同側の手足を出す動作でまず訓練します．ポールを正中に立てることで，ポールに手を伸ばすときに体重力線が足底の内側にくるように設定します．正中で不十分なら手を出す側の対側にポールの位置を移します．それは，失調症の人では手を振って歩けるようになかなかならず，下肢の動きで歩くためで，まず同側タイプを確実に行えるようにすることが実用になります．同側の手足を前に出す同側タイプの歩行を輪の取り入れで確実に行えるようにします．

て，どのように実行していただき，実行動作の中に効果を現わすか．ですから，手持ちの材料，道具で，今のこの人が喜ぶ料理を考え，一緒に作って，二人で旨く食べる．この日常と変わらないと思っています．

5 失調症の人の立位と歩行

失調症の人の立位は後方重心が一般的で，後方重心は上体を後方に傾け，カウンターとして骨盤を前方に出す形をとり，骨盤にある股関節は前方に移動し相対的に足関節は後方となり，重心線は足関節周辺から踵骨を通過し支持基底面内に保たれ，立位を取っていると理解されます．重心線が踵骨上を通過する立位は後方へのゆとりがなく，不安定で，重心線が踵骨後端を外れて後方に至れば，後方に転倒することになります．股関節の前方位置と足関節後方位置の調整は膝関節の屈曲角度の程度で決まると考えられ，膝関節の屈曲角度が少ない場合にはゆとりがないか，あるいはそれほど上体の後傾が強くなく重心線通過基準位置偏移の程度が少ないと考えられます．しかし，重心線通過基準位置の後方偏移が大きいのに膝関節屈曲を決定する足関節背屈が少ないと，重心線の通過部を踵骨後端より前方に保てず，立ち上がりの過程で後方に倒れると考えられます．

足関節の背屈とともに重心線を前方に移動させる機能が重要で，歩行につながるポイントではないでしょうか．

失調症の歩行は上記の姿勢で立位をとっている状態から，片側（左）に体重をシフトし上記の重心線通過位置範囲を保ち，右足を前方に出しながら左足関節を背屈させて右足を接地し，左足関節背屈のまま股関節・膝関節をやや伸展させ，体重支持を右脚に移し，重心線通過位置を側方から観たイメージで踵骨上に通過させ，次に左足を前に出す運動に移り，歩行に進んで行くと考えられます．失調症状としての歩行では，左右の間を現わす歩隔が肩幅程に広がり左右の安定を担保しているので，歩行に際して重心線を右あるいは左の足底支持基底面内を通過させないで歩くことになります．重心線を，左右の足の内側縁より内側の範囲での左右偏位を繰り返しながら前方に移動させ，歩行が成立していきます．

両足立位の左右の足底支持基底面の中間を重心線が通過する状態から，左に上体を傾け右足への体重負荷をなくし，右足を右前方に出し接地させ，次に上体を斜め左前方に少し速度を持たせ軽く振るように動かし，振り動かすことで発生した力で上体を前方やや右に移動させ右方向の力は足底で受け止め，重心が右に大きく移動しないように止めながら，この間に左足を前方に接地させ，再び逆の左前方に上体を振るため，重心線は右足支持基底の上に移動する前に方向を転じて左側に移動し始めることになります．重心線が左右の足の内側端のさらに内側を偏位しながら前方に移動していくのが失調歩行といえるでしょ

失調歩行

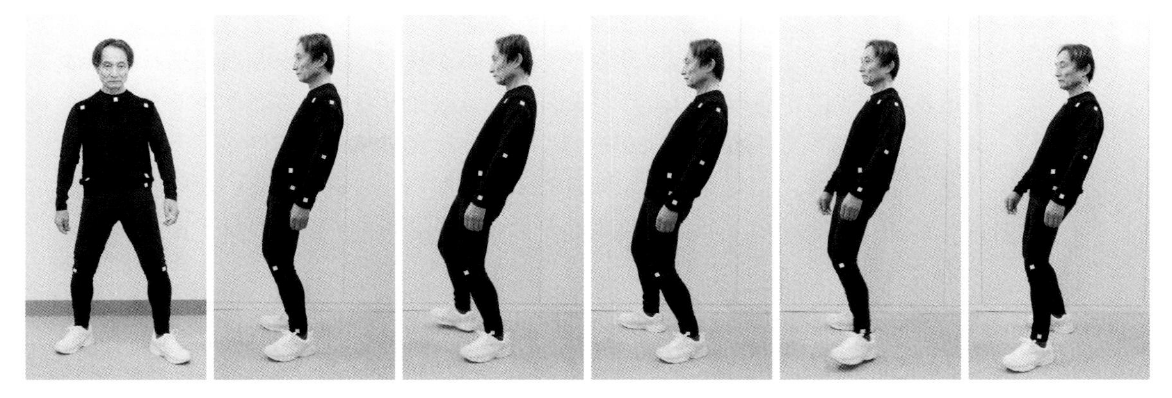

改善

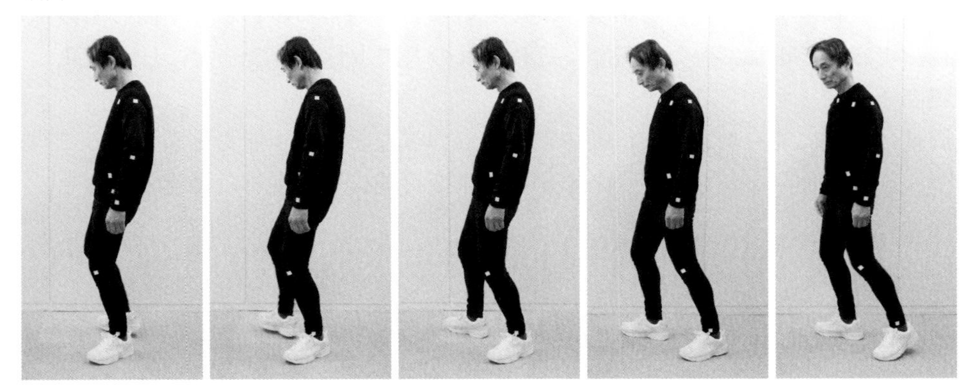

更に改善

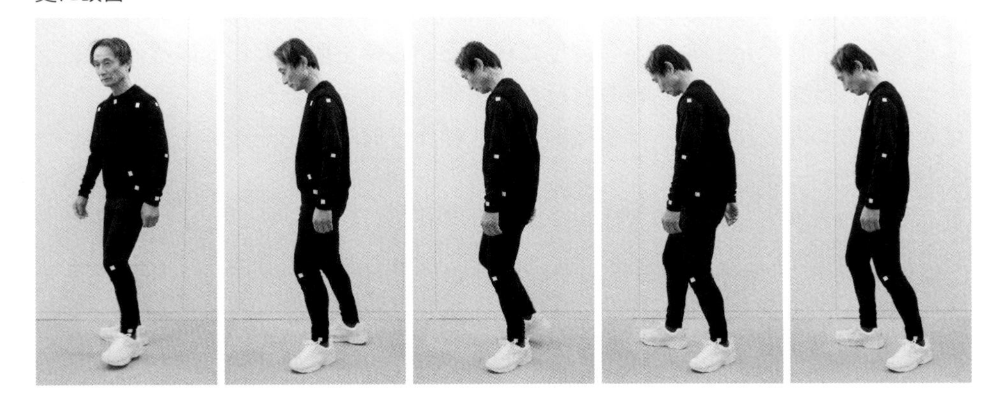

図 55 失調歩行と改善した歩行との比較

失調歩行は前後から観れば，頭位がほぼ中央から左右になるべく揺れず，したがって左右の足底が支えるのは重心線ではなく，体重力線になります．体重力線をなるべく足底の内側で支持できるようにすることが訓練の要点です．
失調歩行を側面方向から観れば，重心線が踵を通過し，踵で接地，踵で体重支持，踵で離地となります（側面から観る場合は重心線を意識して考えます）．重心線が踵骨結節より前方を通過することが必須で，踵骨結節より後方になれば後方に転倒します．踵骨結節は見えませんので，腓骨外果後端辺りを重心線が通ればよいと理解します．重心線，体重力線を観て分かるほどに観察眼，理解眼を養っていただきたいのですが，足趾が軽く浮く上体で踵骨結節前端近く足趾と足底前半が浮けば踵骨結節後端近く重心線が通過していると考えればよいのではないでしょうか．

要は，足趾・足底が浮かないように訓練します．立ち上がるときに足趾・足底が浮けば歩行は危険です．後述する，重心線通過位置の適正化法を行います．

写真から解るように失調歩行は同側タイプ様に始まり改善と伴に対側タイプに様相も変化して来ます．

う．ですから，通常の歩行よりもややテンポが速い，上体が左右に揺れ歩幅は1足長程で歩隔が肩幅程の歩行が失調歩行の態様として見ることができます．そして，立脚期が長く遊脚期が短い歩行で，片足立位の安定性が不十分なためと考えられます．両足を左右に開き離すため左右への安定はよいが前後は不安定で床上で支持する足底面には重心が乗っていないため前後には不安定と考えられます．

上記失調歩行になるべくゆとりを作り，安全に歩行し，単に歩行するのみではなく，物を持ち，様々なシーンに対応した動作を保証する歩行にするための，いわばADLを広げる能力としての歩行を再獲得できるように訓練をします．失調症状の程度と訓練で，この典型的な失調歩行と通常の歩行との中間の型の歩行，なるべく正常に近い歩行で，それぞれの人の歩行を安全確実にし，ADLの範囲を広げます．

訓練はすでに述べたように，輪の取り入れ作業などで基本能力を訓練することで，様々な作業をしながら，あるいは作業を可能にする歩行の機能の回復を進めています．

6 歩行能力獲得のための輪の取り入れ作業

1 両足左右開脚立ちから両足前後開脚立ちへ，そして戻る

体重支持を一側の足（左）から右足に移しながら輪を取り入れる作業の訓練ですが，これは重心支持を右側の右足から左側の左足に移動させ，かつ後方の右足から前方の左足に重心支持を移動させる動作を同時に安全に行う機能の獲得を目的に行います．

重心を右側方あるいは左側方に安全に移動させるには，接地した足の踵骨後縁の中点の内側から拇趾中足骨頭までの間で，加重されてくる体重による体重力線を受けて支持するように訓練します．両足で立つ患者さんの正面前方に輪の取り入れ作業のポールを胸の高さで設置し，正面に提示した輪を右手で受け取り，右足を1足長程右足の正面前方に出し，右足底の内側寄りで主に体重を支持し，残る体重は後左側の左足底内側寄りに支持した前後開脚の両足立ち姿勢を取ります．そして，輪をポールに通し，足関節の背屈と膝の屈曲運動で腰の位置を下げ，肩の伸展で手に持った輪を高さ40 cm程まで下げてから輪を離し，腰を元の高さ位置に戻し，体重支持を後左側の左足底に戻し，右足を元の両足を左右に肩幅から両股関節間距離程に開き，両足の前後位置を揃えた位置に戻ります．立位を維持し，次は左足を前に出す動作に移り，これを繰り返します．動作中の左右バランスを安定させるポイントは，体重支持部を踵骨の外側ならびに小趾中足骨頭側にしないようにすることで，これは輪を正面のポールに届かせようとしながら右足を出すことで，踵接地部を内側に誘導し，高さ

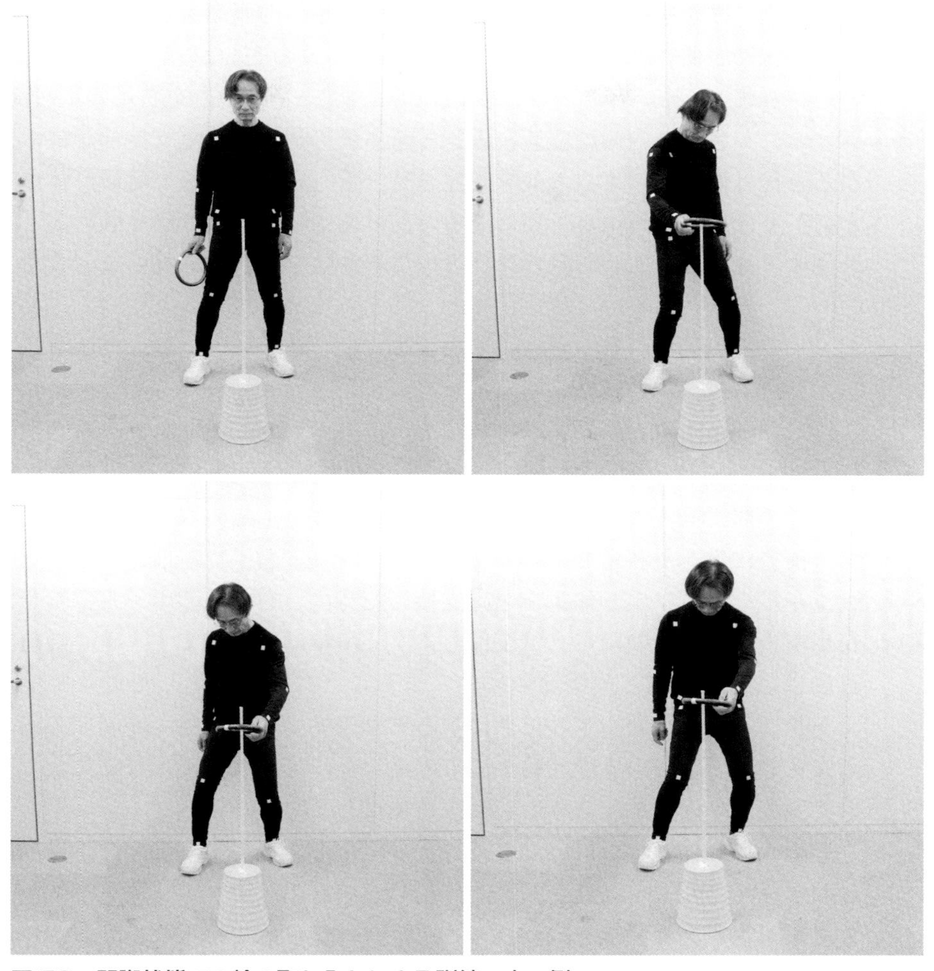

図 56　開脚状態での輪の取り入れによる訓練～良い例～

正中にポールを設定して行う良い訓練についてみてみます．

良い訓練では両膝が内側に入り，重心線は正中に保たれたまま体重力線は足底内側を通ります．同側タイプでも対側タイプでも同様です．

40 cm までに輪を下ろすために動く上肢が，膝の内側を通過させるときに膝を内転気味に屈曲させる運動を体得していくことで，左右バランスの維持動作が習得されます．膝が外転するようであれば，ポールの位置を右足の正面前方に，要するに，さらに内側の位置に直します．踵接地時に体重支持部が踵の外側になると後外側に転倒する危険を内包させ，重心を前方に移す時に，体重支持部が拇趾ではなく小趾中足骨頭になると前外側に転倒する危険を強めると考えられます．輪の取り入れの動作の仕方でこの危険を除去する練習をします．

2 2歩前に

左右開脚の両足立ちから前後開脚の両足立ち，そして元の両足左右開脚立ちをし左右交互に前後開脚立ちを安定してできたら，前方の足で全体重を支持し，その間に後方の足を前に出し接地する動作を，輪の取り入れ作業で行います．前方に出した右足で主に体重支持した時に，右手で左前に出された輪を取り，左足を前方に出し体重を主に支持した時に，右前方のポールに輪を入れ，左足前・右足後ろの両足立位を保ちます．歩幅は 1 足長です．重心の前方への移動は足関節背屈と股関節の屈曲によることは前に説明した通りです．輪をポールに通し，上から下の位置に下ろす動作で，背屈と股関節屈曲の適正な連動を習熟してもらいます．輪を前方のポールにていねいに入れることで，上体の後傾や反り返りを起こさない動作を体得します．

その人の動作の特徴に応じて，より安全な形を習得するように，輪の取り入れのポールの位置・高さを適切に修正し，輪を手渡すタイミングや位置を調整します．たとえば，輪を入れる時，右足底外側に体重が乗り拇趾側が浮くようであれば，ポールの位置をより左側に直すなどの修正をします．輪の取り入れ作業のポールの位置・高さ・輪を入れた後で輪を手放す高さ，足を出す歩幅・歩隔，動作が乱れる前に休憩を取る，などを適切に調整し訓練します．上記のポイントを不適切にセットしたまま訓練を続けると，危険を含む動作の学習・強化も同時に進みますから，常に改良・修正あるいは開発し，プロの技術を磨きます．

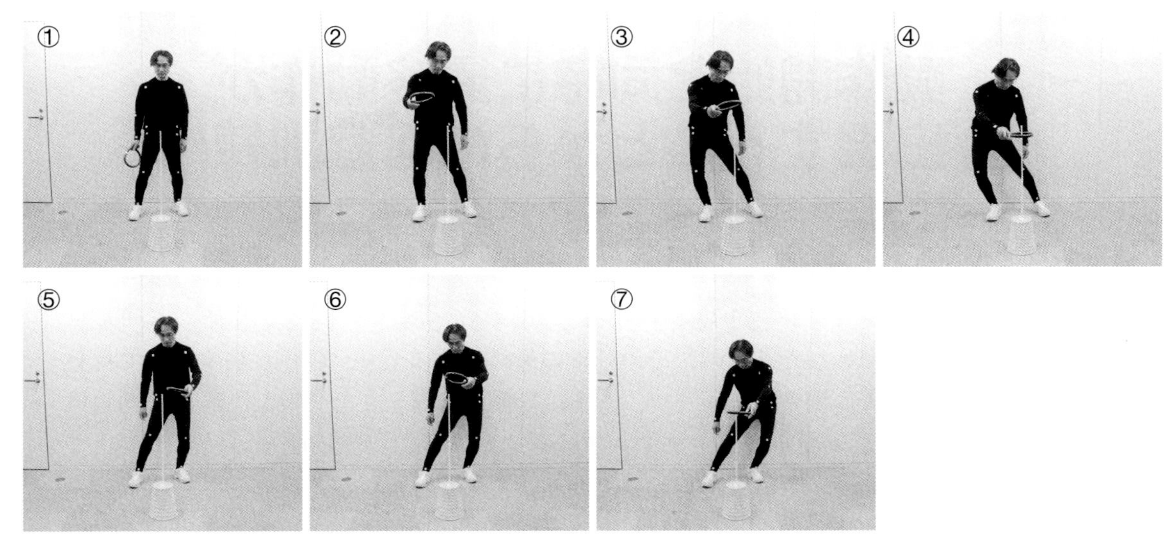

図 57　開脚状態での輪の取り入れによる訓練〜悪い例〜

悪い訓練についてみてみます．

同側タイプにおいて，②体重力線が足底外側を通過し，膝が外側に屈曲するため，前方の下肢にすでに体重がのり過ぎ，③〜④ではさらに体重が外側にのり，このとき重心も右側に大きく揺れています．

対側タイプでは前方に出た足に体重がのらず，後ろ足に体重支持が残り，体重支持側が外側に偏位し，重心も左に捩じれ，このままでは後方に崩れるように倒れることにもなります．

プロの技術は動作を観る目を養い，理解することが含まれます．

動作開始と同時に最終動作が出現することからの回避訓練

動作を開始したと同時にその動作の最終動作に至り，動作が順序立って行われないため，動作ができない，あるいは動作は行えても失敗し，さらに危険に陥ってしまうことがあります．神経学的には協調収縮不能といわれる症状です．たとえば，背臥位から起き上がろうとすると，臀部・腰の辺りを床上に残し，頭・上体と両下肢を同時に上げ，頭・上体を何とか上げて起き上がろうと努力し，もがきます．

1 起き上がり動作が可能になる動作方法

両下肢の重量は全体重の34〜36％ほどで，約66％を占める上体すなわち頭（約4％）と上肢（9〜10％程）と体幹（約48％）を背臥位から起こして長座位にまでなるのは，本来とてもむずかしい動作で，乳児は腹臥位になってから四つ這いになり腰が落ちて長座位になります．霊長類以外の動物にはできず，セキュリティが保証されていると信じ，腹を上にして寝ることが許される人間に必要な動作で，高度な協調運動が包含された動作といえます．

頭部のみを起こして頭部の重心位置を臍に近づけ，その頭部を含め体幹上半を起こし，この重量の重心を臍に近づけます．腹筋で腹部を屈曲させ，体幹の仙骨より上部の重量の重心をさらに臍側に近づけ，ここまでの骨盤より上の部分の上体の起き上がりの支点は，仙骨上端に保持して行います．テコの原理でこの時点で上体の重量を下肢の重量で上げることが可能になっています．そして，支点を仙骨から座骨さらに座骨結節へと移すようにして完全に上体を越して，長座位になれると考えられます．仙骨上端を支点とするまでの動作では，下肢においてハムストリングスなどで股関節を伸展し，下肢を床に押し付けます．しかし，支点が仙骨から座骨・座骨結節に移動する間は，腸腰筋や大腿四頭筋で大腿部を上げ下肢全体の重心を膝関節近傍に保たれるため，テコの腕が長く得られるため，下肢よりはるかに重い上体を起き上がらせることができると考えられます．

失調症では，上体の動きとして，頭から骨盤を起こすまでの運動が一気に出現あるいはきわめて高速に動作が進み，骨盤を起こす運動に連動して，股関節屈曲・下肢挙上が同時に行われると考えられます．下肢ではハムストリングス

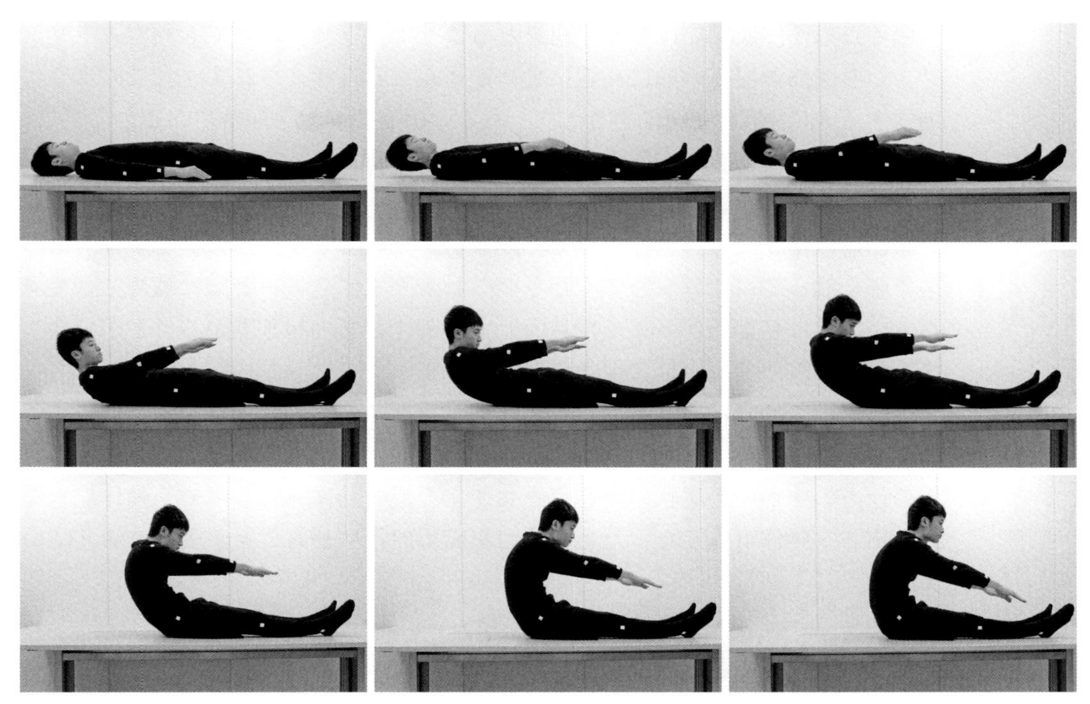

図 58　下肢を伸ばして行う起き上がり

背臥位から起き上がるためには，頭部，上体上部，上体下部，骨盤の順に重力に抗して立てていくことで起き上がることができます．

このような順に動いているかを端的に観る要点は，足が床から離れ，浮き上がらないかです．足が床から浮き上がるのは，動作の早い段階で下肢の重量を上体を上げるための重しとさせるためで，上体重量より軽い下肢のみでは不足です．そのような起き上がりは未だ未分化，発達過程あるいは後退なのです．

も働くためか，膝関節はやや屈曲をとるようで，下肢においてもハムストリングス，股関節伸展筋の順に高速に動作が進んだとも考えられます．このように動作する人に，順番に体を動かして，あるいは筋の収縮を順番にお願いしても，説明すれば理解はされても実際には現わせません．

「足の裏を床に着けて，踵が離れても趾先でもいいから動作中ズーと注意して床に着けたままで起き上がってください．いいですか，足の裏ですよ，足の裏で床を触ってゴシゴシしてください，わかります，ズーと床に触れていてください，では起き上がってください」で8割ほどまで起き上がることができ，後ろに手を着いて長坐位に至ることができます．

足の裏を床に着けることで，ハムストリングスの活動は先行することによるのかもしれません．ポイントは動作を少し変え，しかも特別ではない普通の動作の仕方の中から，現状の問題点をおさえた形の動作を行う中で，動作能力を引き出し，動作可能となった上で能力を高め回復させることが大切と考えています．

2 日常生活の支障を避ける動作法

脊髄小脳変性症の女性で，問題となった動作において，動作方法をわずかに変えることが対策となり，動作が可能になった例を示します．

1 バランスを乱す回外と保持する回内

金沢は冬，雪がそれほど多くはありませんが，降り積もり，雪かきが必要になります．スコップの柄を両手で握り雪をすくい，向こうに投げ捨てるのですが，投げた雪とともにご自身の体も前に投げたように倒れそうになります．柄を握る形を尋ねると，柄のスコップに近い側を回外位で持つとのことでしたので，回内位で持つように勧めました．回外位で持つとスコップの雪は前方に飛びやすく，回内位で持つと雪は後・側方に飛びます．この時，柄のスコップ側を持つ手と同側の足が通常は左前方になります．回外位で柄を持つと，前方の足趾の先に加重が移りますが，勢いよくスコップを振る動作は腰から体を前方に動かすことでなされ，雪がのりさらに重くなったスコップのその重さも加わり，加重を足趾で支えて踏ん張ると，体が前方に出て倒れるまでに至りそうになり，一度は顔から雪に突っ込んだようになったとのことでした．回内位では雪を投げる瞬間スコップの先が前方から側・後方へ向いていきます．このため，前方の足は正面を向きスコップの向きと交叉することになり，左側方に移動する体の動きを止めます．このような感覚を，太平洋側から移り住み，雪かきを初めて経験し，慣れず努力しベテランとなる間に何気なく理解していたのか，解答が出てきました．

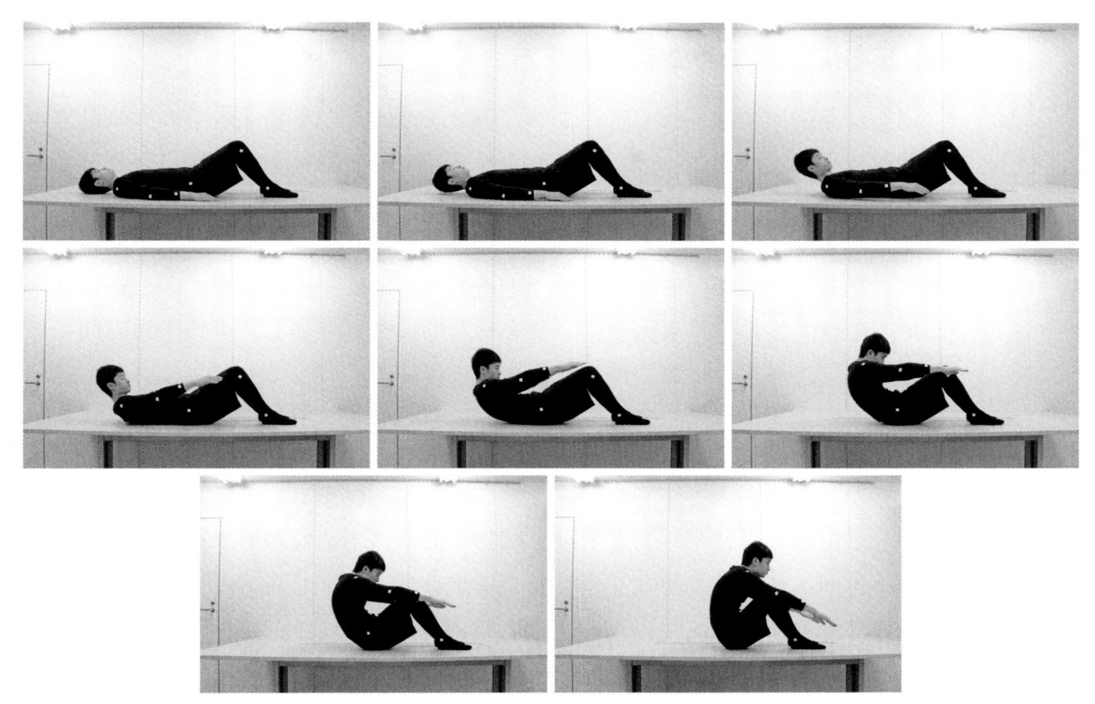

図 59　膝屈曲での起き上がり

身体各部の重量比率は男女で個人で多少異なりますが，ほぼ，頭・頸部 7%，体幹部 48%，上肢 9%，下肢 36%と測られています[7)]．体幹部の上部と下部を分けて測った値はなく，多くの人が水面に浮くことから比重は，ほぼ 1 ですが，肺は体幹上部にあることから体幹上部は（48/2−α）%，体幹下部は（48/2＋α）%となり，起き上がりに有利です．

写真の健常者は上肢を下肢方向に進展させていますが，スポーツトレーニングでは手を頭部後方に当てたまま写真のような下肢肢位で動作し，体の無駄な動きを除き，必要な動き，すなわち上半身の動かすべき部分を順次に屈曲させ，支持する下肢は重りとしての役目を積極的に行うため，股関節などの伸展運動で足で床を押さえる動作を行っていると考えられます．

すなわち共動運動は上半身の屈曲と物理学的に下肢を重りとして使うための股関節屈曲の運動を行う均衡的起き上がりあるいは弱い動作です．しかし，協調・協動運動は，上半身の順次屈曲と下肢は股関節伸展・膝屈曲による足部の床押し運動で行う，高度で強い起き上がり動作です．

2 左右に傾斜する歩道の歩き方

車道は蒲鉾型で端を低く造らないといけませんが，車椅子生活の人には日々の苦労になっています．彼女は歩道を歩くといつの間にか車道側に寄り，思わず車道に飛び出しそうになるとのことでした．歩道は車道の側を低く造り水はけを保ちます．両足を均等に動かして歩行を続ければ，誰でも車道の側に寄り車道に出るしかなくなるでしょう．車道の逆方向に，上体を気づかない程度に心持ち傾け，接地時に車道側の下肢を相対的に強く伸展し，車道の逆方向に体を押し上げ，対側の下肢の接地時伸展を幾分緩めて行うことが全く感じずに調整されていて，歩道を真っ直ぐ歩いていけることを，散歩中に経験できます．早い話，歩道を歩く時はやや斜めに車道の逆に向かって歩くと真っ直ぐ歩けます．しかし，考えごとをしながらなど，常に斜めに歩くことはなかなか難しいので，車道側の肩にバッグを掛け，荷物があれば車道側の肘に掛けることで車道の逆方向に体が幾分傾き，真っ直ぐに歩きやすくなります．斜めに歩く意識と，荷を車道側で持ち吊す方法で，歩道は安全に歩けるようになったとのことでした．左右の片側に重量を負荷すると，対側に体を自ら倒す姿勢をとり，負荷側に体が倒れるのを防ぎます．このバランスをとる体の本来の働きを引き出すことで，左右の斜面を真っ直ぐに歩くことができます．

3 修練した武道の型

麻痺が先行していて左側に傾き左に揺れ，これを直すため右に揺れ戻る動作が現われる彼女の歩行においても，左の肩に1 kg程の加重を収めたバッグを掛けることで当初は対処できていましたが，歩行がもつれるようになってきました．学生時代に空手を修練していたとのことで，空手の型をとると何の揺れやもつれなく大股に移動でき，腰が定まっていました．家で空手の型を練習することを薦めましたが，3人の子の母としての毎日を何とかこなしながらも困難になってくる事実を感じている彼女に，実行はあまりしてもらえませんでした．

この修得した動作能力を生かす方法を思案しましたが，試行に至らずに終わりました．

空手など武道の型は独特で，普段の動きと別格で，この独特で別格な動作の型は大脳が吟味しながら修得するもので，型の基本のプログラムとその流れの調整も大脳に納められていて，決められた型の礼でプログラムが始動すると感じられ，そう考えられました．

特別な靴やストックなどの道具とユニフォーム，気合と動作の動きと切り替えしなどの俊敏な動きのすべてが型を構成し，型を決める姿勢の修練が，発病後に行われて修得されていくものであれば，新たな鍛錬の道を回復の途としてもきっと開くのではないかと思いました．

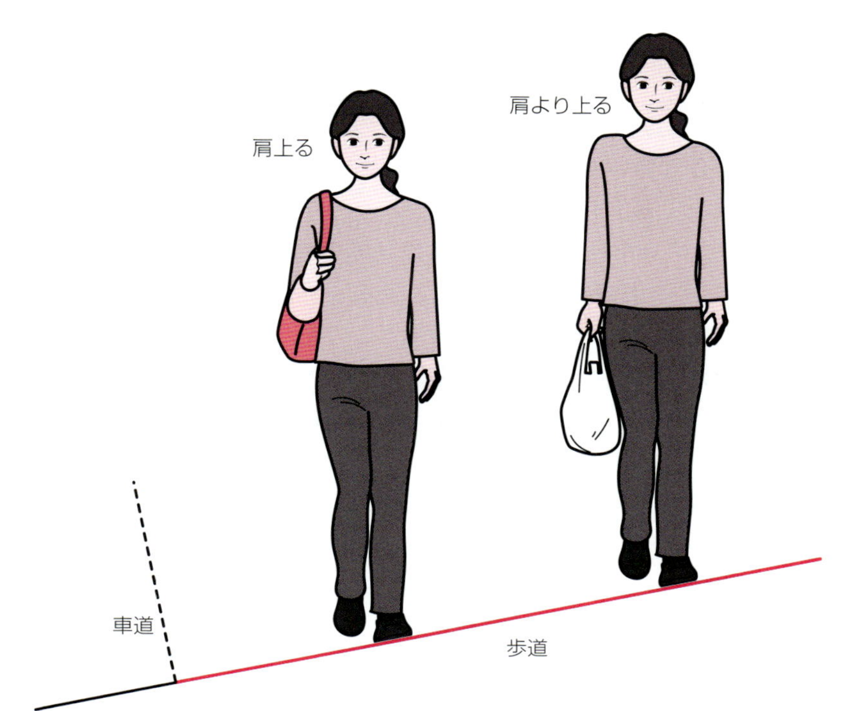

60−①

歩道は車道に向かって下る傾斜です．荷は傾斜面の下側に持つか肩にかけ，傾斜の上に向かって行く気持ちで歩きます．直っすぐに歩くと下に進み，車道に出てしまいます．

重りに抗して体を斜面上に偏位させる反射的運動で斜面下方，車道に出るのが防げます．

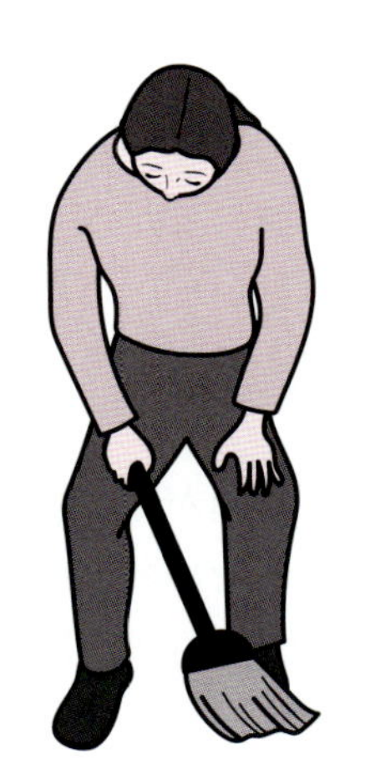

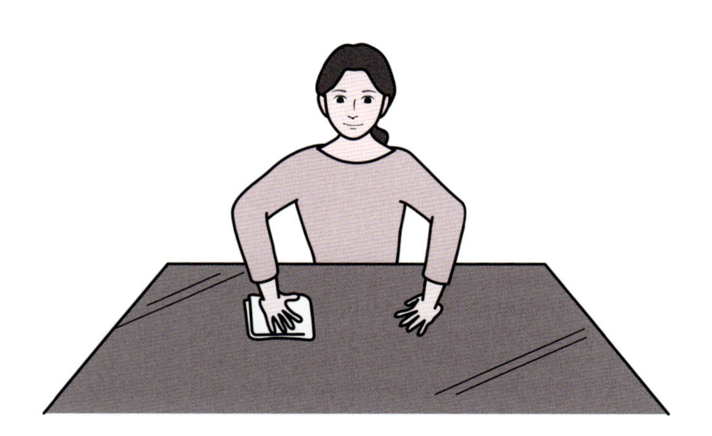

60−②

ホウキで掃く時に，強く掃き正面を越えて左側にホウキの先がいたると勢いあまって上体が右に落下します．右足の前でホウキの先を止めるようにすれば安全です．

60−③

テーブルを外側から内側に向かって拭く時，上腕二頭筋の収縮力でテーブル面を押すように拭きますが，手が肩位置の時，肩と手の間の直線距離が最少となりますので，さらに内側に拭くと上腕二頭筋力で今度は手が持ち上り，上腕の重量を支える力がなくなり，上体が傾倒します．力を上腕三頭筋に切り換えても，正中を越えて左に行けば再び上体重量を支持できず傾倒します．

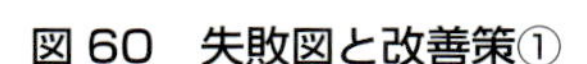

図 60　失敗図と改善策①

4 冷蔵庫を開ける時，扉に顔を当てる

冷蔵庫を開けようとすると，開いてくる冷蔵庫の扉のエッジに顔を当ててしまい，当たらない場合も開いた冷蔵庫の中に顔がのめり込むように入りますと，相談されました.

冷蔵庫を開き最速で中身を見て取り出すには，扉の開く側ほぼ45°の角度に立ち，右手あるいは左手で把手を持って強めに手前・外側方向に引き，冷蔵庫に密着している扉を離して大きく扉を開きます．この時，右手・上肢で手前・外側に引くと力を出すため，左足を軸に体を後方に捻転し，開いた冷蔵庫の扉側の中身を見た後，冷蔵庫の中を見るため左に顔を向け，上体もやや屈曲しながら左に捻転し，扉と冷蔵庫の間の位置に入ります.

上記の短縮では，開けた扉と冷蔵庫の間に顔を入れるとなり，動作のみの抽出では，扉を開けて顔を入れると表現できます．ですから，彼女はこの動作プログラムを端的に実施したのです.「扉をまず開けて，それから中身を見てください」とアドバイスするのは容易です．しかし，そうできれば相談などありません.

「冷蔵庫の扉側横，冷蔵庫の側面に向って立ち，左手掌を冷蔵庫の側面に当て，把手は持たないで扉の縁に拇指と右手掌を当て，扉の前面に4指を着けて外側に押して扉を開けてください．扉を持ったままで開けた扉の内側を見てから，右足を一歩出して中身を探すようにしてはどうですか.」「うーん，冷蔵庫の横にいろいろあるから」「では，冷蔵庫の扉の正面で開く側の反対寄りに立って，冷蔵庫の扉を開けて，把手を持ったまま開く側に一歩動いて，中身を調べるのはどうでしょう」「やってみる」とのことで冷蔵庫の扉に頭を当てることはなくなりました.

一つ目提案の方法は，扉を押し開けるため上肢が伸展して顔が扉に当たらない動作になり，二つ目は中身の見えない扉が顔に迫ってくるため扉を開けてから，中身を見る動作に移るしかなく，そのように運動プログラムが二段階に稼働するようになります．動作は必然的に安全が確保されるように，方法を選択・設定することがセラピー技術と考えています.

5 卵を割ると，殻を断ち切り中身が飛び出す

ボールに家族分の卵を割って入れ，卵焼きを作るのですが，殻がボールの縁で断ち切られ中身が飛び出してしまいます．周りが汚れないようにシンクの内でしますが，半分以上の卵がシンクに流れるので，倍以上の卵を使うしかないと，相談されました．卵を右手指で持ち，ボールのエッジに向けて打ち，殻にヒビを入れ，両手で殻を開けて卵をボールに落とすのが彼女のやり方です．打つ動作が強過ぎるのはわかっていますが，そのように動いてしまうのです．強

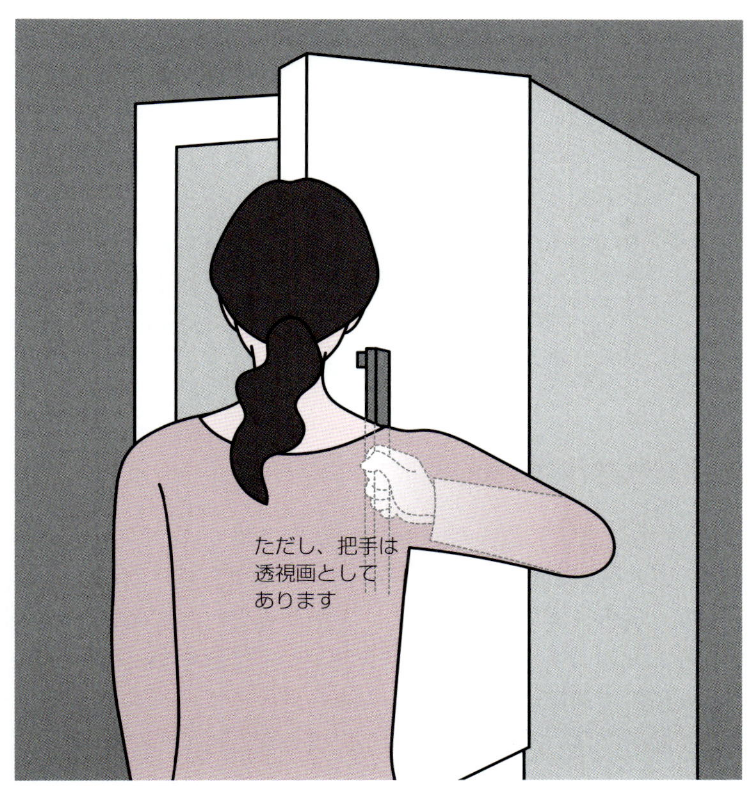

61-①

冷蔵庫の把手を手掌を自身の側に向けて把持し，肘屈曲，肩外転，伸展で扉を引っぱって開けると，上体は反対に前に出ます．

扉を開くのは内容物を見つけて取り出すために行う動作で，このことをしたいと思う意が開く動作と同時に現われ，中に顔を入れようとする動作で，開いてくる扉に顔･額をぶつける結果となります．

対策は，①把手の持手を回内にし，右手で上体の動きを抑制するか，②扉の正面に立ち，扉を開けてから体の位置を移動させるか，③冷蔵庫の側面に立ち，回内で開ける，などです．

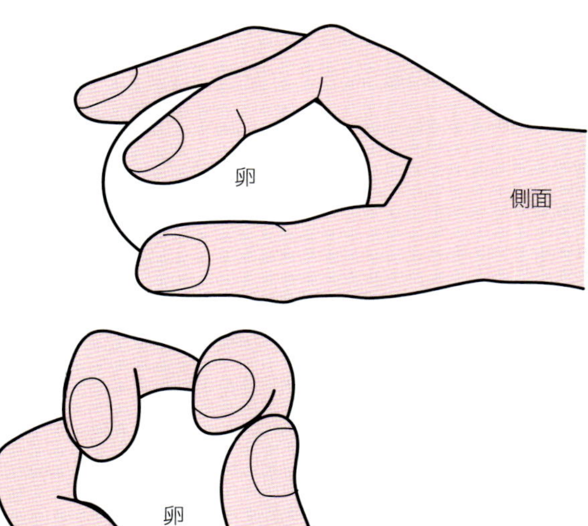

61-②

卵を指腹４指摘まみで持ち，碗の縁にあてると強くあたり過ぎ，殻が切り割れ，卵がシンクに流れ出します．五指全部の指腹をあて，卵が少し出る程度に持ち，ステンレスシンクの丸味のある角縁にあてて殻を割ってから，両手で開けて卵をボールに入れる方法で，残念な結果はなくなり，おいしい玉子焼を子供達に作ることができます．

図 61　失敗図と改善策②

く打ち過ぎ卵をシンクに流し落とし，強く反省し次は彼女としてはほんの少し打ち当てて，それでも半分ほどまでボールの縁が殻に食い込み，何とかボールの中に卵を落とす，この繰り返しで同数の卵は流してしまうのです．彼女の愛情は流しに落ちた卵を家族に食べさせるなど許しません．様々な残念な思いを乗り越え，美味しい食事を家族に日々供しているのです．

「こんなふうに卵を手・指で包むように持ち，流しの縁にトンと打ち当て殻にヒビを入れ，両手で開けてボールに落とすのはどうですか」「え！，こんな風に？」「そう，強く打っても指が間にあり，卵は裂けません」 minimum 一応の自活力が私にあって良かったと思いました．

6 片手も添える円滑な動作

「ご飯を盛った茶碗をテーブルに置く時，ガツンと荒く置くようになり子供も驚き，悲しい」次の人の碗によそうため，右手にシャモジを持ったまま，ご飯茶碗を持つ左手を置く場所にまで伸ばすため，茶碗の高台の指の触れてない部分が強くテーブル面に当りガツンと鳴るようでした．「ご飯を盛ったらシャモジを炊飯器に戻し，両手で茶碗の外側を下から掬い上げるように持ち，そして，テーブルの適切な場所に置いて，両手を静かに碗を慈しむように手を上に円を描くようにして離してはどうでしょう」「味噌汁を椀に入れる時も周りに飛び散るので，椀を手に持って入れると時に手にかかり熱い」「味噌汁を掬って持ち上げているオタマの下から，左手の椀をオタマを包み込むように入れ込んでから，オタマを傾けて中身を椀に入れてはどうでしょう」「鍋のゆで汁を流そうとすると傾け過ぎて中身まで出てしまう」「片手鍋に蓋を当て，蓋で押さえて鍋を傾け過ぎないようにしてはどうでしょう．お茶をていねいに入れる時のように」「かぼちゃを切る時手を切りそう」「かぼちゃは 1/4 に切られたものを買っていると思いますが，濡れ布巾をまな板の上に敷き，かぼちゃの皮側を置いてください．片手を包丁の背に添えて包丁の先をまな板に当ててから，斜め立った刃をカボチャの皮に当て下に下ろすように当て刃を止めてください．背に添えた手を外し刃から離れた安全な部位でカボチャをしっかり押さえて，それから切ってはどうでしょう」下準備をして，動作が一気に行えない方法・ていねいな方法で動作する方法を提案します．安全を確保するためにメインの道具を扱わない方の手（通常は左）を添える動作を行い，一呼吸置いてから本来危険を含む道具を扱う動作を行うことで，危険を回避した一連の円滑な動作として行うことを習慣化してもらいます．

一連の動作の最初と最後の動作が同時に行われるのは，長年の動作の習熟で動作が簡潔化し，時間内で次々と行うことを可能としてきたことが，極大化して現われているとも考えられます．ですから，再び，ていねいな動作方法を取れば，そのように動作が進行する形でプログラムがひとつひとつ順に現われて

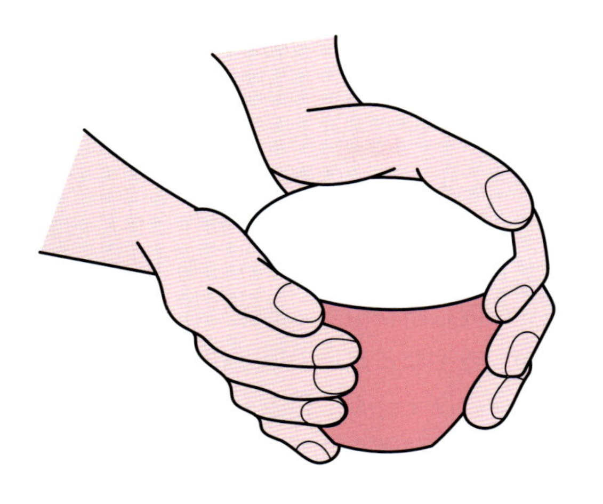

62–①

椀はテーブルの上に置き，右手で持ったお玉で鍋から汁を掬い取り，鍋の上までお玉で持ち上げ，そこで左手を右手に向き合うように添え，椀の中に汁を注ぎ入れます．お玉を鍋に戻し，右手を離します．右手と左手で同時に椀を保持し，椀を家族の前のテーブルの上に置きます．

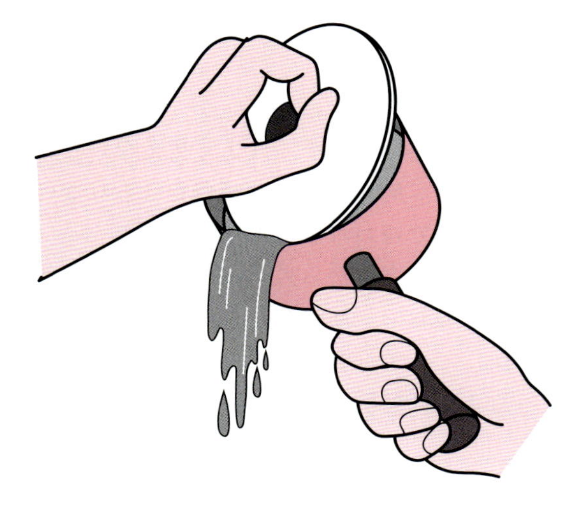

62–②

鍋の中の煮物の水が多すぎて捨てるとき，柄を持った右手だけで流し出そうとすると，鍋を反転させ，中味がすべて放出してしまいそうになるため，左手で蓋をあてると適量を少しずつ流せるようになります．

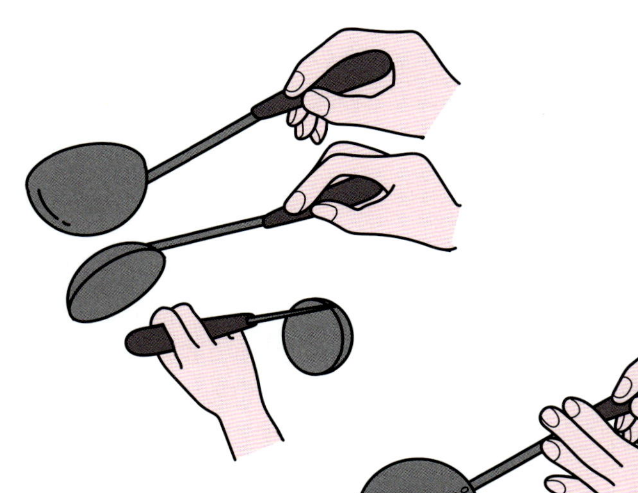

62–③

お玉は通常，鉛筆のようにやや回外位で摘まみ持ち，回内にして汁を椀などに注ぎ込みますが，患者さんは肩の内旋とともに回内させるため，お玉の先が大きく後方に移動して汁がこぼれます．右手を添えることで十分に注ぐ動作ができました．

図 62　失敗図と改善策③

くるようになると考えられます．ていねいな動作は，この動作の次は，このように動作すると意識して行うため，プログラムが一気に流れないのかもしれません．意識が動作を確実に行うための必然としてなされるようにすることが，ポイントと言えます．すでに，何度か述べたように，注意して動作してくださいと指示しても，それは必然になりません．手を添えるなど，動作自体に注意することが強く入り込んでいて，注意が必然に喚起されるように動作方法を選択します．動作の仕方と注意の集中が，強固に結びつき，的確に注意を集中して行う一連の動作で構成されているのが，空手など武道の型と技だと思われます．舞やお茶の行儀作法，様々なスポーツのフォーム，和服を着て制限が加わる中の躾られた美しい仕草に，実は安全確保が強調されて，意識しながら動作を一つ一つ進めるという動作方法の集大成があると考えています．

7 エスキモーの雪メガネ

字を読み書くとき，子供が学校で使う小袋を縫う針が，うまく見えないと相談されました．複視ではないようなのですが，集中して焦点が合わせられないとのことでした．近視や乱視ではないと眼科で言われたとのことでした．

イヌイットの人々は雪原上，紫外線が様々な方向から目に入る環境で，蒲鉾板程度の大きさの板などの両目の辺りにおのおの一筋の細いスリットを横方向に空け，これをメガネのように掛けて猟にでます．スリットを通過する光は絞られて遠くのアザラシの像を抜き取ったように鮮明に網膜に写すと，34 歳頃に運転中のカーラジオで聞きました．

比較的堅牢な黒い紙を眼窩の幅程度に長方形に切り取り，両目の前に 1 mm 程のスリットを空けたものをかけてもらいました．落ち着いて字が読め，書くのも楽で，針に糸も通せて縫うことも楽にできるとのことでした．メガネに黒のスリットを付けたものも試しましたが，メガネの縁から入る光で焦点が合いにくいとのことで，この紙の物が実用でした．喜んで，家でも使ってくれていましたが，ペンの操作がしづらくなったこと，子供の心配と同情が増したことなどから，やがて使用しなくなりました．

目的に焦点を合わせて，集中して作業・動作を行う間，周辺視野に映る像は明確には意識されませんが，粗な像が映ると脳は緩くマークし，何か危険などの物や動きが映ると，即座に焦点が移動して適切に対処すると考えられます．患者さんは周辺視野の像に意識・注意を散乱されて焦点を定めておけず，焦点が移動し作業の遂行がむずかしくなっていたと考えられます．

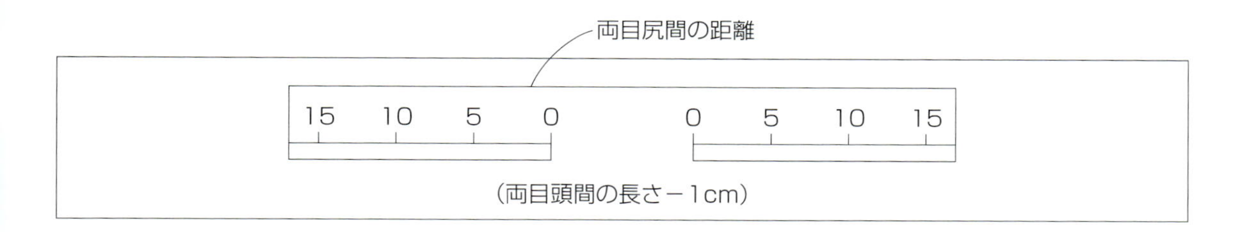

スリット長を内側から 10 mm 程にする程周辺視野は除かれる

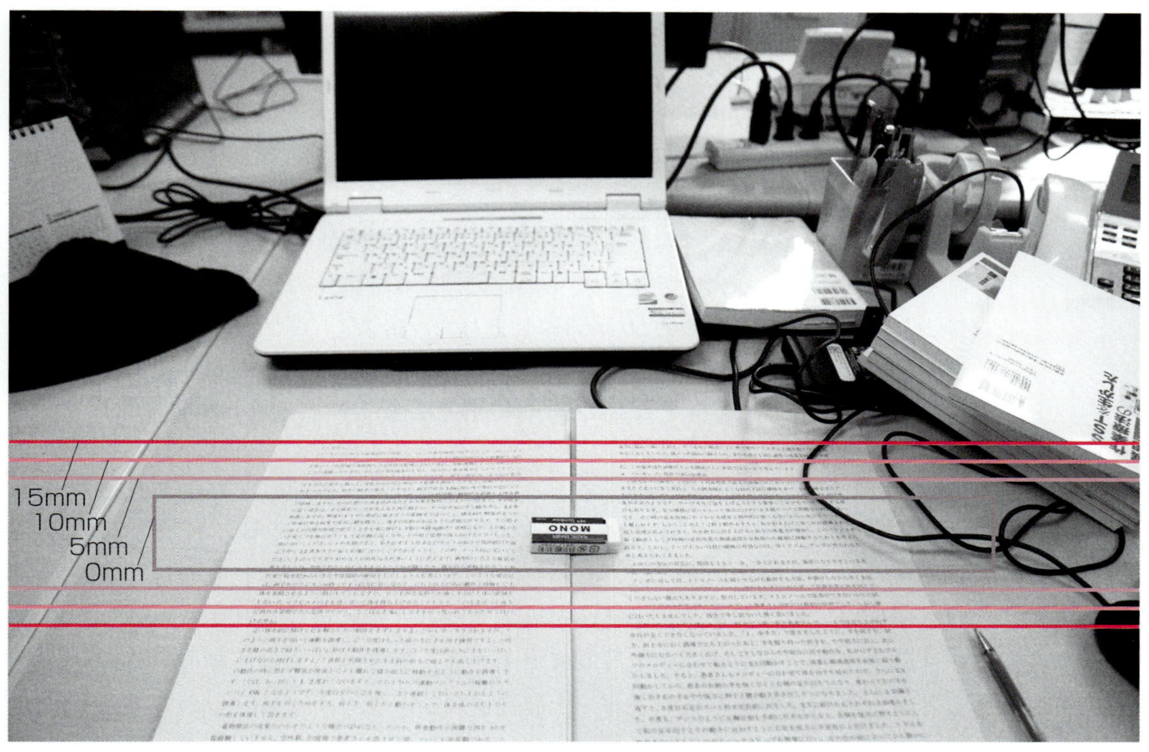

図 63　雪メガネ

雪メガネはイヌイットなどの人々が，雪原・氷上の狩りで用い，紫外線の目への入射を抑制し，対象物を鮮明に見るためのメガネで，板で作られます．周辺視野の映像に反応し，縫い物，書字がしにくい患者さんの周辺視野を制限し，焦点対象物の映像のみを鮮明化させるために応用しました．周辺入射光も制限するため，黒のケント紙で作りました．目に光を入れるためのスリットの幅は 1 mm で，スリットの長さは，両目尻間の距離ですがスリットの幅を保ったため中心は除きました．メガネなしの全景とメガネ着用時に見える範囲をスリット長を内側から 0 mm，5 mm，10 mm，15 mm の時について明視の距離で示しました．

3 空手の型の利用例

外傷性の頭部外傷後の左上肢麻痺の患者さんで感覚障害もありましたが，上肢，手指ともに brunnstrom の stage Ⅵでした．失調症状様の不随意運動があり，自身の顔の正面で手指を伸展すると，PIP と DIP は伸展しますが MP は屈曲し，小指でその傾向が強く MP 屈曲 90° となり，力を抜くように指示しても意識するとすぐには力が抜けず，上記手指肢位を保ちその間は緩やかに回内と回外の運動が運動域 15° 程度で生じます．指先で肩に触れてから上肢・手指を真上に伸展・挙上する運動では，肩に触れるために屈曲していた手指を伸展させる時に，爪の背で頬をこすった後やや揺れながら上肢が伸展し，この時は頭上において手指は MP も含めて伸展できます．セラピストの手掌を，拳で打つため上肢を正面前方に伸展すると，手関節背屈 60° で MP 屈曲 60° ただし小指のみ MP 屈曲 30° の肢位で拳を作り，手掌に当てます．

空手の型による正拳打ちを正しく行うように，開始動作，最終の当てた動作，肘で脇をこするように開始位に戻す動作の，3 点で動作の型を徹底的に正しく修正し学習を進めるため約 50 回訓練しました．結果①，開始肢位は回外位で手を脇まで後方に外旋位で引き，拳を当てた動作では肘伸展・回内位で手関節が軽度掌屈位となり，手指が正しく握られ，体の捻転と肩内旋とほぼ完全になり，戻す動作では肘が脇から離れず肩内転位が保たれ，内旋から外旋そして回内から回外に移る動作が円滑に行えるようになりました．結果②，顔の正面で手指を開くと過度の力が入らず普通に指が伸び，MP 伸展 PIP やや屈曲 DIP 伸展の形を保つことができるようになりました．また，肩に指で触れてから真上に上肢と手指を伸展させる運動の軌跡が直線となり，揺れは見られませんでした．

片麻痺ではありませんが上肢麻痺ですから，痙性あるいは協動運動の観点からとらえるべきでありましょう．上肢伸展にシンクロナイズするので手関節が過度に背屈し，一方で手指はほぼ完全に伸展できたと考えられます．目の前で手指を開く時に肘関節は屈曲し，肘の屈曲とシンクロナイズして指伸筋の働きが抑制され，浅指屈筋などの活動もあり MP は屈曲し，伸ばす意思が骨間筋や虫様筋の活動に現われ PIP と DIP が伸展していたと考えられます．

空手の型は，痙性パターンを切って分離を促す，高度な動作の組合せパターンで構成されていると考えられます．

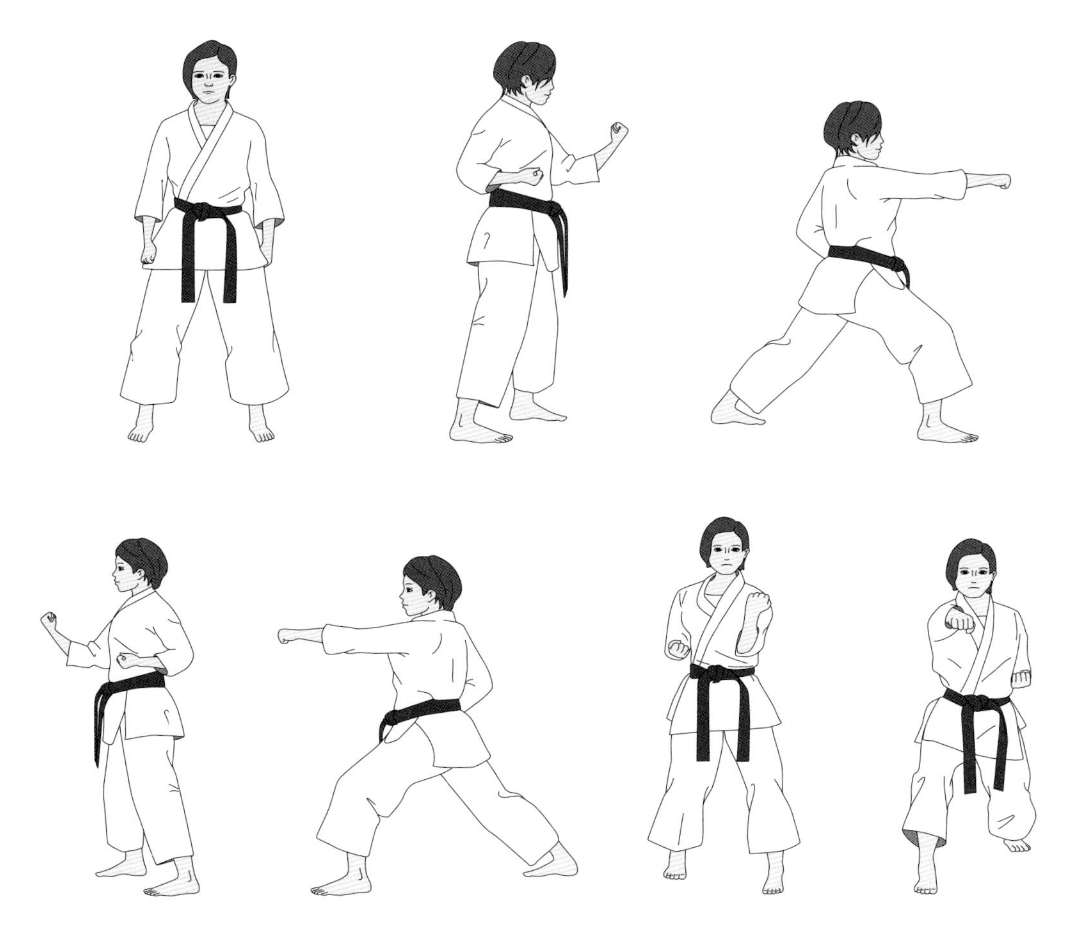

図 64　空手の型の利用

空手の型を順次に行う間に立ち位置が移動していきますが，この間はまったく失調とならずきわめて安定した移動が可能でした．

姿勢変化に応じたバランス動作のバージョンと危険回避

1 姿勢とバランス動作のバージョン

失調症の患者さんの中には，寝ていて起き上がった時，座っていて立ち上がった時，一方を向いていて突然呼ばれた時などに，目が回ったようにグラグラするという人がいます．

「寝ている時と座ったり立ったりした時では，重力のかかり方が違いますので，頭の働きを寝ている時用から座った時用に，まあバージョンチェンジしないと全身がスムーズに働かないようです．ですから，このチェンジにちょっと時間が必要になっていて，でも10秒とか20秒とか長くても1分程座ったままでいれば収まって，その後でしたら立ち上がってトイレにいけませんか．もっとも夜中だと脳も半分寝ていますから昼間よりも時間が延びます」と説明しますと，「そうです」と多くの患者さんはご自身の症状を納得して安心します．「そう，それじゃ別にまた病気が悪くなるわけではないのね，安心した．今日からおたおたせずに，ゆっくり待って落ち着いたら立って歩くわ」「風邪を引いた時など体調がすぐれないと，時間が延び，目の回りかたが強いと思いますが，慌てず待ってみてください．しかし，程度が違うなと感じる場合はもちろんお医者さんを受診してください」多くの患者さんは，バージョン切り替えの時間は短縮し，目が回る程度も軽減してくるようです．

突然の呼び止めで，目が回るように感じるのは聴覚で感知した向くべき方向と視覚で現在向かうべき方向との差に，運動としての振り向きと現在の進行の調整が瞬時に行えないことの結果，逡巡動作ともいうべき方向の異なる動作の調整混乱がめまいという感覚表現として認知されるのではないかと考えています．いずれにしろ，「人に呼び止められたり，物を落としてすぐ拾おうと思ったりしたときは，必ずいったん止まって，それからゆっくり足で歩いて方向を変えて正面に見て，そして話してください．絶対にすぐ振り向いてはいけません．その人の都合で声をかけてきたのですから，あなたはあなたのペースで動いてください．いままでのあなたではないのですから，新しいあなたとしてあなたらしく落ち着いて行動してください．落としたものは，もう落ちてしまったのですから，どんなに急いでも落ちた物なのですから，第一，転んでまで拾わなければならない物は無いのではないでしょうか．落ち着いて，ゆっくり安全を

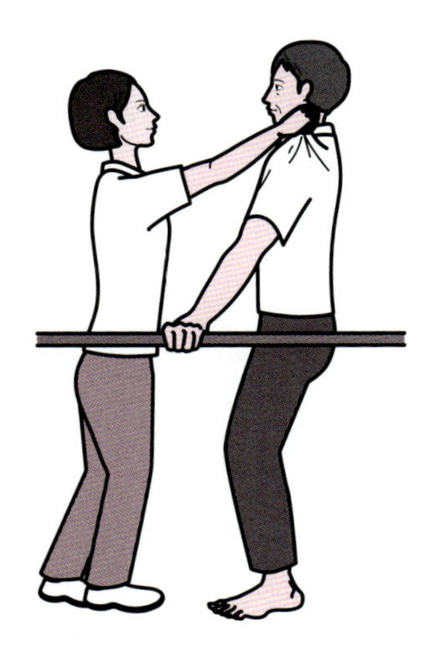

65–①

患者さんのパジャマの襟を上に引き上げるように持つと，パジャマと上体の皮膚の擦れる感覚が脳に入り，その感覚で体の前後の傾きや揺れが感覚でき，その上体の皮膚感覚で平衡バランスを制御できるようになっていきます．

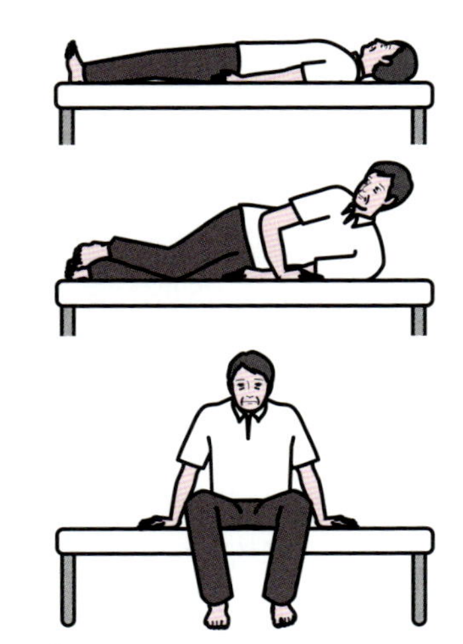

65–②

臥位・起き上がり

立ち直り反応を確実に用います．図のように目，顔を動作していく方向に向けていかないと起き上がれません．

端座位

両足底を床に接地させ，床から離れないように上体をやや前傾させる動作を行うことで，後方重心を改善していきます．

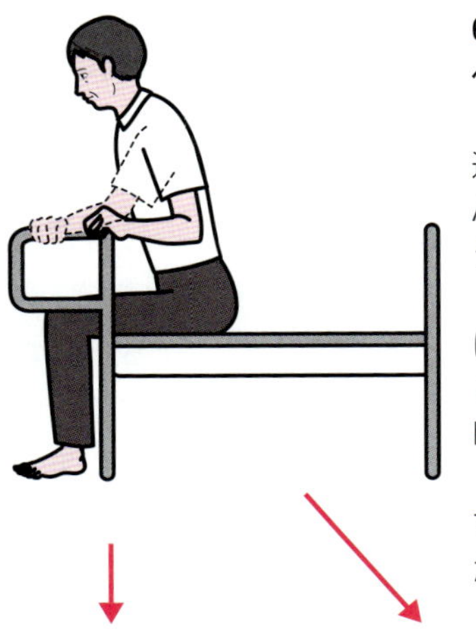

65–③

ベッドからの立ち上がり

ベッド柵前方の場合と通常のベッド柵の場合

A．手に体重を乗せるように立つ場合

重心が足底支持基底に入り，足底全体で接地します．

B．手で引っぱった場合

重心が後方に残り立ち上がれません．足趾部が浮きます．

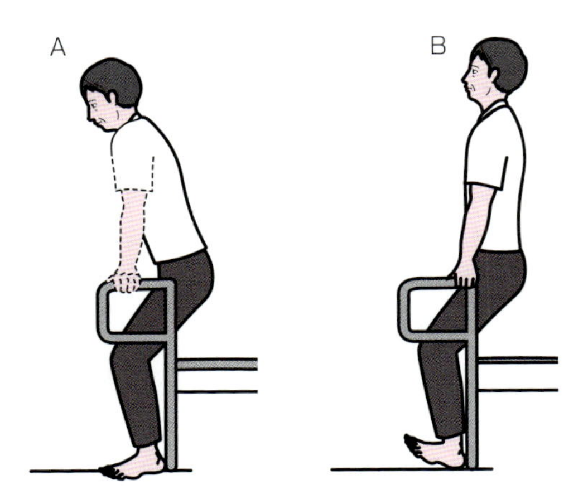

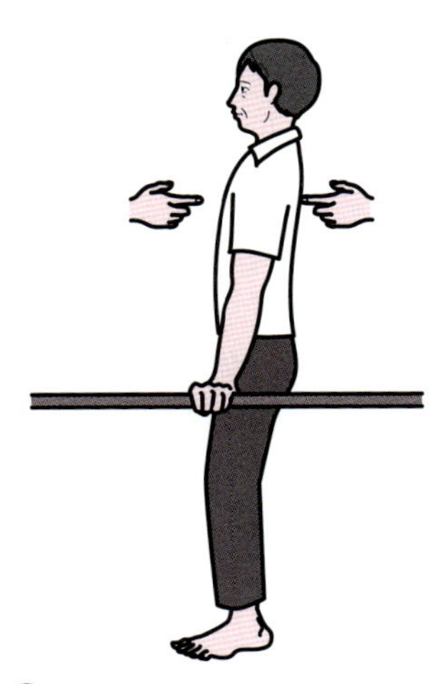

65–④

直立して前後に揺れるようであれば，胸の前後にセラピストが指先を出し，わずかに患者の体から離すと，前後の指に体が当たらない範囲に揺れを収めてくるようになり，直立し，揺れなくなります．

図 65　姿勢の変化に応じたバランス動作

確かめて拾ってください」個人の習慣ですから，なかなか修正はむずかしい面もありますが，転倒の危険があることを十分に認識していただくまで，実習・練習を交え時々に尋ねて確認を深める必要があります．

2 前庭器の障害例

30代の突発性難聴で発症当初は起き上がる時に目が回り，座位はつかまっていなければ揺れて保てず，吐き気を伴っていました．3週間後担当セラピストの依頼で診療しました．

車椅子で背もたれに寄りかかり，坐位からセラピストの片手を患者の胸に当て他方の手で腰部分のパンツを持って介助し，平行棒につかまり立ち上がると上体が前傾し膝関節を伸展させつま先立ちとなり，つんのめるのを平行棒を持つ両手で支えながら，前後に揺れていました．仙骨部を支えて胸の前に当てた手を後方に押しながら踵で立つ状態に誘導すると，頭頂が5 cmほど揺れながら立位を保っていました．ゆっくりと座るよう指示しながら誘導し車椅子に着座しました．会話をする時には，セラピストの顔を見ながら，自身の話を肯定するように頸を細かく縦に振りながら話しました．「会話をすると少し目が回り吐き気がしないですか」と尋ねると，「誰にも言わなかったがその通りで，会話が長くなると後で疲労し気持ち悪く何もできないと思えるようになる」とのことでした．内耳・前庭器の障害に，前庭動眼反射の障害も加わり，体位変換や日常生活の様々な動作において目眩と吐き気が伴い，自立した動作が障害されていると考えられました．

病前の立ち上がりの形，前方に両足を接地させ膝関節90°以下の角度で立ち上がるため，上体の前傾の速度が増し，立ち上がる時の前方への動きを過度に誤感知した前庭器の情報に対応し，体を前方に過度に傾け両足のつま先でその動きを抑え，両手で体重を支えて前方へのつんのめりを止めますが，対応した頭・体の後方への動きを前庭器が過感知し，再び前方に動かす，この繰り返しで頭部が前後に揺れ，つま先立ちで必死に立っていたと観えました．立ち上がりの｛立ち｝で平行棒を握った両手を見て顔を下にして両手で平行棒を引っ張り，｛上がる｝でやや上方を見，「つま先立ち」ではだいじょうぶかとつま先を見るため，目とともに前庭器も上下に動き，視覚と前庭覚の情報の対照・一致が困難となり，目が回り動揺すると考えられました．ここまでが「診」，症状を観察し，何故かを考え，どのように訓練すれば改善するかをイメージする段階です．そして次に述べる「療」，セラピーに移ります．セラピーを行いながらも，診て，より有効にセラピーを進めていきます．「診」と「療」は分けることはできますが一体となって診療を進めるのが筆者における実際です．

数分の休憩の後，臀部を座面前部に移し，座面の下に踵が入るほどまで両足を後方に引き全面接地させ，両手を膝上に置き端座位を保った後，肘関節90°

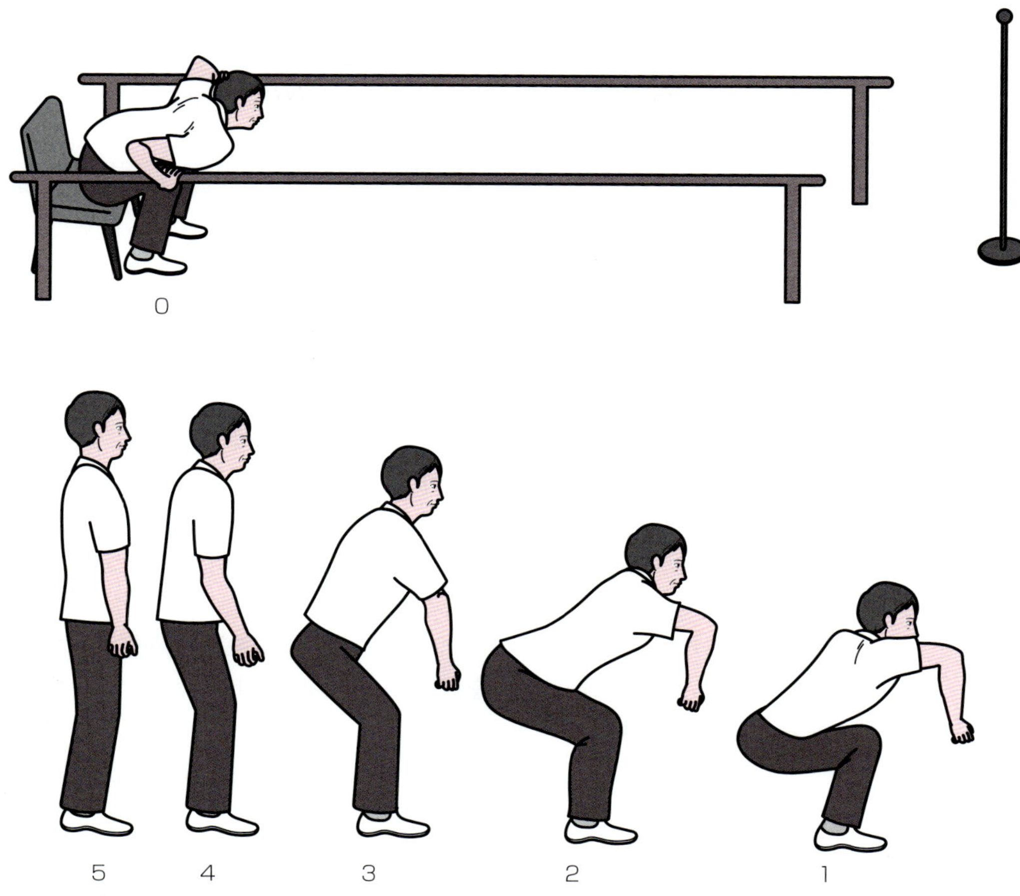

図 66　平行棒を使用した訓練

0：まず体を十分に前傾して足に体重をのせますが，顔をなるべく立て，目で前方の目標を見ます．
1：体重を足にのせ腰を浮かせます．手は支えるだけで体重はのせません．
2：目標を見たまま体を起こし始めます．手で押し上げないようにします．
3：体をほぼ立てます．
4：下肢を伸展させていきます．
5：体を起こし，肢を伸ばし，ここで止めます．

↓

安定したら完全直立にいたります．

程度の屈曲で比較的体に近くで平行棒を持ち，体をわずかに前傾させ前を見ながら上方に立ち上るようにステップごとに指示して行ってもらいました．足部全面接地で立位保持し，頭頂は5 cmほど揺れましたが，それほど目が回る感覚はしないとのことで，20秒ほど立位を保持した後，静かに座面に浅く着座してもらいました．1分ほど端座位を保持した後，再び上記のように立ち上がり，立位保持し，今度は座る時に両手を膝の上に置き座りました．さらにもう一回上記の立ち上がりと着座をした後，深く着座し背もたれに寄りかかり休みました．

休んだ後，立ち上がり，平行棒で半足長づつ左右2歩前進し，その位置まで進めた車椅子に着座する動作をステップごとに指示しながら行ってもらいました．体が前につんのめることもなく，前方を見ながら歩けましたし，立っている時の揺れ以上の揺れはないようで，目が回る程度も，立位時より強いことは無かったとのことでした．

立位を保持した後，360° 左方向に方向転換する動作を，今回もステップごとに指示しながら行う動作をしました．まず左を見て，左に30° 顔を向け，左足に体重を移し，右足を半足長前左側に出し，右足に体重を移し，左足を半足長後右側に引く．さらに左を見て，顔を向け，右手を左の平行棒に移し，と動作した時点で不安からか腰を左平行棒に当て上体を支える動きになりました．右足をやや左前方に半足長出す動作では，やや左寄りで半足長より長く出して，体全体が左平行棒寄りのタイトな位置になり，左後方右側に半足長引く動作ではできずに踵で左に少し回転する動作となって大きく体が揺れました．セラピストは胸に当てていた手で病衣の胸倉を掴み，腰の位置でもパンツを掴み，介助を確実にしました．左手を右平行棒に移し，車椅子を見て顔を車椅子に向け，右手の位置をやや車椅子方向に進め，右足を少し引いて動かし車椅子に向け，左足を車椅子に向け半足長前進させ車椅子に向け，その位置で立位保持しましたが，当初の左側で現在の右手側の平行棒に寄った位置でした．数秒立位保持した後，自ら左方向に横移動し車椅子の正面に立ちました．そして再び残り180° 方向転換を行うことにしました．再び左側に，目，顔を30° 程，右足を左側前方に半足長，右足を左側後方に半足長，目，顔，右足，左足，目，顔，右手を左手側の平行棒に，右足，左足，目，顔，左手で後ろ側の平行棒，右足，左足と順に動かし臀部を車椅子に向けた立った位置に戻りました．しかし，この間に再び左足をやや回転させ大きく揺らぎましたが，両手位置と体位置の関係で危険範囲とはなりませんでした．そして，車椅子に座り休みました．

休む間に，動作の手順を必ず踏み，その段階，段階ごとに，まず動く方向に目を向けてその方向を見ながら顔を向け，顔が向いた方向に手を動かして体を向け，その体の向きに合わせ足を向けていくこと．目の動きの範囲は顔を動かさずに見える範囲に止め，不十分なら一度顔を動かした後に再び目を動かすようにしないと危険なこと．後ろから声を掛けられたりしても急に振り向けば転

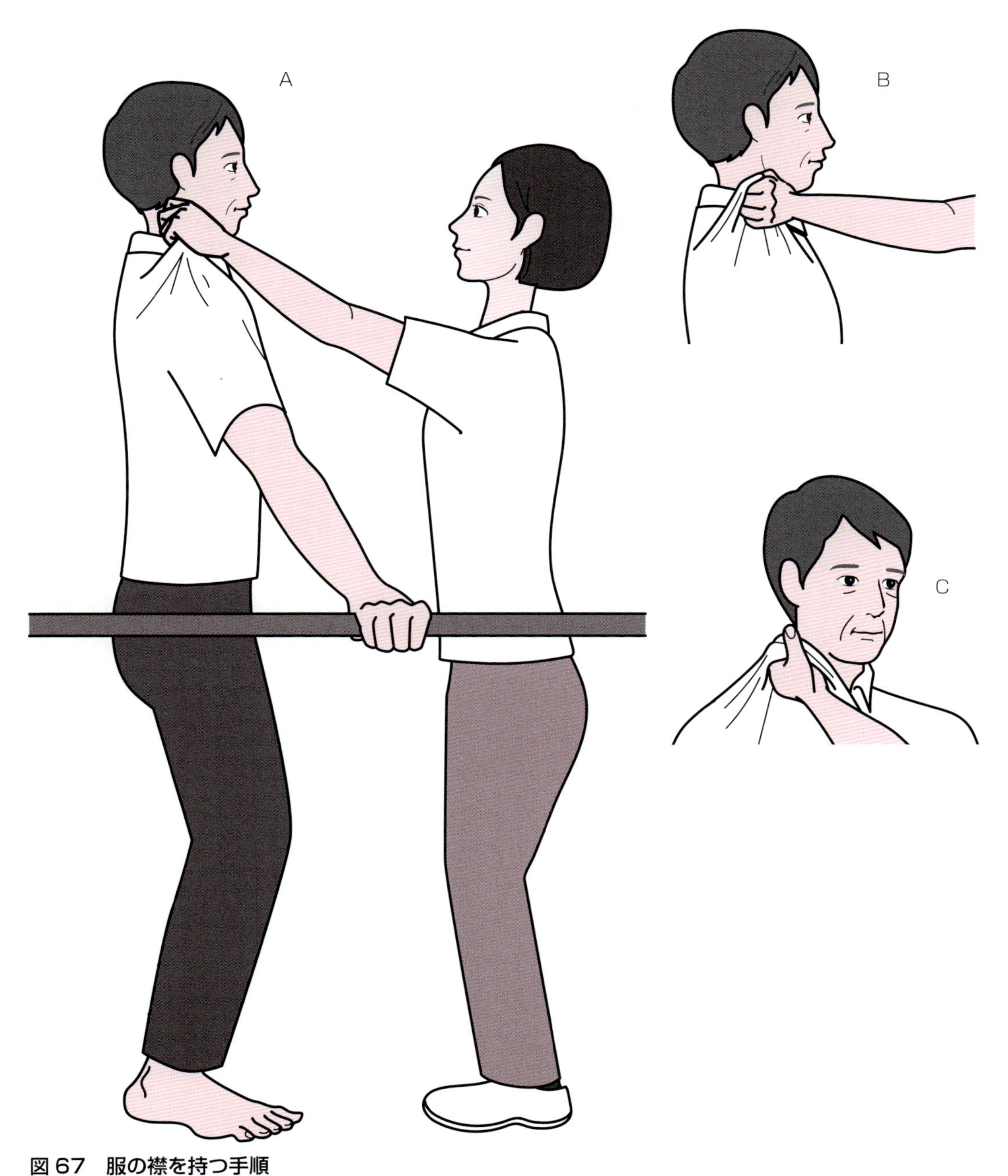

図 67　服の襟を持つ手順
まず両襟を回外位で持ち（A），中間位として（B），耳の高さまで上げます（C）．

倒する危険があること．そのように少しずつ慣らしていけば相当に回復しできるようになってくること．視覚情報に合わせるようにすることで前庭器からの感覚情報の利用を，実際の適切な体の動きでフィードバックして，安全範囲に適応化していくこと．目眩や揺れを抑えていき動作が円滑にできるように大脳を使うことが訓練であり効果を得ることができること．回転運動はスピードがあまりなくても方向変化が加速となり，現在はついていけないのでしばらく留意して行わないこと．今は段階ごとに動作をして，その時の感覚の適正な活用・処理を脳が行えるようにして覚える必要があることを説明しました．

前方の目の高さの印を見続けながら，覚えた方法で立ち上がり，平行棒を軽く持ち半足長づつ重複歩を3回行い前進し，そこで180°方向転換をして，車椅子の前に戻り，再び180°方向転換し，両手を両膝に置き，静かに着座する動作を行いました．セラピストは最初の方向転換の時に患者に触れましたが，他の動作の間はセラピストの両手を患者の胸と臀部近くに位置させていましたが，ほとんど触れることはありませんでした．目が回る感はあまりなく，恐怖と吐き気は無い状態で動作を終えたとのことでした．

この間に，方法を理解して覚えた担当セラピストによる繰り返し習得訓練が実施可能となりましたので，この日の25分ほどの訓練を終えました．以上，筆者が実施した1回のセラピーの実際を例示しました．

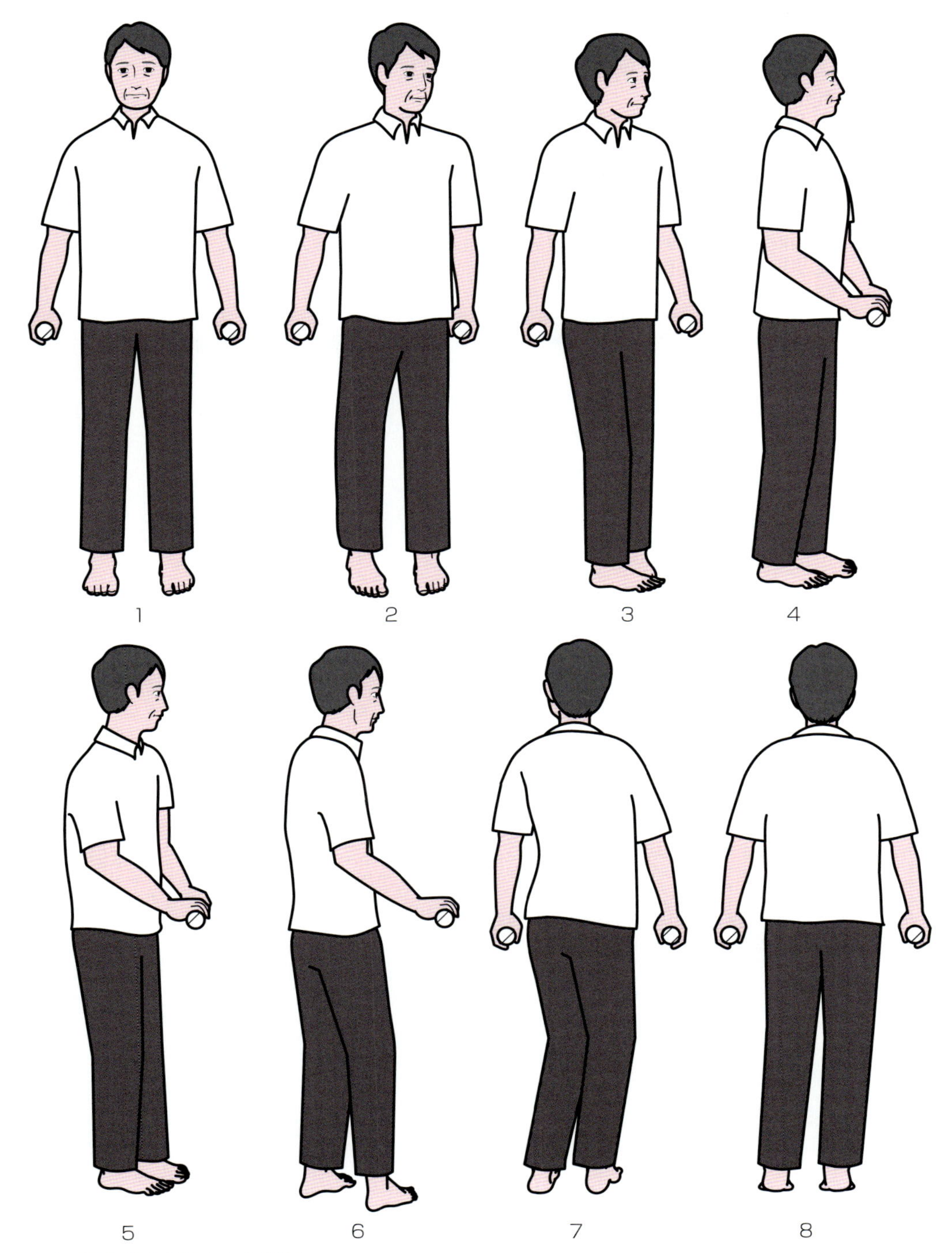

図 68　平行棒を使用した訓練②
1：平行棒を持って直立します．
2：まず目顔を方向を変える側に向けます．
3：左足を 45° 向く方向に変えます．
4：右足を 60° 向け，目と顔をさらに向け，左足を 90° 方向を変えます．
5：両足を 90° 方向を変えます．
6：顔をさらに 160° ほど向きを変えます．
7：右足，左足と 145° 向きを変え，顔を 200° ほど向きを変えます．
8：1 を後ろから見た形に移ります．

▶引用文献

1) 田崎義昭，斎藤佳雄．ベッドサイドの神経の診かた．第13版．南山堂，1989，pp126-139.
2) 北亜希子，進藤浩美，川上直子，川北慎一郎，生田宗博．失調を呈した症例に対する誘導介助法による ADL 訓練．作業療法．2001，20（4）：359-365.
3) 生田宗博．片麻痺能力回復と自立達成の技術．三輪書店，2008.
4) 坂井麻子，松田志保，大野亜紀子，藤井博之，生田宗博．重度失調患者への動作再獲得のための段階的な誘導介助方法．作業療法．2006，25（6）：530-538.
5) 澤田雄二．基礎作業学．協同医書出版社，1990，pp91-138.
6) 生田宗博，立野勝彦．垂直荷重力の測定による椅坐位からの立ち上がり動作の解析．リハビリテーション医学．1992，29（3）：199-209.
7) 中村隆一，齋藤宏，長崎浩．基礎運動学．第6版．医歯薬出版，2011，pp332-336.

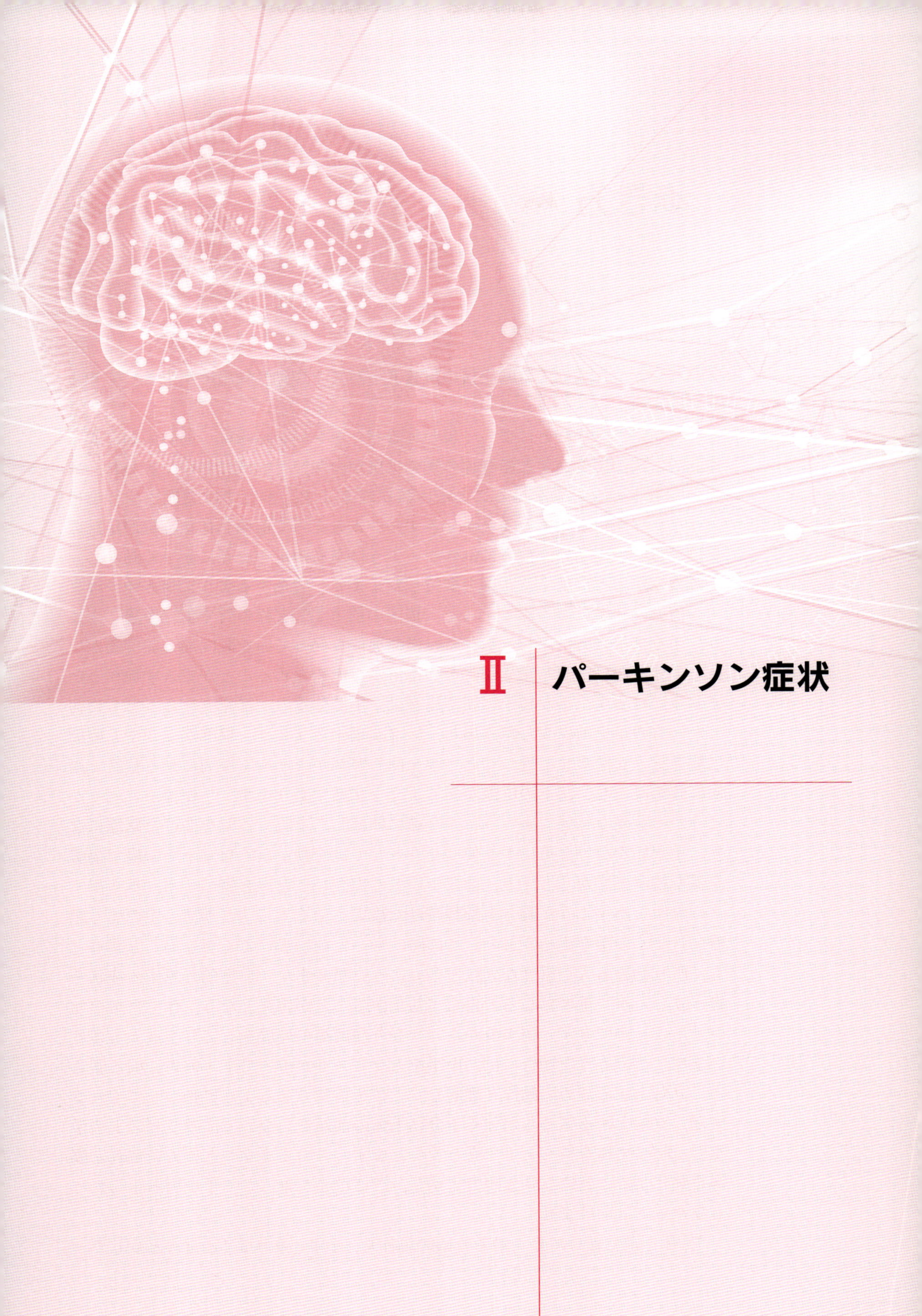

Ⅱ パーキンソン症状

01 歩き方

パーキンソン病は大脳基底核の黒質ドーパミン作動性細胞の疾患として知られています．

パーキンソン病などによって現われるパーキンソン症状は，筋の固縮により他動的に関節を動かすと鉛管様の運動抵抗が全関節可動域において表われ，自動運動も十分な可動を得ることが困難になります．歩行では突進様歩行を呈し，なかなか歩き始めることができず，つま先立ちで前傾し体重心線が足趾の先に至ると歩き始め，前方に倒れないように左右の足を交互に素早く動かし，足趾のみが床と接地する状態を維持したままで，突進するように歩きつづけます．前方の椅子に座ろうとすると，椅子の前方 1.5 m 程の所で歩行が急に止まり，手を椅子の方に出し，歩行時ほぼ伸展位を保っていた股関節と膝関節が屈曲し上体を曲げ前傾しますが，その位置から歩を進めることができず数秒とどまりつづけます．手が椅子に届く場合は，手で体重の一部を支えるとともに何とか一方の足を前に少し踏み出し，1，2 歩前進しますが，臀部がようやく座面に届きそうな距離まで近づくと，腰を回し臀部がようやく座面に乗る程度で座面に腰を降ろし，落下の危険があるような状態で座ります．手が椅子に届くかどうかの危険な状態で座ろうと手を前に伸ばし，下肢・体幹を曲げた状態になり，手が届かないと更に手を伸ばそうとして足が動かなくなり，その場で姿勢を保ち続けますが「もっと，前に歩いてください」と声を掛けると，歩き出すような手を出すような動きを数秒続けた後ようやく 1，2 歩，歩き，手の届く距離に近づくと手を出そうとし，この時「もっと前に歩いてください」と言っても，座り始める人が重度な人ほど多いように思えます．典型的と思える症状を書きましたが，重度になると自ら立ち上がることが困難となり，体を自ら前傾させることができず，椅坐位からいきなり膝関節の伸展をしてしまう人も多くいます．このような場合には，両手をセラピストが持って下・前方に引っ張ると，立ち上がるための動作と理解して上体を前傾させるように動かしてくれますが，立ち上がる気持ちが強く十分に上体の前傾をしないで，セラピストの手を引っ張って体を持ち上げて立とうとします．このまま立つと後方に倒れる姿勢を強化することになり危険ですから，ここは心を鬼にして手を引っ張られても立たせてはいけません．

①「体を前に傾けて足を触るための動作を，まずしますよ」と言うと少しガッ

表１　パーキンソン症状（4大徴候）

振戦	合わせた手指の先がふるえる.
固縮	筋緊張が屈筋・伸筋ともに亢進し，他動的関節運動に持続的抵抗を感じる.
動作緩慢	動作がなかなか開始できず，重度になると無動となる．しかし，よく観察すると，その動作の開始動作のStartとStopがきわめて短い時間間隔で繰り返された後，目に見える動作になり現われる.
姿勢保持障害	直立位がとれず，立位では円背・前傾・踵接地のないつま先立ち，上肢前向で屈曲.

表２　パーキンソン症状の人の動作特徴

同時に2つの動作を行うことの困難

- 歩行しながら財布からお金を出そうと思うと歩行が止まる.
- 歩いていて椅子に座ろうとすると歩みが止まり，その場で椅子に座るための腰をかがめる，手を出すなどの動作が現われる.
- 狭い通路を歩く時には私達も，壁に体を触れないように注意しながら歩きますが，これは歩くプログラムと壁に触れない動作のプログラムが同時に稼動するのです．パーキンソン症状では同時にプログラムをうまくミックスして1つのプログラムにできないためか，歩行が停止し，ようやく一歩出ても再び二歩目で止まる状態.

随意性が高いあるいは意識が強いと思える動作が優位に現われ，相対的に随意性が低いあるいは自動性が高い動作が現われにくい.

- 方向転換では，方向転換しようと思い続けるが，実現するための足の動きは小刻みとなり，10数回の小刻みな方向転換動作を行い続ける.
- 立ち上がりでは，重心移動・支持のための前傾動作が現われる前に上体を上にあげる下肢伸展動作が行われ，後方に倒れる.

動作プログラムが高速に流れるが，全体を構成する各段階のプログラムが確実に行われにくい.

- 歩行では離地動作をすると離地の動作の型から接地の動作の型に変化する前に離地の動作の型のままで即接地の動作が行われる.

カリされますが，そのように両手を引いて運動を誘導し，②「今度はもっと前の方に手を出す練習ですよ」と両手を膝の高さで前方いっぱいに伸ばす動作を誘導します．③「今度は前の方に手をいっぱいに上げながら伸ばしますよ」と体幹を前傾させたまま斜め前方で頭よりも高く上げます．この動作の時に思わず臀部が座面から少し離れて膝が前方に移動するように動作を誘導します．「では，も一回」と1，2度行いますと，立ち上がりの運動プログラムの稼働がスタンバイ OK となるようです．今度は①から②を強く，③と連続して行い，立ち上がるように誘導します．両手を引く方向を下方，前下方，前上方と動かすことで，体全体の立ち上がりの形を体現してもらいます．

薬物療法の成果なのかそのような機会が訪れなかったのか，摂食動作が困難な例を10年程経験していません．急性期，回復期で患者さんを診させていただいていても筆者が非常勤であることにも因るのでしょうか．本書では ADL の制限に大きく関与する歩行について主に述べます．

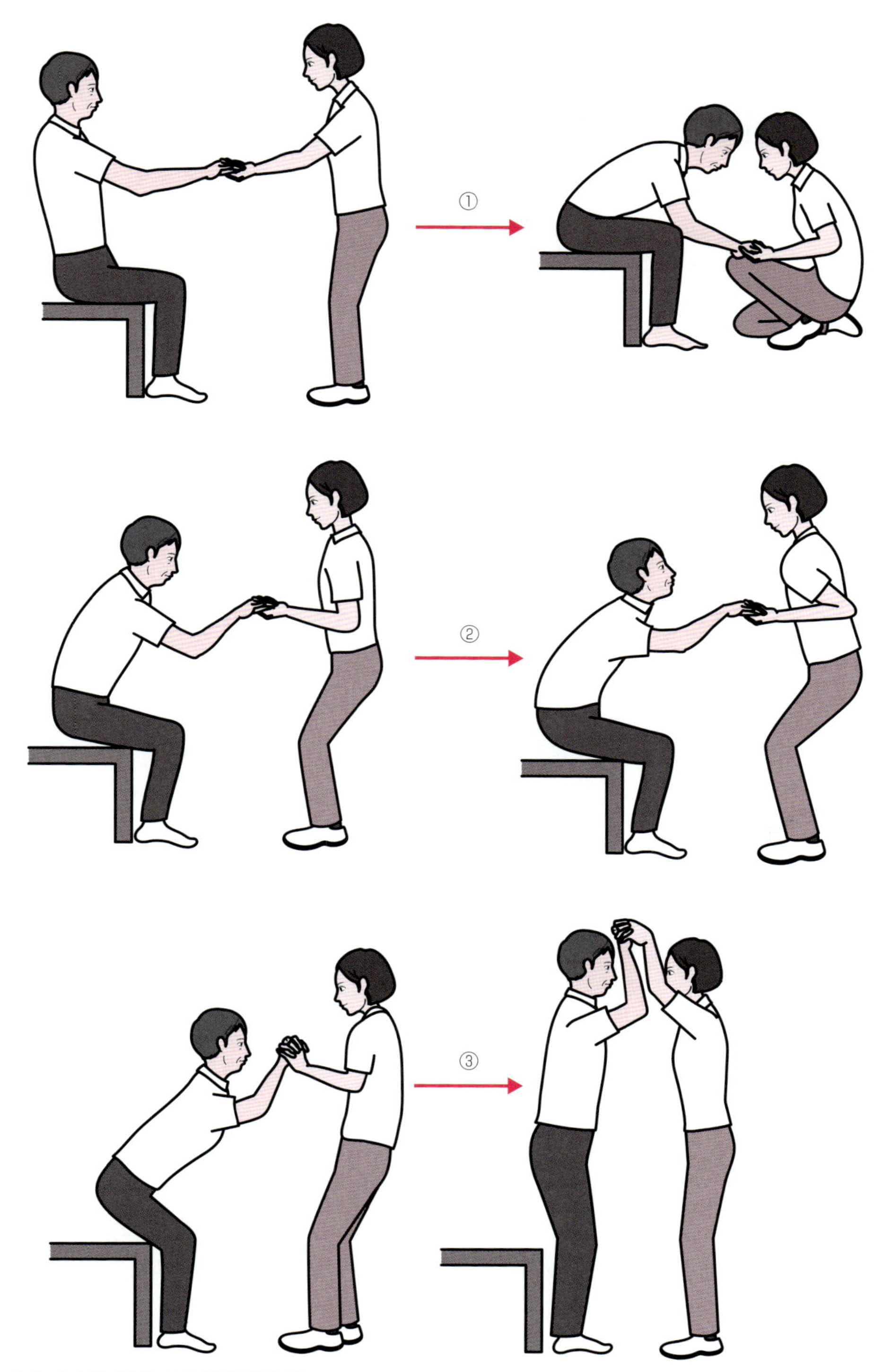

図 1　立ち上がり動作の介助誘導方法

①下方へ手を引き，上体を前下方に前傾させる動作を誘導します．
②上体前傾位で前方に手を引き，上体の体重を臀部から足部にのせるようにします．
③上体を更に前傾させ，手を前上方に引き体重支持をすべて足部に移し，立ち上がり，立位姿勢をとらせます．

02 前方突進について

歩き方で述べましたように，パーキンソン症状では，前傾ができて，歩き始めれば，つま先で離地しつま先で接地する歩行が前傾状態のまま行われ，接地から離地までの時間が短縮された突進様の歩行に観えます．通常の歩行では1mは2歩ほどですが，突進様歩行では10歩ほどかそれ以上にもなり，右足・左足の間での体重支持を移す時間が短縮し，支持足が素早く左右に変換し続けます．前傾し遊脚相の側の足先を斜め前方に向けて床に差し込むように接地させ，接地させた足趾に直ぐに体重を移しますが，これは体重移動させながら接地するので，接地しながら体重支持が完了していくようになり，他側が直ぐに離地して次の接地に移れるのだと考えられます．したがって両足間の左右の体重移動は円滑に行われていると理解できます．

前傾し突進するように歩いていた人の前進スピードが上がり，転倒しないかと心配が高まった瞬間に，その人が突然歩みを止めることがあります．あるいは,「止まって！」と声を掛けると止まれたりもします．その時の姿勢は膝が曲がり腰をやや落とした形であるようです．

左右の体重移動の円滑さ，本当に危険な域に近づくと前傾を止めることから，重力に対するバランスは保たれていると考えるのが妥当と思えます．これは，小脳などの機能に特に問題がないことによると理解されます．

前傾し突進して歩く人が，立ち上がる時には後方重心のまま立ち上がり，立っている間もやや後方重心で膝を屈曲させ背を丸めているようです．歩き始めではなかなか歩き出さず，歩き始めようと思ってから歩き始めるまでの間は体が左右に小さく細かく揺れ，やがて前傾が増すと，突然歩き始めます．重度では前傾が歩行開始までに至らず，手を前で持たないと歩行できなくなってきます．このことからも，その人のその状態においてバランスは保たれていると理解されます．歩き始める前の間にわずかに観られる体重の左右移動あるいは左右の振動のような揺れのテンポは，歩行を始めてからの左右の体重移動のテンポよりも速いように観察され，左右の体重移動のプログラムはこのテンポに凝縮されて人の脳に記憶されている，あるいは生得的に刻まれているのではないかと思えます．このテンポでMAX人は走れ，下肢の体重支持を変化させて動くことが可能なのではないかと想像できます．

立った状態から歩き始めるには，前傾しなければならず，その前傾で体重力

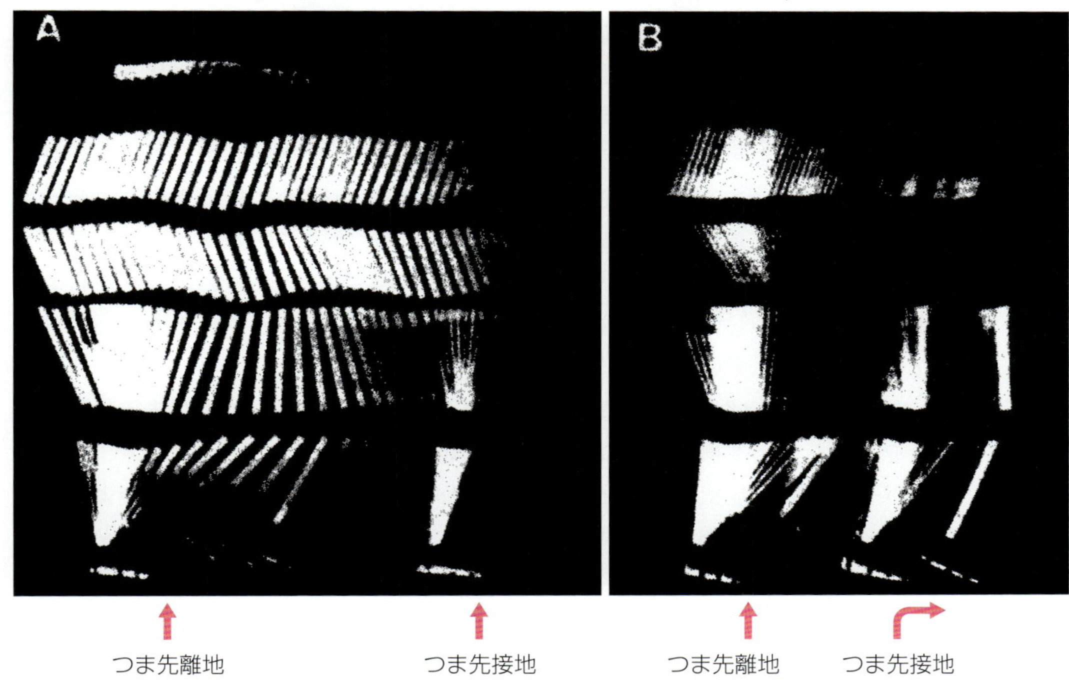

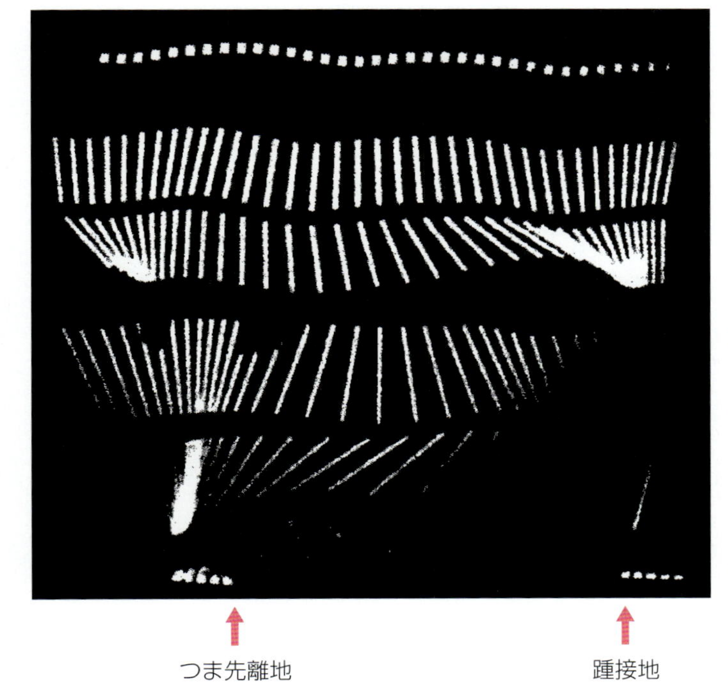

図２　パーキンソン症状の特色

A，B ともにパーキンソン病．A は軽症で一歩が 0.89 m，歩行速度は 0.65 m/sec．B は重症で，一歩が 0.27 m，歩行速度は 0.25 m/sec．正常な人では一歩が 1.1 m ほどと写真から計測されます．最大の特色はパーキンソン症状の人では踵接地が現われずに，いずれもつま先接地となっていることでした．（文献 1 より引用・改変）

線が足趾上にまで前方に移動し，この時一側の足趾上に体重力線が右あるいは左に偏位しながら足趾の前端程までに移ると，他側の右側の膝が屈曲しながら足趾を引きずるように前に出し，速いテンポで体重が左から右に移るため足趾接地し，次に右足趾上に体重支持が移り，左膝の屈曲と足趾の前進運動ができると考えられます．このように考えると，左右の体重移動のテンポに合わせた歩行としては，この前傾突進様歩行以外にはないとも考えられます．前傾突進様歩行が異常と考えれば病態ですが，その状態において能力を活かして歩いているのだとも考えられます．能力を活用し障害を抑え，あるいは障害を持ちながら能力を活かして，より良く出来るようにするセラピーを考えてしなければならないと考えています．

前傾しなければ歩き出せないのですが，前傾しっぱなしで左右体重移動だけで歩くから，突進様歩行になるのではないかと考えています．

パーキンソン症状の歩き出しまでの動作順を追って書くと，右表のようになると考えられ，動作が短時間で切り換わるため，ステップごとの動作が終わる前に，次のステップ，次のステップが重なって生じ，結局重心支持の前方限界の足趾前半にまで重心支持部が前方に進んだときに，歩き始めが可能になります．

表3　歩き始めるまで

動作順		バランス動作	左足	右足
通常	0	両足底と間の支持基底面に重心保持	左・右の足底で全体重力支持	
	1	体を左側に偏位	全体重力支持	
	2	重心やや後方へ		足趾で床を押して足上・離地（底屈）
	3	重心前方へ（前傾）		足振出し
	4		全体重力前足部で支持	
	5			踵接地
パーキンソン症状	0	両足底と間の支持基底面に重心保持	左・右の足底で全体重力支持	
	1	体を左側偏位	$1/2+\alpha$ の全体重力支持	$1/2-\alpha$ の全体重力支持 $-\alpha$ 分足底で床押し
	2	やや前傾 重心やや前方へ	$1/2-2\alpha$ の全体重力支持 -2α 足底で床押し	$1/2+2\alpha$ の全体重力支持
	3	更に少し前傾 重心更にやや前方へ	$1/2+3\alpha$	$1/2-3\alpha$
	⋮		⋮	⋮
	x	重心足趾前部で支持 前傾姿勢	足趾で全体重力支持	足跡で離持
	x+1		足趾で離地	足跡で接地
	x+2		足趾で接地	足跡で全体重力支持
立位状態から歩行へ	0		左右の足底で体重を支え，支持基底面で重心を保持	
	1		一側（左）に体重支持をすべて移す	
	2		他側（右）を上げ（離地）得る状態	
	3		右足を前に出し	左足で全体重支持
	4		右足接地	
	5		右足で体重の一部支持	

03 改めて歩行について

私も毎日歩いていますが，人の漢字に改めて感心します．感心ついでにもっと良く，「人」の字を見ます．後ろ足は何と地面に細く着いていますし，前足は太く横に地面に着いています．離地はつま先で，接地は踵で着いているのです．離地側から見れば前後２本の線の合った部分が示す重心は前方に，接地側から見れば重心は後方にあるのです．人の字を考えた人に，私は追い付けるのでしょうか，老いついただけでしょうか．

つま先で歩く人は接地と離地が同じで，接地と同時に離地に移れます．接地と離地が足趾なら，左右重心移動のテンポだけで歩行が可能になるのは誰もみな同じで，パーキンソン症状の人はそのテンポが原初のテンポに近く，そのテンポを自在に操作し難いのでしょう．実際に行われるテンポを速める刺激が，足趾部での重心支持とその支持部が前方に移動する足指底部に加わった感覚であろうと想定されます．テンポを遅らせる刺激は踵側に重心を掛けることでしょうか．

私事ですが 30 年ほど前から右膝が痛くなりました．20 歳で突然右下肢が動かなくなり，その後３週間程でほぼ元に戻りましたが，高いジャンプ力とバカ力を相当に失い，地面に足を叩き付けるような歩き方になりました．50 歳の頃，歩くのをやめようと思うほど痛みが増し，やはりあの時に軽度の脳卒中になったのだろうと自覚しました．以来，歩き方を変えながら散歩をするようになり，最近はほとんど膝の痛みはありません．サプリ・薬は何もこの間飲んでいません．自身の自身に対するセラピーだけを行ってきました．膝がパキパキ鳴ることもなくなりました．半月板の傷もほぼ治ったようです．様々な歩き方を行いました．考えて，考えたように動作をします．現在もなお歩行の形が自身の中では進化しています．

踵の後方から接地すると，大股では歩けますが早いテンポでは歩けませんしエネルギー消費が激しいと感じます．立位で踵骨の中間部位で接地すると，地面に体重を落とす力をそのまま体重を支持する力に変換でき，対側の足を素早く振り出しその間に重心支持部を中足骨頭から足趾上に移せ，安定体重支持と体重移動ができ，テンポ良く早く疲れずに歩き続けることができます．カッ，カッ，カッ，カッ，と闊歩する歩き方です．最近私が取り戻した歩き方です．以前はバン，バン，バン，と打って歩いていました．

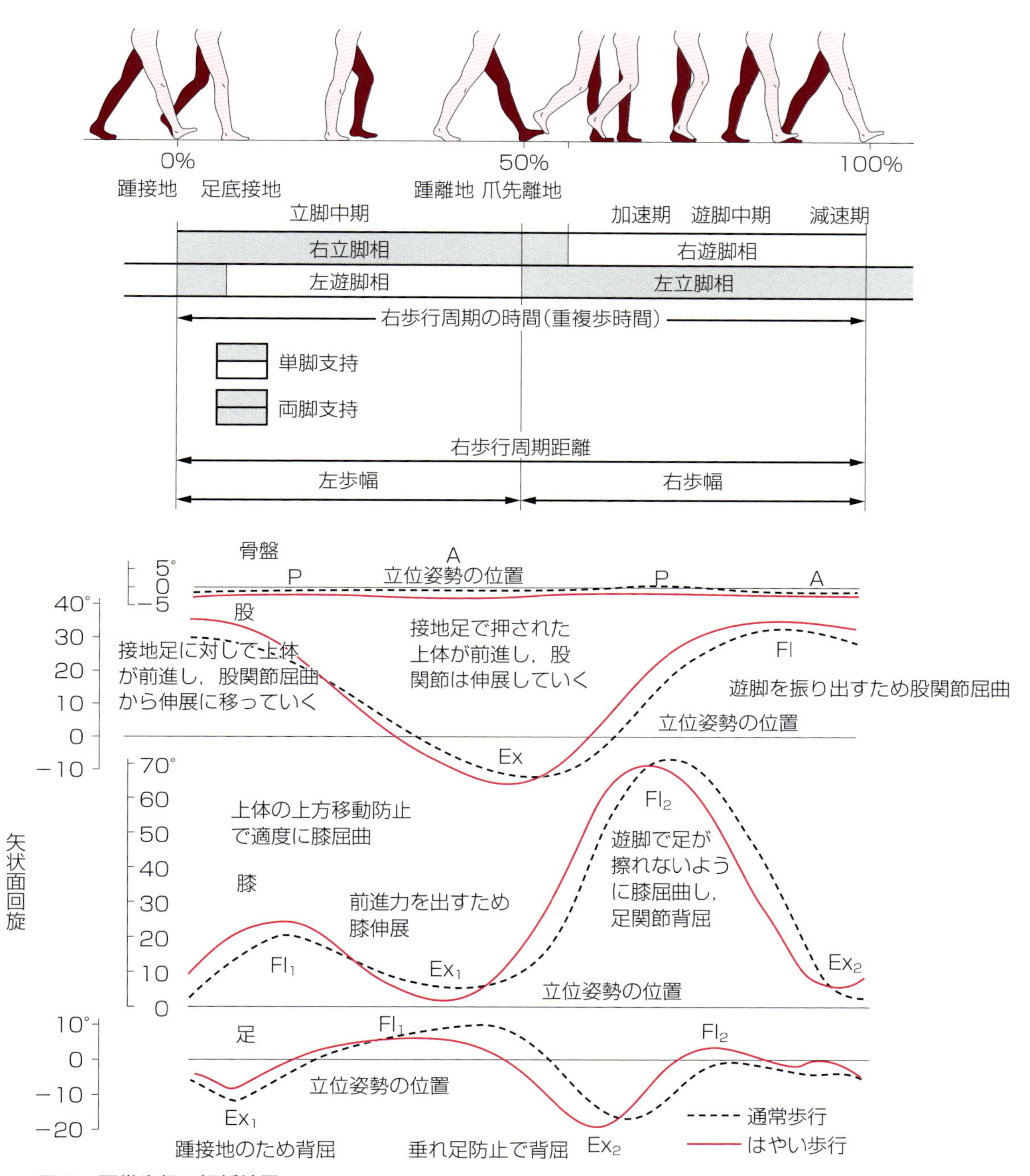

図３　正常歩行の解析結果

いわゆる正常歩行の解析結果をまとめた図ですが，遊脚相と立脚相があり，立脚相は踵接地で始まり，つま先離地で終わり，遊脚相に移ること，踵接地時に上体は踵の後方に位置していたが，つま先離地の時に上体はつま先の前方に位置するまでに前進していること，が大きな特色と理解できます．

パーキンソン症状の歩行では，つま先接地で，つま先離地，上体（体重心）はつま先の上からつま先の僅か前方にまでしか前進しません．

（文献 2，3 より引用・改変）

闊歩を可能とするには，もう一つ要点があります．踵の正中からやや内側までのスポットで接地することです．外側で接地すると体重が外側に揺れるため，その外側への揺れを一度止めてからでなければ，内側すなわち対側へは重心を移せないように感じます．外側に体重力線が乗るのは，片麻痺の人のほとんどに観られる特徴でもあります．外側に乗る体重力線を内側に動かすためには，外側に移動する重心を踏みとどまって止めてから内側に重心を移動させることになり，この踏みとどまりがほんの一瞬体が沈むように見える動きとなります．程度の差はありますが，この沈み込みが片麻痺の人などで観られます．そして，この程度が限界を超えると，後外側への転倒の危険になると考えています．

片麻痺に失調症が合併した歩行可能な1例は，体重支持期に外側後方に体重が掛かり，後方に揺れて怖いと訴える女性でしたが靴底の下に熱可塑性プラスチック板を取り付ける装具を工夫しましたが，後方への揺れが抑えられ，歩行を続ける間に適度な体重支持部が学習でき，装具を外しても後方への揺れが軽減し，恐ろしい感覚が抑えられたことを経験しました．この装具は片麻痺の人と失調症の人に有効ではないかと考えています．

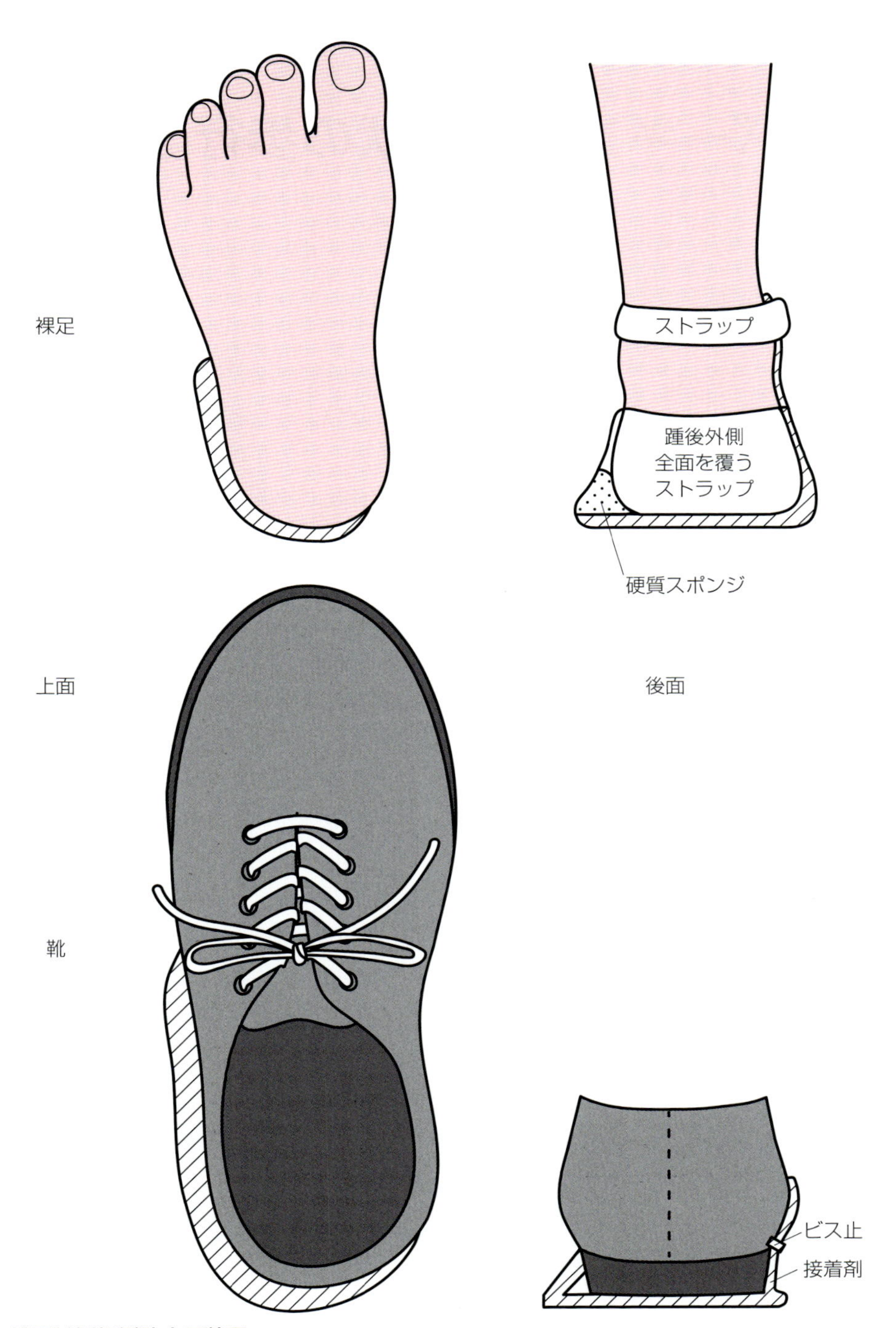

図４　外反外側転倒防止用装具
　踵の外側に支持板が出ているため，たとえ外反で接地しても踵に体重が乗るといわば内反方向に戻され，外側に倒れ難くするものです．

パーキンソン症状の歩行改善法

歩行改善法として，1足長程度の長さの間隔で床に張り付けたビニールテープをまたぐように歩く方法と，その携帯版のような杖の下部に横棒を着け，その横棒をまたぐ方法が挙げられます[4]．テープより杖の横棒がクリアーな効果を観る場合が多いのですが，なぜか杖は普及が不足のようです．テープを見て足を上げようと緊張して足がもたついたりする場合もあります．足が横棒に引っかかった場合には，そのまま踏みつけて問題ない材質であっても，その時の足先背側に引っかかる感覚と精神的に感じる思いからか，足がもたつく場合も観られます．しかし，このようにまたぐ動作をすると，足を引き上げて歩く形が誘導されて，前方突進が防止されます．足を前方に引き上げると前方の体重力が増加し，このバランスを取る動作として支持側の足部体重力線通過部が足趾側から踵側に移動するためとも考えられます．しかし，テープあるいは杖の横棒が有効なのは，歩くリズム，テンポが作られるためと考えられてきました．

上記の方法の延長に，階段を上ると軽度の人は，一歩，一歩上がれますが，重度になりますとつま先が段の端に掛かり十分に上がらずに，困難になります．

テンポに対しては，メトロノームを聞かせながら動作する方法，声掛けしながら歩く方法，行進曲を聞きながらなどが試みられます．期待するほどに至らず，ご自身が常に声を出してくださらない難点もありますが，努力しています．メトロノームで改善ができないかとの試みは，学生時代の実習で診させていただいた患者さんが私には最初の症例でしたが，しかし治療にはいたりませんでした．残念で申し訳ないと強く思いました．

音楽が良さそうだと感じたのは，30年以上前に診た患者さんで，一人では立ち上がれず歩行が全くできなくなっていました．「1．歩き方」で書きましたように，手を前下方，前方，前上方に引く誘導で立ち上がったあと，手を握り持った両手を，やや前方に出し，次に外側方になるべく大きく広げ，そして下しながらやや前方に戻す動作を，私が口ずさむワルツのメロディーに合わせて振るように2，3回動かすことで，体重力線通過部を前後に揺り動かしました．すると，患者さんもメロディーに合わせて体をゆすり始めたので，さらに2，3回動かしてから，患者さんの右側の手を強く引くと右側の足が出そうになり，変わって左の手を強く引き右の手をやや後方に押すと，腰が動き歩き出しそうに

A. 従来推移の技術（リズム・テンポなど）

メトロノームの音で
テンポを取って歩きます

手摺り付階段
椅子の前に足を運ぶ順を
足跡で示す指示標識

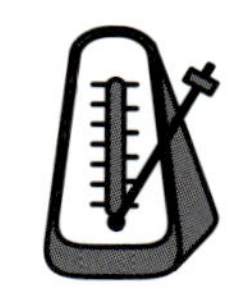

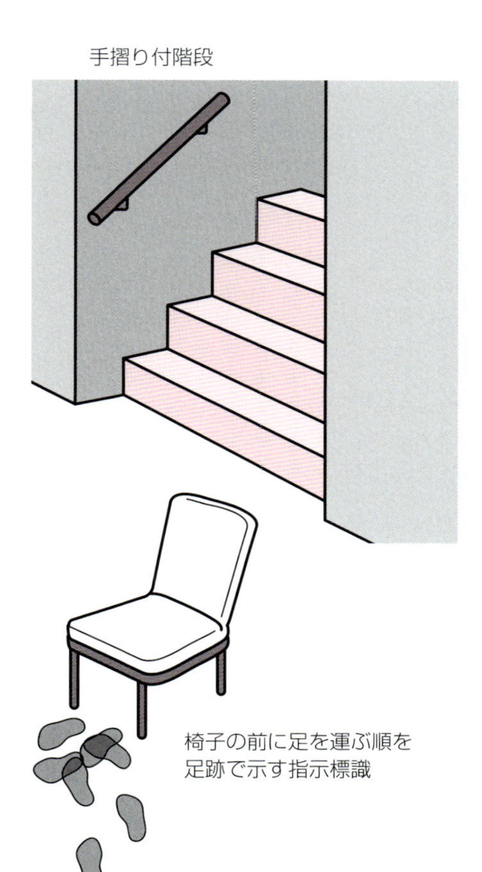

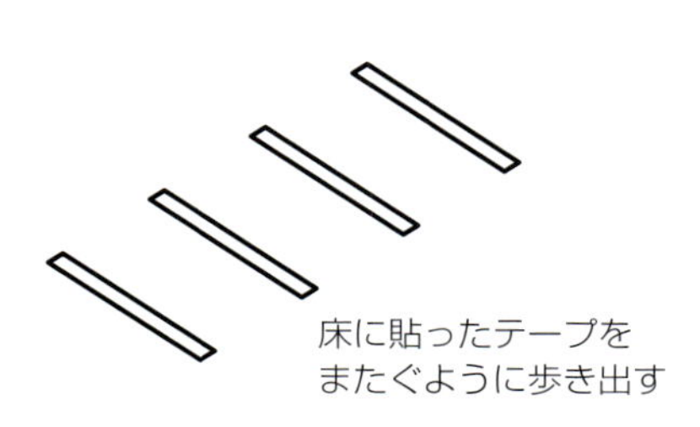

跨ぎ用横棒付
T 字杖の横棒を
またいで歩きます

B. 筆者お推めの技術（重心移動）

ピックアップを持ち上げると
前傾が直って 1，2 歩と歩けます

シルバーカーの取手を
下から持ち上げ
後輪を浮かして歩きます

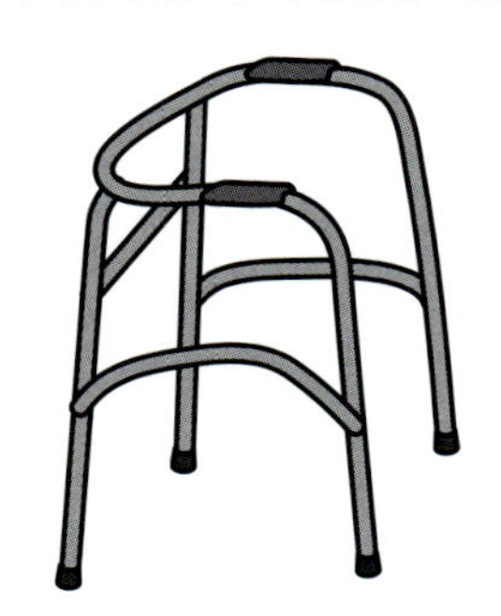

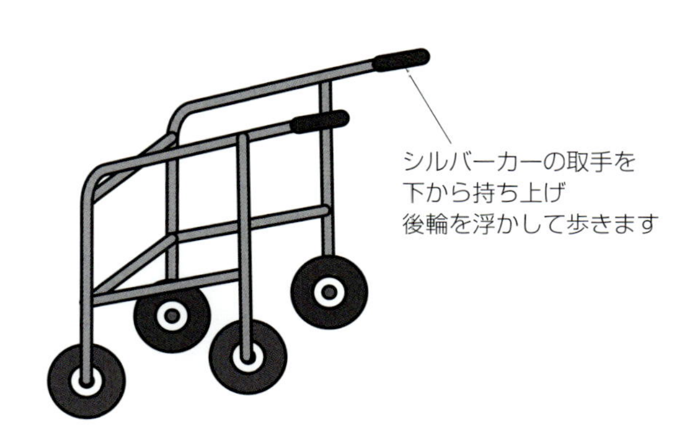

図５ パーキンソン症状の歩行改善法（文献 4 より引用・改変）

なりました．さらに２回繰り返すと，３度目に右足がスーと約半足長前に出ました．交互に続け左右それぞれ３歩進みました．今度も，ダンスのように左軸足側を手前に引きながら支え，右側を後方に押すようにして私の足を出すと，その動きに合わすように右足を後方に半足長以上引けました．リズムを絶やさないようにしながらバックステップを無事に行い，元の台の前に立ってから静かに腰を降ろせました．構音障害が重度で会話はできませんでしたが，顔には喜びと驚愕の混じった表情が浮かんでいました．歩けてよかったですねと尋ねると頷きました．休んでからもう一度踊りましょうかと問い，次は5歩程歩き，そして戻りました．疲れた様子でしたので３度目は致しませんでした．その後も他の重度な患者さんで試みましたが，何とか歩行ができた人を２名経験しました．

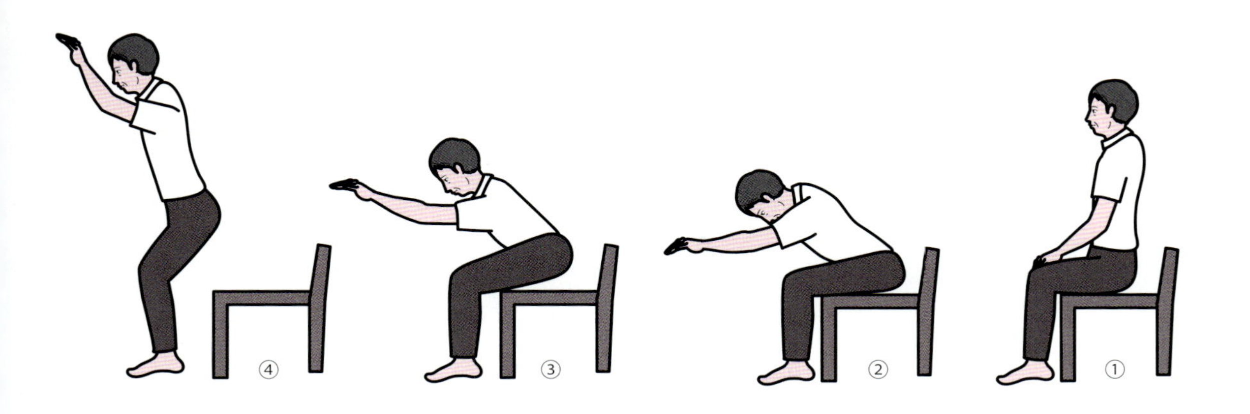

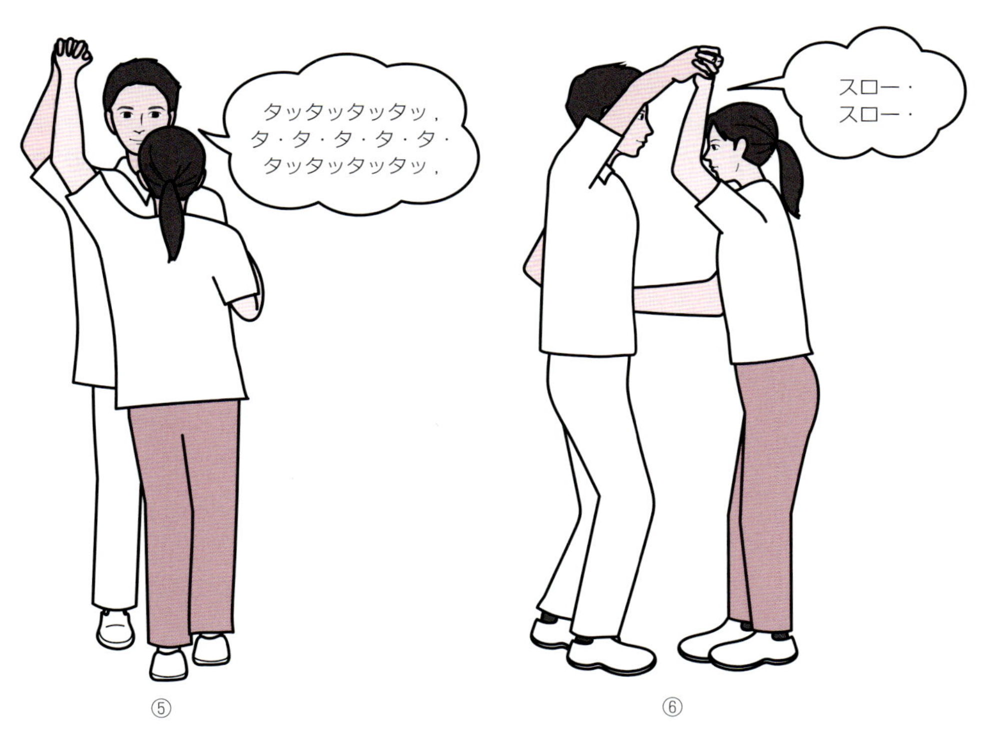

図 6　音楽に合わせた立ち上がりと歩行誘導

立ち上がりの誘導介助

①患者さんは上体後傾で座っています．

②セラピストは，手を前方に引き上体を前下方に屈曲させ，体重を足部にのせるようにします．

③手を前やや上向きに引き，臀部を座面から上げるようにします．

④手を前上方に引き，立ち上がりを誘導します．

ダンスのステップを口ずさむメロディーで誘導し，介助する方法

⑤と⑥左の軸足側外上方に手を引き上げて左下肢で体重を支持，右手は前方に引き右足を前に出すように誘導します．⑤，⑥の左右を逆転させて，右足を軸足に左足を半歩前に出すようにします．足を前に出す誘導によく応じない時は，足を前に出す側の手は上方を優位にしてプラスの程度前に引き，体の引き上げを保って行います．

ピックアップ杖による歩行

私は活動中の人体重心の計測法の開発をテーマにして博士論文を書き，現在も患者さんの回復技術の開発に重心移動・保持を応用しています．担当セラピストに，前傾して歩き出せず歩き出すとトッ，トッ，トッ，トッと歩いて危険なのでもっと安全に歩かせることができないでしょうか，と問われました．診ると，パーキンソン症状の患者さんでした．その時ピックアップを持って歩けば歩けるのではないかなー，と思えました．もしも，最初からパーキンソン症状の人と言われたら，あるいは思いつかなかったかもしれません．前に重心が掛かったままの歩行だなと素直に観えたのです．ならば，前で荷重を持てば重心が後方に下がり，足が容易に出せて，しかも2歩毎に，ピックアップを上げては下ろす動作が必要で，連続して左右の足を出し続ける突進様にはならないと思ったのです．狙いは的中しました．担当セラピストを筆頭に症例報告[5)]を致しました．重心線の前後の移動がスムーズな歩行を可能にすると指摘した点が，この論文の真の，イエスですが，この，イエスはまだ認識としては薄かったのです．当時は，2歩で歩行を区切ることで歩行のテンポが速まるのを止め，しかもピックアップの操作が手，右足，左足，とテンポを作るのが効果の要素として無視できず，大きいかもしれないと思っていました．

その後はピックアップを用いる方法で対処してきました．効果は一応得られますし，何より安全性が高いので，この方法以外を考えなければならない状況に遭遇しませんでした．

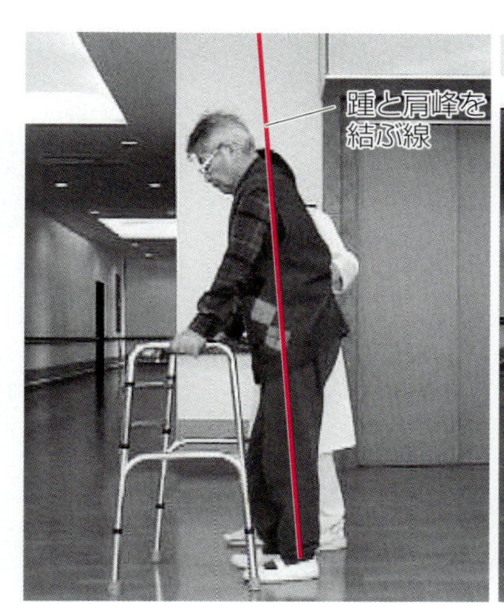

ピックアップを持ち上げる前，体が前傾．

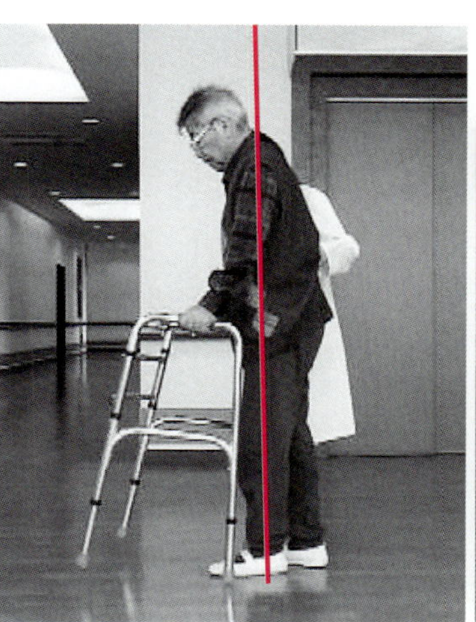

ピックアップを持ち上げた時，ピックアップの重さのカウンターで体が相対的に後傾．

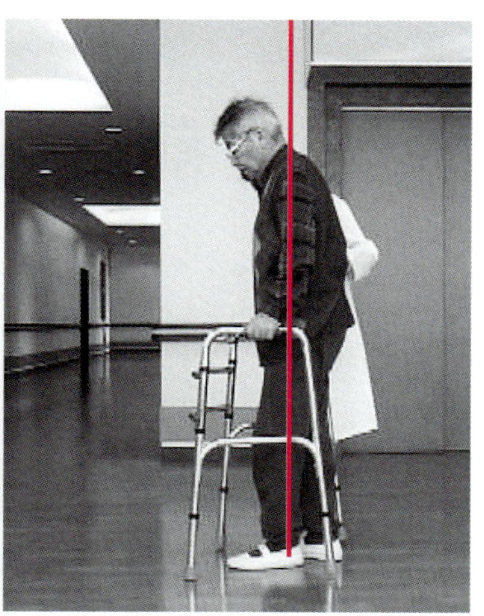

2 歩ピックアップで歩いた後，体が歩行前と比べて立ち，前傾が改善．

症例	2 歩歩いた後のピックアップ持ち上げ前	ピックアップ持ち上げ時	5 歩目を出すためピックアップを前に置いた時	5 歩目を出す時
1	1.5°	0.0°	10.0°	1.5°
2	7.0°	7.0°	10.5°	0.0°
3	7.0°	6.5°	14.0°	8.5°
4	10.0°	10.0°	13.0°	8.0°
平均	6.4°	5.9°	11.9°	4.5°

図 7　ピックアップによる前傾角の改善

ピックアップを持ち上げると体が立ち上がり，ピックアップを前方に置くと体が前傾しますが，歩き始める時には前傾が直り，体が立った状態で 2 歩歩けます．歩きながら前傾せず，前傾が直りながら歩けるのです．

（文献 5 より引用・改変）

06 前方荷重負荷

1年程前に，杖を使って歩いていたが転倒したパーキンソン症状の比較的軽度の人に，ピックアップではまどろっこしいので，もっといい方法はないかと担当セラピストと共に迫られました．杖では危ないが，ピックアップを常時使うのでは不満かなと感じられました．

頸部で1.5 kgの砂嚢を前に吊るして歩いたら良くなるのではないかと思い付きました．前方に荷重を吊るすと，前方の荷重に対抗するため背を後方に幾分反らす姿勢になり，歩行を行うと一歩一歩と歩きました．ただ最初10 m程の歩行では接地は前足部でしたが，つま先接地ではありませんで，中足骨頭の辺りと観えました．そこで，もっと背中を伸ばして足を大きく出して歩いてくれるように指示すると，1.5足長ほどの歩幅でも歩くようになり，10 m程の4回目の歩行で踵接地も可能になり，杖を用いなくても歩行可能になりました．このようにして，2週間訓練を続け，3週目には頸部前方荷重なしでも，注意しながら歩くと踵接地が可能になりました．頸部前方荷重の効果を確実にするために，退院までの期間は頸部前方荷重を継続し，杖なし踵接地で歩行することとしました．訓練実施4.5週後の退院時は，頸部前方荷重なしで踵接地歩行可能となりました．退院後日中は老人保健施設でデイケアーでしたが，3ヵ月後，踵接地歩行ができず突進様歩行になっているとのことで，老人保健施設を訪問するとシルバーカーを押して歩いていました．

シルバーカーは通常，把手を前腕回内位で持ち歩きますが，この把手の持ち方が前傾姿勢を誘導します．スーパーの買い物カートもそうですが，カートの把手は回内位で持ってカートを押して歩くのが私たちの普通の姿です．回内位ではカートを押す時に，把手を上から前方下に押す動作となります．これは，把手を持つ手に体重を少し預けることで押す力を発生させることができ，わざわざ押す動作をしないで済み，多少寄りかかることもできて楽な一石二鳥のメリットです．ですから，歩きにくい人などではカートの把手を手で持ち，前腕と上体を乗せるように預けて寄りかかりながら歩いている姿を見ることができます．背の曲がり始めた人，パーキンソン症状の出始めた人には，買い物カート，シルバーカーは楽でありがたいのですが，持ち方を変えないと前傾の症状を進めると考えています．

シルバーカーの把手を回外位で下から持ち，手掌の上に把手を乗せてシル

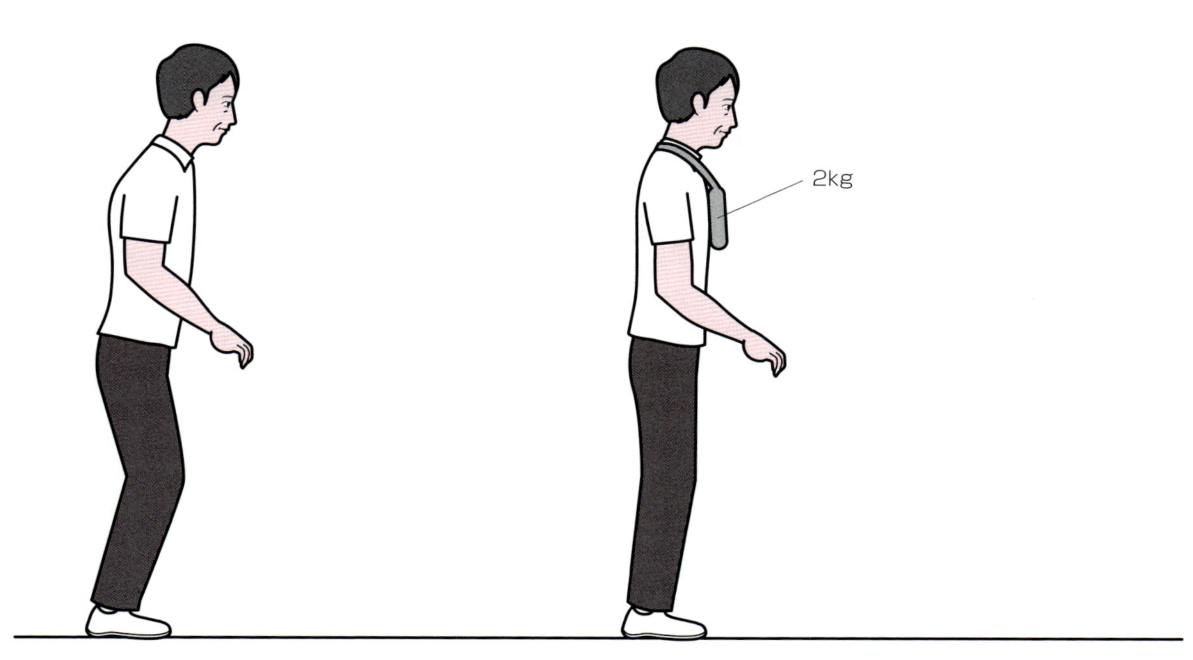

立ち姿

頸と 2kg の重りを初めて吊した時の姿
2 週間後踵接地で歩行

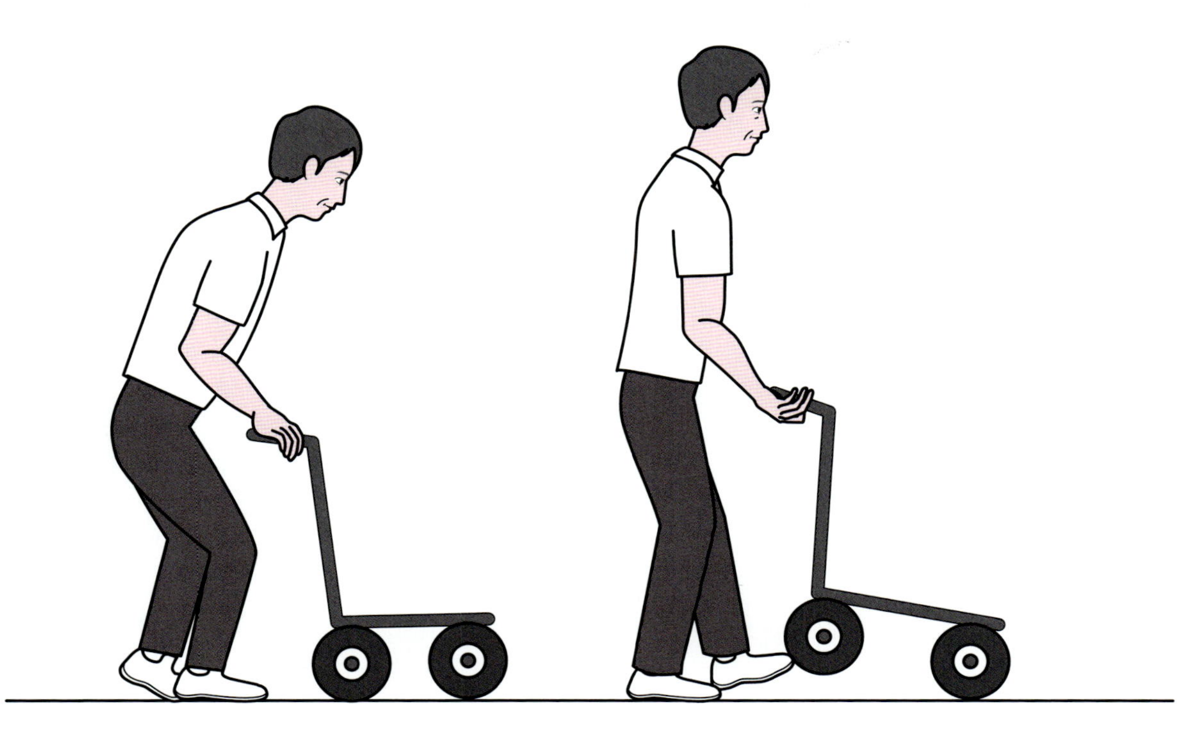

頸に 2kg の重りを初めて吊るした時の姿．2 週間後踵接地で歩行．
シルバーカーの把手に体重をのせて押し，歩くときは，つま先接地．
シルバーカーの把手を下から持ち上げ，後輪を浮かして歩くときは，踵接地．

図 8　前方荷重負荷

バーカーの後輪をやや持ち上げるように歩いてもらいました．前傾した背が幾分伸びて体重力線の通過部が足部中足骨頭辺りから踵骨寄りに移動したと観え，歩き始めて数歩「あ，踵で接地できた」と患者が発言しました．

頸部前方荷重をしても，シルバーカーを通常の方法で用いて歩くと，頸部前方荷重の重量をシルバーカーの把手に預けることになり，効果は全く期待できず，むしろ前方傾斜を助長すると考えられますので，老人保健施設で頸部前方荷重をやめてシルバーカーの使用のみとなったのは当然でした．しかし，このことがすでに説明した理由から，前傾前方突進様歩行へ後退あるいは負の適応を進めたとも理解できます．

シルバーカーの把手を回外位で下から持ち上げるようにして歩くことで，頸部前方荷重よりも大きな前方荷重負荷ともなり得て，いずれにしろその時の適量の前方荷重負荷で数歩歩く間に，入院中に再獲得したがその時点では現わせずにいた踵接地歩行を顕在化できたことは成果と考えられました．

発症早期に，適切な機能強化訓練を継続的に実施し，弱化が進行する機能を再強化して動作能力を適切・確実に用いていけば，その後は一定間隔で機能再強化訓練を行うことで，動作能力の維持期間が伸ばせる可能性が拓かれたとも考えられるからです．筆者は今後も機会を得て他の患者さんにも能力維持時間の延長に努めていきますが，読者の皆様にもチャレンジと患者さんが得る成果・自立期間の持続のための努力を，と思っています．

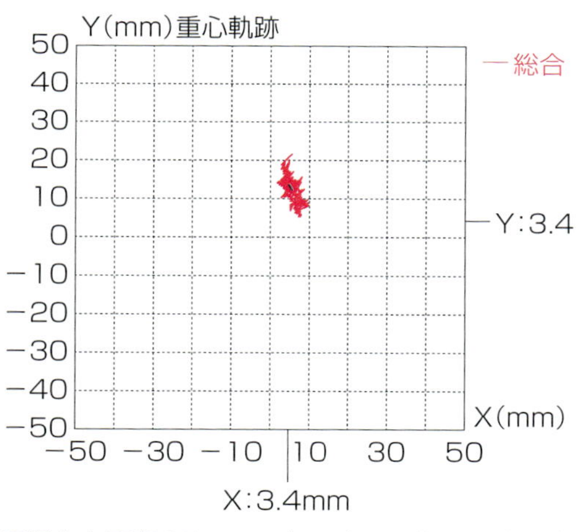

開眼左右開脚 15 cm で立つ時の 1 分間の重心動揺平均（3.4，3.4）

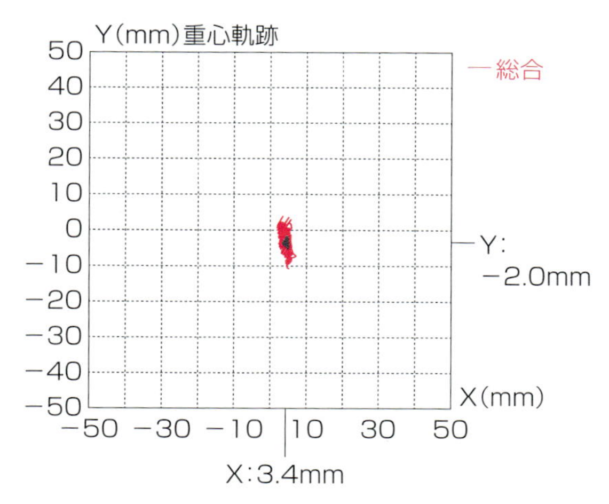

開眼左右開脚 15 cm で立ち頸前部に 2kg の負荷を下げて立つ時の 1 分間の重心動揺平均(3.4，−2.0)単位 mm

図 9

頸前部の重りに対してカウンターをとるため上体を反らす動きに伴って重心が後方に平均 1.4 mmX 偏位しました．

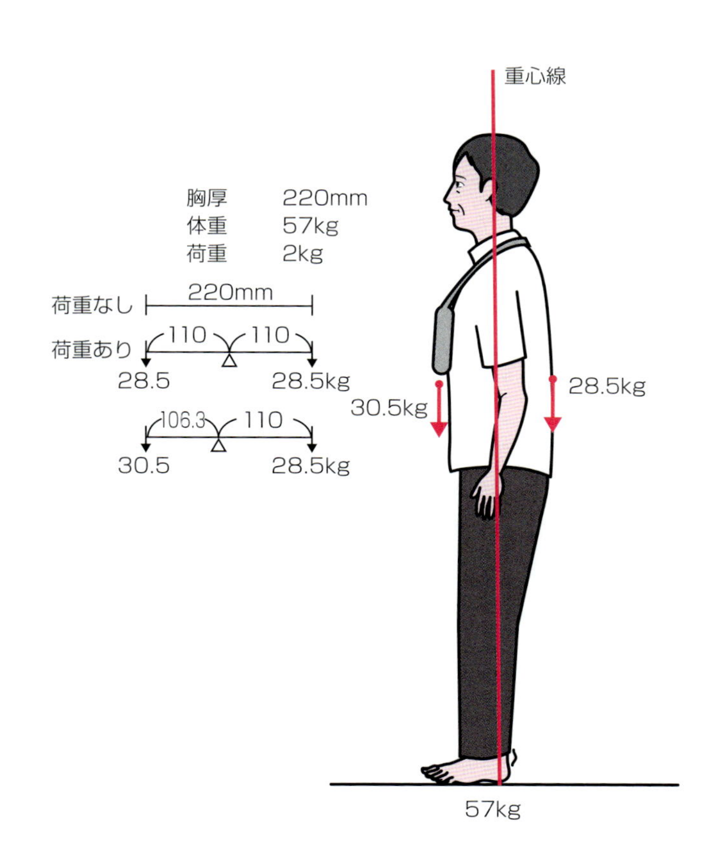

図 10　前方に荷重したときの重心後方移動

今，仮りに当初の重心が体前後の中央に位置したとすると，荷重部に体重の前方半分がかかり，後半の体重は胸厚 220 mm 後方に体重の半分 28.5 kg がかかるモデルに置き換えて見ることができます．前方にはさらに 2 kg が加わりますので，新たな重心は元の重心よりも約 3.3 mm 前方に移動すると算出されます．実際は後方に 1.4 mm 移動しましたので，単純物理モデルより 4.7 mm 後方に重心を移動させて，次の動作を円滑にできるようにしていると理解できます．

パーキンソン症状の歩行

パーキンソン症状の歩行といわゆる正常歩行，失調症の歩行を対比してパーキンソン症状の歩行障害の本態を考えてみたいと思います．

1 歩き出し

1 正常歩行

正常歩行において，歩き出しはまず軸足（左）に体重を移します．直立位では重心線は側面から見た場合に，足関節のやや前方左右の横足根関節を結ぶ線の辺り，足の縦のアーチの頂点辺りにあるのが，次のどの方向の動作に移るにも合理的で良いと考えられます．その辺りに重心線を維持しながら立っていた人が，前方に歩こうと欲し・思い・意図すると，軸足の踵骨隆起辺りまで体重力線を後方に移す動作が，歩き出す直前の動作として現われて，同時にこれは体重支持を100％近くまで左足に移し，重心線を中央から左に偏移させる動作でもあります．ここで，意欲なり思いなり意図は，右足から前進，すなわち前方に重心線を動かすことなのですが，その気持ちを一先ず抑えて，軸足側左後方に重心線を動かし，発生した体重力線を左踵骨隆起辺りで支持する動作を作動させたと理解できます．

体重力線と体重心線が一致する場合は，ゆっくりとあるいは完全に体重支持を左足底として，そのまま右足を引き上げれば左片足立ちが可能な状態にできる場合であり，それ以外の場合に，体重心線は左足底面を通過せず左足底面より内側を通過するが，体重力線は左足底面内を通過する状態と理解されます．このことは右頁の図でご理解いただけるのではないでしょうか．

体重力線通過部を横足根関節辺りから踵骨隆起辺りまで後方に下げる動作によって，右足を前方に上げる動作が可能になり，この瞬間に歩き出しを観ることが可能になります．

2 パーキンソン症状

パーキンソン症状では，立ち上がりのとき，後方重心となり前方に立ちにく

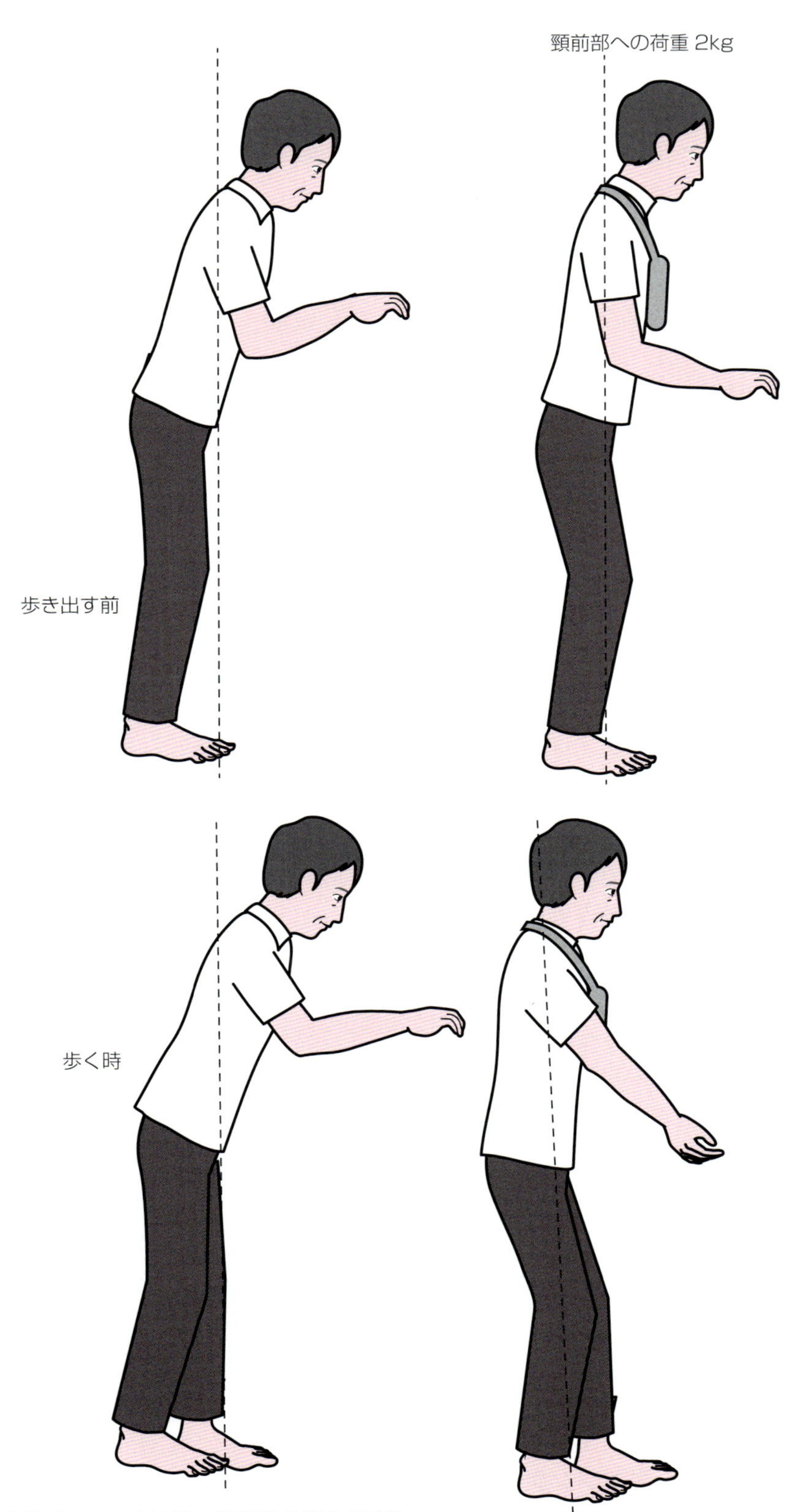

図 11　前方荷重による立位時，歩行時の重心の変化

い人が多いのですが，上体前傾円背ぎみで股関節と膝関節屈曲位で立った状態では，踵は接地して見える人が多いように思えます．

歩き出しでは，立った状態から微少に左右に体を揺らしながら前傾し，側方から見た場合の体重心線通過部が中足骨頭を超え，足趾上を前方に移動させると前方突進様歩行が始まるように見えます．

前傾と左右へ体を揺らす動作は，正常歩行では歩行中のつま先離地の動作に相当すると考えられます．歩行の開始，歩こうと思ったその思いが一気に歩く動作のプログラムがGoにセットされてしまい，歩く動作をまず抑えて，歩き出す側の足（右）の対側（左）の踵骨隆起の辺りまで体重力線通過部を後左方に移動させる動作が現われず，抑制されたと考えられます．歩く動作として体を左右に振る動きは，顕著ではなく注意しなければ見逃す程度のわずかな動きです．左右に揺れる周期は早く，歩行のプログラムは高速に流れていると考えられます．左右の足で交互に体重支持をするには，踵で接地するよりつま先で接地する方が有利であり，高速に流れるプログラムに適して，つま先での接地と離地の歩行に移り，両つま先上に重心線が乗り始めることで，実際の歩行開始OKの感覚を得て実際の一歩が出るとも考えられます．

歩行しようと思う前の立位時の体重心線通過部は，歩行しようと思った途端に重心線が体の左右の振れに伴い前方へと移動することから，歩行プログラムが高速に流れるのは，歩こうと思っても実際には歩行が開始できず，「歩こう歩こう」の思いがつのるためとも考えられます．歩こうとの思いは前傾に現われると考えられるからです．私たちも早く歩こうと思うと体の前傾を強めるのは経験することですし，焦って走り始め体が前につんのめり転ぶ人も見られます．

ヒトが行う動作では，その動作を行おうとする意思・思いがあります．しかし，その動作を状況に合わせ適して行うためには，その思いを抑えつつ，意思をもって適した方法を選びながら動作方法を制御して，その思いを行動で達成させていくと考えられます．

動作をどの程度の強さ，正確さ，見栄えの良さで行うかは，その人の意思（思いは感情で意は知性）によりますが，適した力の正確な動作を時間的に制御する動作の実行プログラムにより，現わした動作をその動作で作られた感覚で調整しながら，さらに実現していくと考えられます．歩こうと思い前傾を強めて歩いても，正常歩行ほどのスピードには至らず決して安定・安全でもなく，ただただ歩こうと思う強い意思が前方突進様の歩行として現われていると考えられます．

足趾で接地し前傾すれば，次の一歩もまた足趾で接地する以外になくなり，この繰り返しが前方突進様歩行として現われるとも理解できます．

i）パーキンソン症状歩行の特質

歩行は接地側足の動作としての観点からは，離地した足の接地に始まり，足

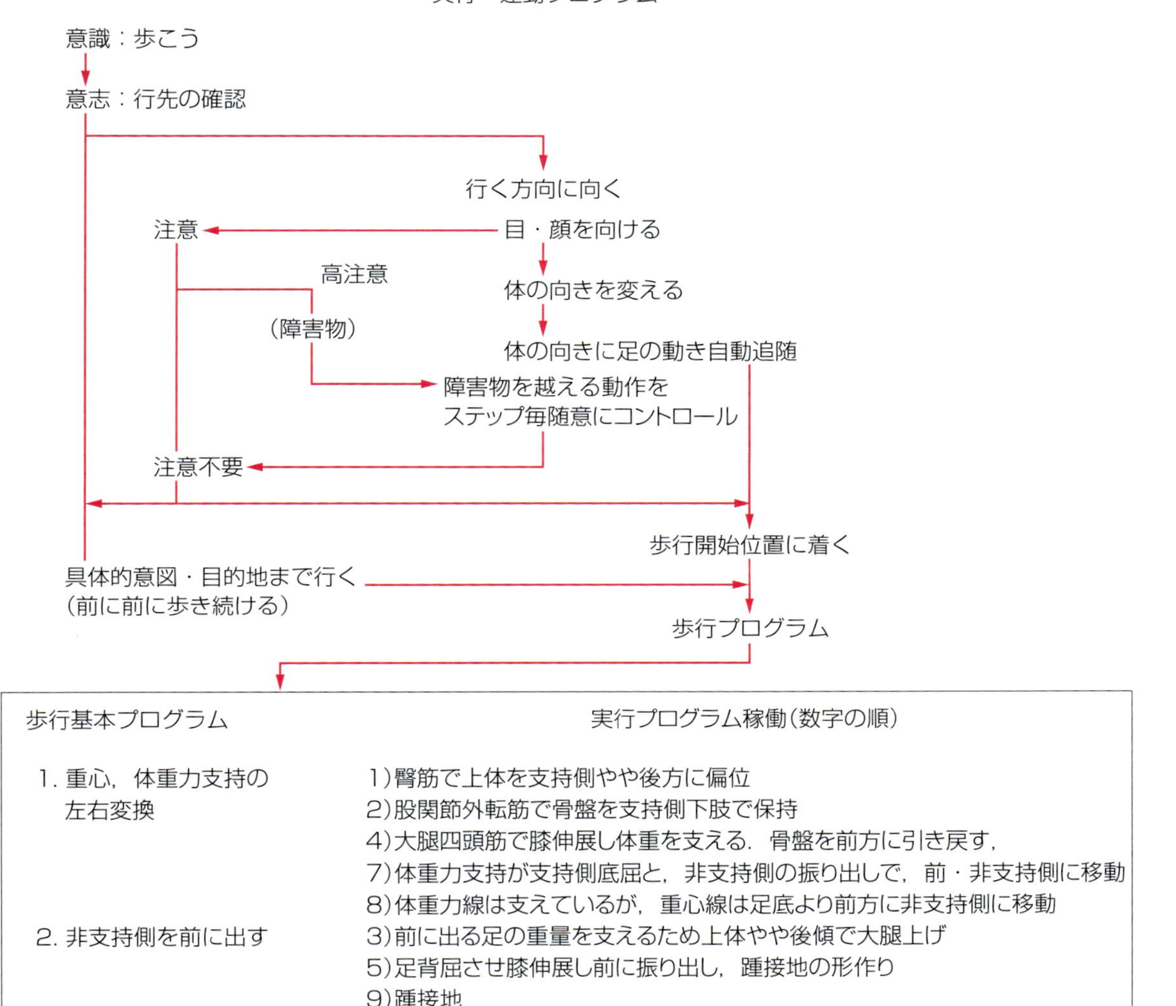

図 12　一歩を踏み出すまでの歩行のための運動プログラムの流れ

指の底面での体重支持，支持足の前方への重心押し出し，離地と他側の接地の繰り返し，の一連の動作と仮定できそうです．この仮定に立てば，パーキンソン症状の歩行は，動作の開始の接地の時に体重支持が重なり，前方への体重押し出しの時に動作が終わり離地が重なる動作，すなわち開始の次に終わりの動作が来て，一見開始と同時に終了の動作が現われ，動作プログラムが究極に短縮されて流れたために現われる動作と観ることもできます．運動プログラムの時間的流れを抑えることで，その時，その次の時，さらに次の時と，おのおのの時の動作とその動作の合目的的特色を現わして，動作を一段一段確実に行っていくことで，運動プログラム全体としての安定・安全が実現されていくと考えられます．したがって，パーキンソン症状の歩行は，プログラムの時間的流れを状況などに合わせて抑制しながら制御できないことに因ると理解できます．きわめて高速にプログラムが流れ，プログラムの始めと終わりが連続したパーキンソン症状の歩行，前方突進様歩行は他からは危険に見えますが転倒することもなく進み，突然に止まることもできます．とても不安定な動作ではありますが，その間のバランスは高度に保たれているとも考えられ，これはバランスを司る中枢の小脳などで精度高く制御した証と考えられます．

前傾が強まることで足趾に体重心線が乗ることで，さらに前傾し歩き始められると考えられました．しかしなぜ，前傾が強まらなければ歩き出せないのかは未だ明解ではありません．前傾が強まる間に左右に体を揺する，いわば足踏み運動様の動作が行われていたと類推できましたが，この途中で何故に歩き出せないのでしょうか．足踏み様にみえた動作は，歩行のプログラムが流れて現われた動作であり，歩行プログラムのシークエンスが流れたが実際には歩けなかったと考えられます．これは，プログラムは短時間で順次に流れたが，各動作のその時の筋収縮とその前の時の筋収縮の続きが混在し，実質的動作としては現われず，前進するための歩行プログラムが稼働した証にわずかに前傾を増し，わずかずつ増した前傾で体重が足趾上に達した時，次のプログラムの最終動作における筋収縮命令で体重を左足趾で全て支持して，プログラムと動作が一致し，その瞬間に歩けたと考えられます．

パーキンソン症状の歩行は，プログラムの最終動作にプログラムの最初から最終までの動作が重複して成り立っている動作と理解するのが妥当と考えられます．

ⅱ）固縮，振戦，（動作緩慢）

運動の空間的制御は，動作のある瞬間にどの部位をどのように活動させるか，を表わすと考えられます．具体的にはどの関節の動きに筋の働きでどのように力を加えるか，に集約されます．なぜならばすでに述べたことでもありますが，out-put の最終共通路の脊髄前核細胞がインパルスを送るのは，その運動単位の筋線維であり，骨格筋の活動収縮程度のその一瞬の時の全身における

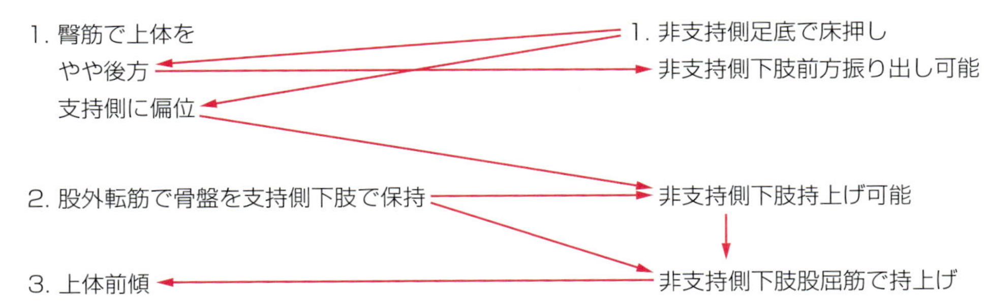

図 13　バランス動作プログラムと自動運動との相互効果
・まず最初に「前に行こう」とする意志を示す前傾姿勢を抑制しなければ，動作の効果として現われる結果の 1 番は前傾増強.
・バランスプログラムが 1，2，3 と高速に稼働しても，可能となる自動運動が確実に行われれば，多少前傾が強まっても両足を交互に上げ，前に出して歩行が行われ，さらにプログラムが高速に稼働すれば小走りになると考えられます.
・パーキンソン症状では自動運動が確実に行われることに対する阻害要因があることを意味します.

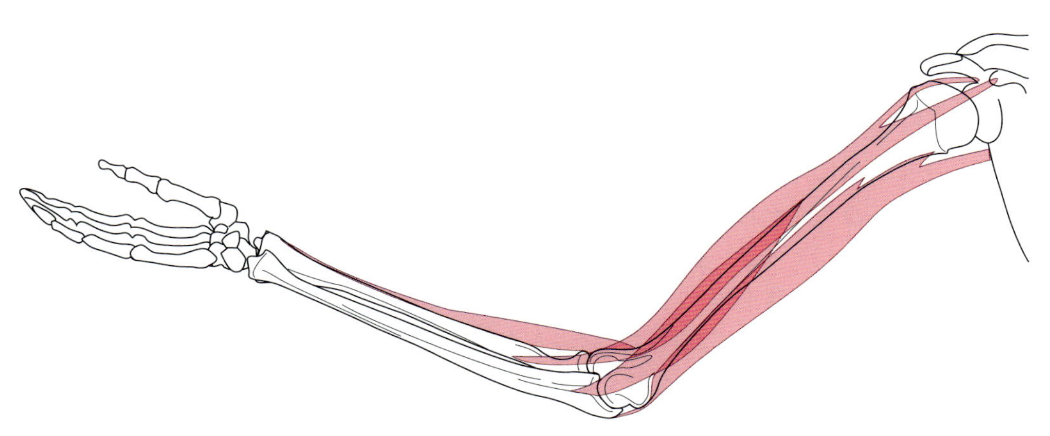

図 14　固縮の状態の肩・肘関節と筋
固縮：屈筋と伸筋のスタンバイ状態（筋緊張）が同時に大きくなっている状態．他動的に動かすと持続的抵抗があり，動かす方向を逆転させても持続的抵抗があります.

集合がその瞬間の動作を現わすからです．上腕筋におけるその瞬間の活動の集合が肘関節の屈曲の程度・角度となり，同様に全身の各筋の活動の程度が全身の関節のなす角度となり，全身がとる姿勢や動作のその一瞬の形となります．

時間の流れは止め得ない事象で，その時の状況に対して，その次の時に備えて生物は活動し，そのように自らの時間を作っていくともいえます．目前の状況に次を考えて備える，目には見えにくい動きもまた動作です．今の動作を行いながら次の動作ができるように構えて次の動作に現わしていき，その時にまた次の異なる動作に備えて構えも作っています．ですから，この瞬間の活動は，今の動作を作る筋活動，前の動作を適切に終えていくための筋活動，つぎの動作に備えた筋活動によってできていると考えられます．

パーキンソン症状できわめて高速に運動プログラムが流れ，しかも重力に対するバランスがとられた動作として行われている，突進様歩行ではその瞬間その瞬間にあるいは逆向きの運動が同時に生じていると考えられます．今現われている運動を表わす筋群の活動が優勢になっていますが，次の逆の運動を表す拮抗筋も同時に活動していて，円滑とはいえない前傾突進様の硬く脆い動作に表われていると理解できないでしょうか．たとえば伸展動作に見える動作の動筋が活動すると同時に，次の動作に必要な拮抗筋が働いていて，しかし動筋の活動を現わさなければならないため動筋はより強く働いている状態です．すなわち，常に動筋と拮抗筋が同時に働き，拮抗筋の働きが抑制されず動筋がより以上に働くことで，必要な動作を現わしていると理解できます．いうならば全身の筋緊張が高まった状態であり，動作の全時間中緊張が高まった状態が持続すると考えられます．固縮といわれる状態であり，屈筋の緊張が相対的に高まり，次に伸筋の緊張が相対的に高まることが周期的に変動すれば振戦になり，立った状態から実際に歩き出す間に時間が掛かれば動作緩慢と言われるのではないでしょうか．動作緩慢と見える間も，良く観察すれば，すでに述べましたが，左右に体を揺すり徐々に前傾を強めていて（この間を振戦とみることもできますが，左右に高速に足踏みしながら前傾してきて歩いているようには観えないが歩いているとも見えます），既に歩行プログラムは何周期も稼働している状況を表わすと考えられ，動作緩慢などの言い方は，見えにくいとはいえ，ものすごい努力をされている患者さんを理解していないと思います．

3 失調症

失調症では，左右の両足の間隔・歩隔が広く，外旋位をとり，男性では特に顕著なようで，体重支持は踵で，足底全体特に足趾にまで体重支持部は移らないように観られます．

膝関節やや屈曲で股関節と腰部をやや伸展させてお腹を前方に突き出すようにして，両踵骨隆起の前端辺りに体重を乗せ，言わば踵骨隆起の前端を地面に

表４　筋緊張の動作中の変化の推定

	健常		パーキンソン病		
動作	屈筋活動	伸筋活動	屈筋活動	伸筋活動	動作特色
静止時	┆	┆	｜｜	｜｜	固縮
屈曲しよう	┆	―	｜｜｜	｜｜	動き出せない
屈曲	｜｜｜	┆	｜｜｜｜	｜｜┆	十分な動きがすぐ出ない
止めよう	｜	｜｜	｜｜┆	｜｜	止まる
伸展しよう	―	┆	｜｜	｜｜	止まり続ける
伸展	┆	｜｜｜	｜｜┆	｜｜｜｜	時間と共に動く
止めよう	｜｜	｜	｜｜｜	｜｜｜	止まる

・屈曲運動に際しては，まず伸筋筋緊張を抑制しつつ，不測の事態に備え深部感覚器の感度は屈筋・伸筋ともに高まっているが，姿勢がすでに屈曲運動の形になっていると考えられます．
・パーキンソン症状では深部感覚器のみならず本体の節緊張も同時に増し，姿勢もまた，屈曲運動の形を作る筋群の緊張の増加に伴って拮抗筋群が抑制されず同じく筋緊張が増すと考えられます．
・この結果，動作時動筋の活動の効果が発揮するのが遅れ，不十分となり動き出しがしばらく現われず，動きも緩慢となります．
・このようなことが歩行に表われると，前傾を徐々に増しながら突然の歩行となります．つま先歩行の短時間繰り返しになると考えられます．

刺すように，あるいは踵骨隆起をツッカエ棒の先端のようにして，立位を取ります．この立位から通常3Hz程度の前後の揺れに乗せて，一側（右）の足を半足長程度前に出し踵外側で接地します．すなわち後方の揺れに乗せて体重を左踵に移し，前方の揺れ戻しに乗せて右足を出して，次の後方の揺れに乗せて右踵接地し，この前方への揺れ戻しに乗せて右踵に体重を移し，3番目の後方の揺れの力を右踵隆起前端で地面を押す力に変え，前方への揺れ戻しに乗せて左足を前に出すように観られます．これは歩行に慣れた人の場合で，未だ歩行がおぼつかないような場合には2秒ほどで一歩を出しますが，時間が長引くのは両足で立つ時間が主であり，足を前方に出し接地するまでの時間は皆同様のタイミングで，素早く一揺れ程度の所要時間のように観られます．いずれにしろ，特徴は踵接地で，踵体重支持で，踵離地と観られる点です．

i）失調症の歩行の特質

通常の歩行が，接地に始まり，足底面での体重支持，支持足の前方への重心押し出し，離地と他側の接地の繰り返しとなる一連の動作の順序・シークエンスとして，パーキンソン症状の歩行の解説で仮定したようにみれば，失調症の歩行はこのシークエンスが進行せず，最初の踵接地の間に体重支持と体重の前方への移動が進行し，体重の前方あるいは他側の足への移動が時間的に短く，他の時間すなわち両側支持の時間が長いといえます．

パーキンソン症状の歩行が最終動作（つま先離地）の連続と見える一方で，失調症の歩行は最初の動作（踵接地）の連続と見えます．パーキンソン歩行では歩行プログラムのシークエンスが高速に動いてもバランスが調整されて倒れないようです．失調症ではシークエンスに合わせてバランスを制御できないため，最初の動作のバランスを何とか保つ中で体重移動・前方への足出し動作を行い，一見シークエンスが進まないかのように見えると考えられます．最初の1段階目の踵接地の仕方を一段一段と進めて結局歩行を可能としているのは，運動のプログラムを空間的・時間的に進める機能（シークエンス）が精緻に適応して制御できるからだとも考えられます．

ii）失調症で後方重心は有利

しかし，なぜ倒れた場合に危険が増すと思える後方重心・踵骨隆起前端辺りでの体重支持の姿勢を失調症の人は取るのでしょう．歩いていて後方に転倒する場合は例えば凍結していて滑った場合などであり，多くはつまずき前方に転倒するようです．後方に倒れそうになった時，とっさに頸や両手などを前方に出し倒れないように，後頭部が地面に当たらないようにし，それでも倒れる場合には両手を下げて手と尻で着地しようとします．しかし前方に倒れそうになると，前方に手を出して顔面衝突を避けようとします．倒れる場合は，前方に倒れたいのが本音のように感じるのは私だけでしょうか．

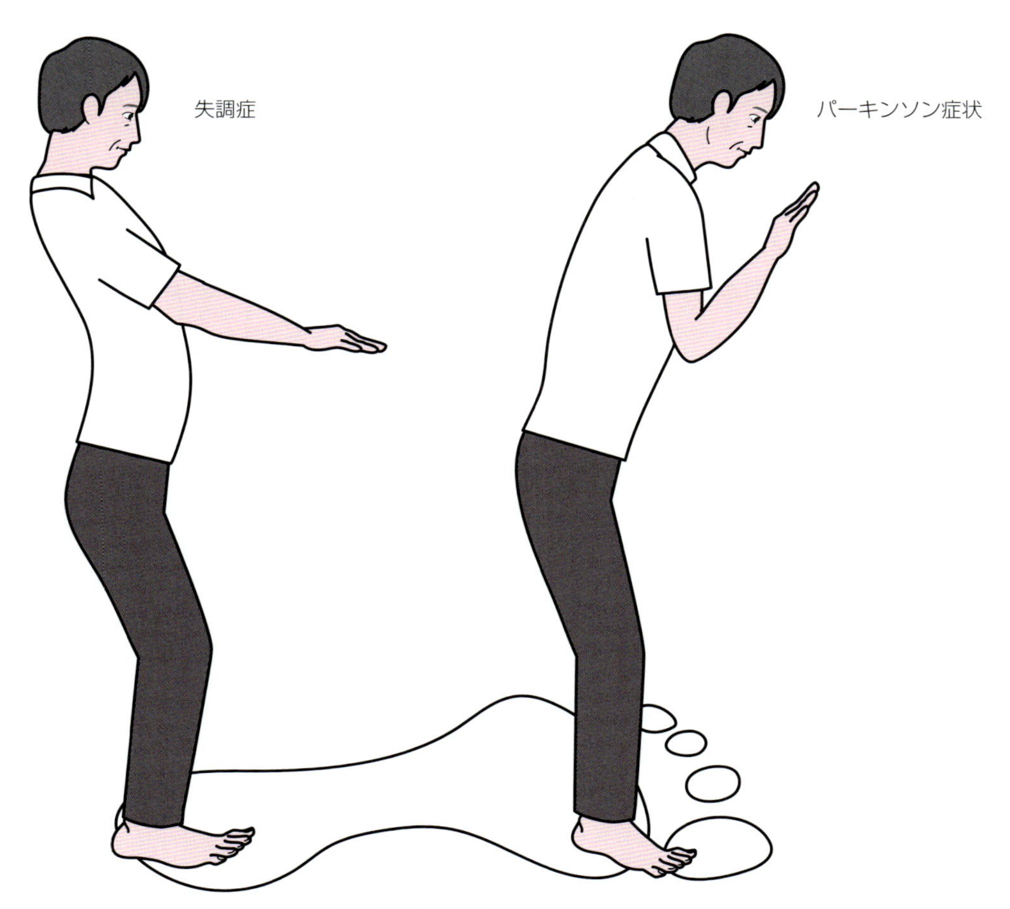

図 15　失調症とパーキンソン症状のバランス調節

失調症では踵に体重力線が乗った後に，体重力線が足趾部に向かって動いていく間にバランスが調節されないで，上体が前方に移動していきます．バランスの調節とは，上体や下肢の体位が足底面の体重力線の位置と適する形に調整されていくことを意味します．小脳などの損傷に際し，このバランス調節はリセットされて，四足立位の状態から両手を地面から離して立ち上がった動作のように，両手を前にして後方に強く反り返る形をとるのかもしれません．

バランス調節を再び獲得するためには，その動作の形を段階の順に沿って 1 段階ごとの頭，頸，体幹，下肢，上肢，手の形を確実に随意的にその形の全身動作を作っていく中で学習し，習得し直して体得して，新たなバランス調節運動として動作させていく必要があります．重度な人ほど徹底的に段階ごとの訓練を繰り返し習得させながら段階を進めていく必要があります．軽度な人では目と顔，体，下肢の動きのポイントを的確に押さえて訓練する必要があり，ポイントが抜けると思わぬところで倒れます．それは，ポイントが抜けていたことによるわけです．

ではなぜ，失調症の人は後方重心で立ち，歩くのでしょう．後方重心で立つ時に後方に揺れると膝関節をさらに屈曲し顔を前方に出し両手がやや前方に出，後方への重心遺脱が防げます．後方重心・踵骨隆起前端部で重心線を保持する人が前方に揺れても，重心線は足関節軸心より前に揺れ出ることはないと考えられます．頸部やや屈曲（ほぼ垂直）・腰部やや伸展・股関節やや伸展・膝関節やや屈曲で，失調症の人は揺れながら立位を保つことが出来ます．

もし，失調症の人が足関節軸心から横足根関節辺りまでの間で重心線を保って立つときに，後方への揺れには十分に耐えますが，前方への揺れで重心線が中手骨頭部近くまで偏移すると踵が離れ，次いで踵を踏むため膝関節伸展し，連動する股関節が屈曲となり，上体の前傾が生じます．次の後方への揺れで上体が立っても膝関節の伸展が残り，その次の前方への揺れで上体は大きく前傾し一気に重心線が足趾上に移ります．危険を感じ両手が前に出され，もはや前方への傾倒を留めることができず，膝関節が伸展した下肢は前に振り出すこともできず，顔面落下を上肢で防ぐのみで倒れるのではないでしょうか．

失調症だから後方重心なのか，立って歩けるから後方重心を失調症の人はとるのかもしれません．少なくとも，後方重心が当面は有利なのです．その有利以上の有利を横足根関節の後方辺りまでの重心線支持の姿勢で，安全・確実を訓練で体感していき訓練により体得でき安全を得ることがセラピストに課されています．

2 最初の一歩

1 正常歩行では

最初の一歩はこのようにして右足を地面に接地させるまでの間，左足で体重を支えた状態で安全・安定して遊脚相が進行し，右足の踵接地で右足での体重支持に移ります．

左足においては右足を上げた瞬間体重力線は踵骨隆起辺りを通過していましたが，右足が前方に伸びると体重力線通過部は中足骨頭に至り，右足の踵接地の一瞬前に中足骨頭を過ぎて足趾上に至ると考えられます．

右足踵接地の時，体重力線が二分され，後方の左足趾基節前端を後下方に押し，前方の体重力線は右踵骨隆起後端を前下方に押した前後二脚で，二脚の真ん中を通過する体重心線を支持すると考えられます．

2 パーキンソン症状では

パーキンソン症状では，正常歩行のような踵接地はなく，これは正常歩行との比較において，体重力線が前方にあり過ぎるからであり，体重心線を後方に

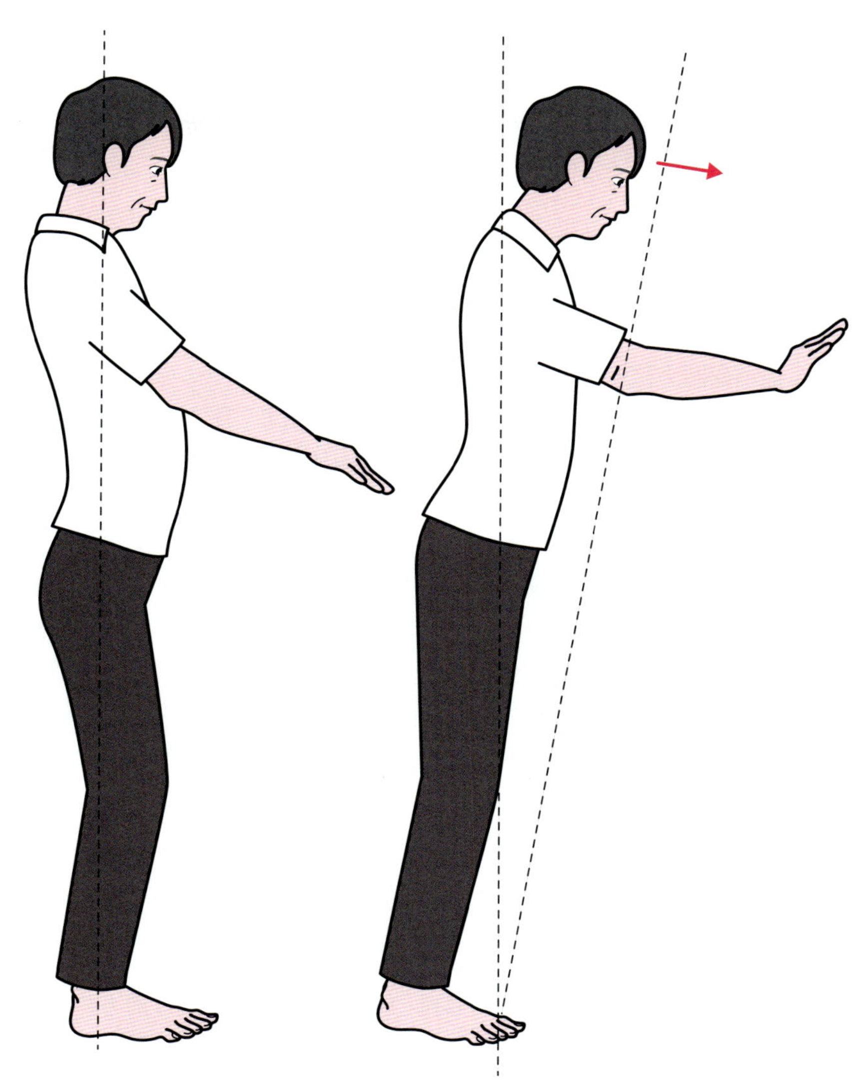

図 16　失調症の前方への重心移動で転倒する理由

移動させれば本来の運動プログラムのシークエンスが現われると考えられ，ピックアップを持ち上げたり，頸部全部に重量負荷を行うことで前方突進が防げ，踵接地が可能となった例によって証されたと考えられます．

3 失調症では

失調症では，体重力線通過部を踵骨隆起より前に移動させることが困難で，前方に出す下肢の重量で前方に体が移動しバランスを失うのを防ぎ，体重力線が接地側踵骨隆起を通過する状態を維持するため上体をさらにやや後方に傾けることで歩行を成り立たせていると観られます．すなわち踵骨隆起前端をツッカエ棒の先端のようにして後方への揺れを止めながら，上体は後方への揺れに乗せるようにして，前方に出した足の踵を接地させると考えられます．

失調歩行を回復させるためには，前方に出した足底の上に体重力線を通過させる必要があります．前方に接地した足の側の膝関節を内側に屈曲させて，その膝に体重を乗せるような感覚で足底部前半の内側に体重力線を乗せることが必要になると考えて，輪の取り入れ作業により何度も何度も練習し動作を修得する必要があります．そのようにして，足底前半足趾より後方の内側部位で体重力線を支持し，その状態を保ったまま他足を半足長前に出します．

3 次の一歩

1 正常歩行では

最初の一歩の間に前方への移動力を得て，体重力線は前方の踵骨上に向かって動いていき，左足趾が離地する時にはほとんど重心線が右踵骨上に達しているか，達していない場合には左足で地面を押す力で体重力線をさらに前方に移動させることで，次の一歩に移れます．

後方にあって体重力線を後方に引いていた左足が前方に移動してくることで，体重力線はさらに前方に移動でき，体重力線は踵骨隆起を超えて前方に移動し足関節より前方に移動すると，その時に前方に出て，さらに前方に伸び始める左下肢の重量で重心は前下方に移動するが，支持する右下肢の力で下方に落下する力は相殺され，右下肢の力も加わり重心は更に前方へと移動して左踵接地に至ると考えられます．

2 パーキンソン症状では

パーキンソン症では中足骨頭と足趾で体重を支持し，この間に前方に出した他側の踵骨隆起後方を接地させる必要があります．体重支持側の足趾のみで体

表５ パーキンソン症状と失調症の歩行の比較

項目	正常歩行	パーキンソン症状の歩行	失調症の歩行
姿勢	ほぼ直立	前傾	後傾
形	様々な形で可	前方突進様	後方反り返り
接地	踵（通常は）	足趾（拇趾）	踵後外側
体重力線支持	踵から足趾まで移動	拇趾	踵骨隆起 外側から内側
離地	足趾	拇趾	踵骨隆起内側
筋活動	周期的に筋活動が推移	拮抗筋も強く活動 動筋はより強く活動 歩行に関与する全ての筋が同時に活動	拮抗筋も活動 動筋は相対的に強く活動 筋活動の周期性不明瞭
テンポ	任意	きわめて早くほぼ一定のテンポ以外ほぼ不可	離地から接地が早く 全般に早い
歩隔	並通	狭い	とても広いいわゆるガリ股
歩幅	並通	狭まい５～10 cm 程重度程狭まい	半足長から１足長 １足長を越えると危険
安定性	良	つまづく危険があるが平らな床面では倒れない	不安定 前後左右に倒れる危険あり
歩行力源	やや前傾 慣性 足床の床押し	前傾	足を出す側への上体の揺すりで出した踵で，上体の揺れを止め，体重力線を乗せて体側を離地させ，その側に再び上体を揺する

重を支持すれば前傾が強まり，再び前方突進様歩行を誘発する可能性があります．体重支持を中足骨頭と足趾で支えるには，中足骨と足趾で体重を支える必要がある状態を動作として設定する必要があります．シルバーカーの把手を手掌に乗せて下方から把手を持ち上げて，後輪を浮かすように歩く時のように肘関節を屈曲し前方に出した状態で，手掌の上に重量負荷されるため常に後方に体重力線を保つため足趾の後方の中足骨頭に体重力支持部を残す必要があると考えられます．

3 失調症では

体重支持側の足底前半の中間部内側寄りで体重力線を支持する必要があります．足趾部に体重力線通過部が移動する状態で一側支持を保持するバランス能力を期待すれば，危険の内在を否定できなくなると考えられるからです．足底内側部に重力線通過部を通過させるためには，他側を離地させて出した時に膝関節を支持側の足より内側に保ち（股関節をやや内旋させて），膝関節をやや屈曲さながら全体重を膝に乗せると，体重力線が足底の外側・後方に遺脱するのが防止できます．このような全体重を支持する時の足底位置に対する膝関節位置と膝関節の使い方を，輪の取り入れ作業で何度も何度も練習し体得する必要があります．歩行という連続する動作の中ではこのようなバランスが取れる動作のしかたを修得することは困難で，動作の部分を取り出して何度も何度も動作方法が練習できる輪の取り入れ作業が優れていると症例を通して実感しています．

パーキンソン症状の歩行と失調症の歩行の対比から，パーキンソン症状の歩行は歩行プログラムのシークエンスが順次に折り重なるように重複しながら流れて，最終段階の動作の中にすべてが表われ，前方突進様歩行の形で現われると考えられ，この歩行が成立するのは重力に対するバランスを調整できていることによると考えられました．

失調症の歩行ではプログラムのシークエンスが通常のテンポで流れた場合に，各段階の動作の変化に合わせて重力に対するバランス調整ができないことが歩行の条件になっていると考えられます．プログラムの最初の動作の中で，その後の各動作の目的的意味を達成させながら進め，いわば半歩前進し踵骨で立つ形での立位バランスを一歩ごと交互に作り，歩行動作として形成し，一歩，一歩と前進していると考えられました．

表６　パーキンソン症状と失調症の訓練法の比較とまとめ

項目	パーキンソン症状	失調症
重錘吊し	頸部前方（上体前傾が強い）	腰後方（過度な後方重心で立位保持不可） 左右の腰部（下方傾斜側腰部に吊す） 左右の肩（上体の下方傾斜側肩に吊す）
立位立直り姿勢	歩き始の誘発を行っても患者の左右の動きのテンポに合せる事が難しい	左足で主に体重を支持する時は左足に骨盤，上体を乗せ，この時に頭顔は右を向ける 右足支持は逆相にする
動きのシークエンス	一足踏み出した形で踏み出した足に体重を乗せて行き，次に後ろ足を出す 数歩は可能でも止まるか再び前傾突進になりやすい 頸部重錘やシルバカーの把手を下から持上げ歩く間に，踵接地を指示すると，踵接地歩行が可能になっていく例あり	立位立直り姿勢で，片足立ちで他側を床より数 cm 浮かす形を，左・右数回繰り返した後に，半足長出す 上記を始め，両手つかまり位で，次に手を触れながら，そして手放しでと，順に進めるように行う 麻痺に左右差がある場合，麻痺の重い側で接地する時には，強く意識して対側に頭を位置させるように指示し体得するまで徹底して訓練を行い，随意的に繰り返し行うことで自動運動を構成し直す
輪の取り入れ作業		一歩出してから戻し，つぎに他方を一歩出し戻す形の中で，上記内容を徹底的に繰り返し，体得させ，自動運動を随意に構成し新たな自動運動にしていく

パーキンソン症状の上肢動作

パーキンソン症状の上肢動作では，緩慢で，十分な動作に至らなくなってきます．目的に手を伸ばす動作では，今にもその目的の物をつかみそうな手の形を呈しながら，緩徐にリーチしていき，そろそろ目的物を掴む用意を始める距離まで近づくとその手を空間でほぼ握り，リーチが止まる人もいます．上肢においても運動のシークエンスの崩れは早めに進むようです．

歩いて行き椅子に近づくと歩行が止まり手を椅子の方に出すのは，私たちが通常何気なくその動作をしているように，椅子に座る準備に入り歩行速度を落とし歩幅を調整し始めるポイントの地点で，歩行が止まるのです．歩行と座る準備の動作を円滑にミックスできず，新たな明確な目的を達成するための動作が優位に出て，その動作を乗せて進む歩行のプログラムが停止すると理解できます．

上肢において目的に近づくと，リーチ動作が止まり物を掴む動作が現われて，実際に物を持つまでにさらに努力を要してしまいます．たとえば，食物を皿からスプーンですくうのはむずかしくなりやすいのですが，フォークで食物を刺すのは比較的できます．スプーンでは食物の下にスプーンを当ててから皿上を横に移動させて食物を乗せる動作が必要になります．横にスプーンを移動させる動作はほとんど行われず，直ちに上に運び上げる動作に移るので，食物が多くすくいやすい場合は食べられますが，食物が少ない場合やすくい上げにくいものは苦手です．スプーンを口に運ぶ動作も口に至る前に口を近づけますが，口とスプーンの先の位置が一致せずに食べこぼすことが多くなります．フォークは食べ物が落下しにくくスプーンよりは適しています．先割れスプーンが中間的で良いのですが，始めはなるべく柄の長いものが良いようです．フォークが困難になるとおにぎりがベストになります．指先の位置に先割れスプーンを持つと良いようですが受け入れられない場合もあります．

上肢を使うさまざまな作業で，動作に努力がそれぞれの段階で必要になってきます．一か所で，たとえば目の前の狭い空間だけで作業をすると，私たちも体が固まるような感じになったりしますので，時々全身の運動を誘導しながらしてもらいます．

誘導はその人の手などを持ち，その人の動く範囲に合わせ，少しずつリズムに乗せて，動かす範囲を大きくテンポを付けていきますと，円滑に動いて来ま

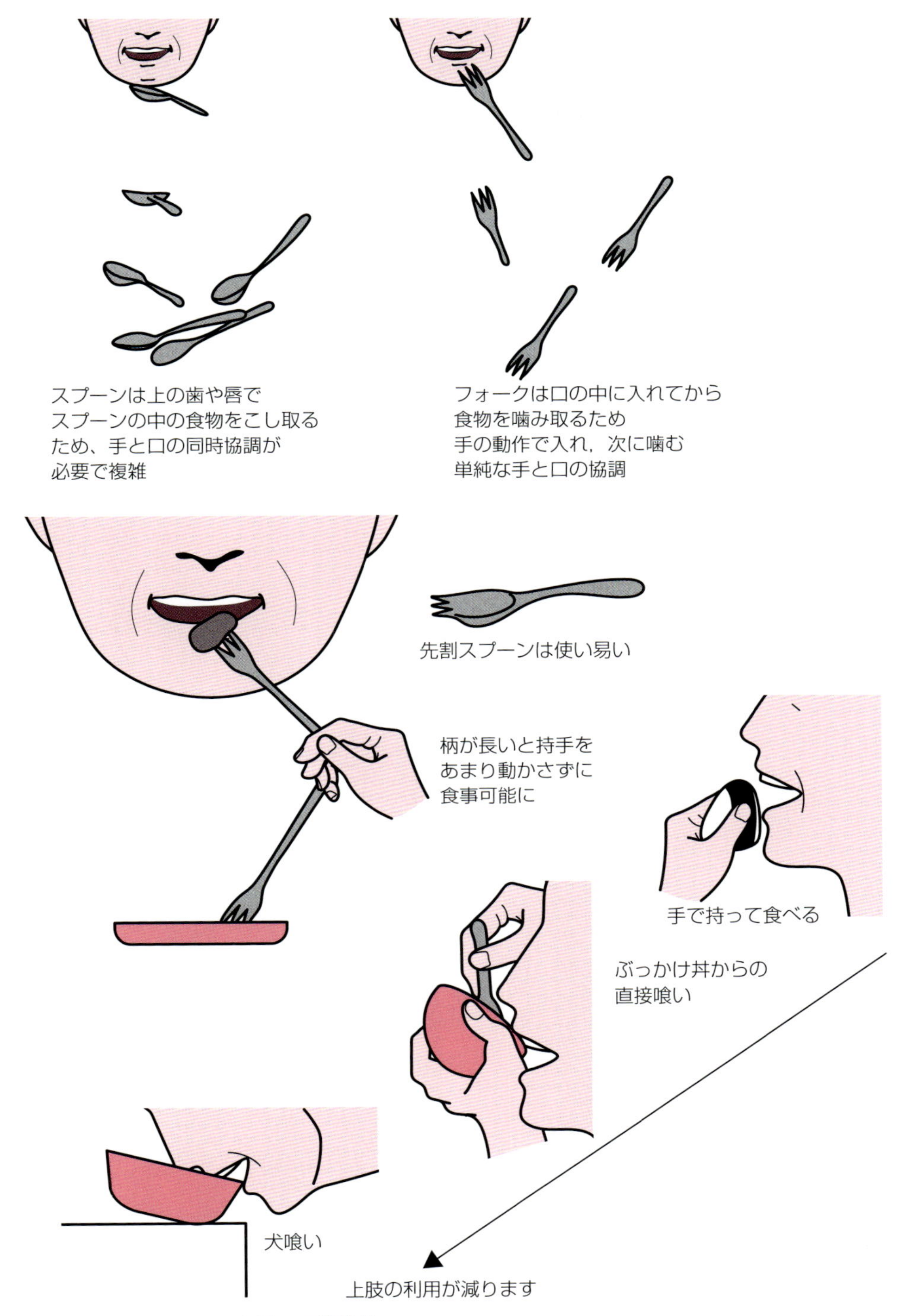

図 17　パーキンソン症状の上肢動作

す．腕だけ動かすのではなく体幹から動かすようにして，背の伸展と屈曲を深呼吸動作にして行うと良いようです．呼気の時は上肢を前で交差させお腹を思い切り屈曲し，吸気の時は腕を大きく開いて上げ，顔を上げ背も伸ばすように介助しながら誘導します．深い呼吸は緊張を和らげます．

組み合わせ動作はだんだん苦手になります．組み合わせの少ない単一動作で，目的を達成できる方法を ADL などで実施しながら提案していくことが必要です．

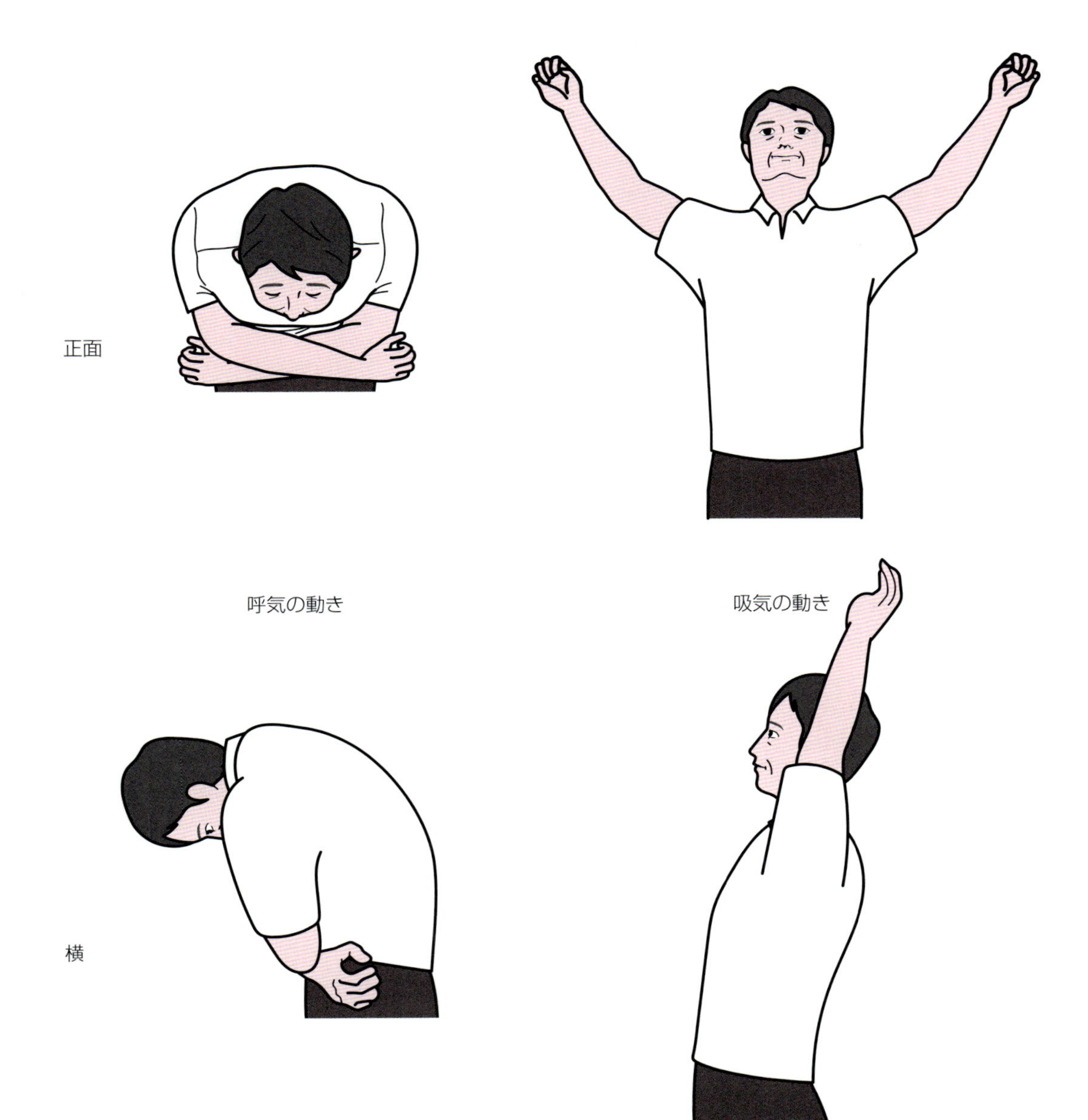

図 18　呼吸の動き

呼吸はまず呼気を大きく行う．すると吸気は自然に入ります．まさに呼吸です．

呼気では，上体を曲げ得る限り曲げ，胸腔容積を最少にし，腹筋も可能な限り働かせます．肺内の空気は可能な限界まで出します．

そして呼気では，思い切り空気を肺に取り込みます．すなわち胸を開いて手を上に上げ，腹腔を相対的に下げ，横隔膜を弛緩させ，胸腔を最大容量に吸気します．

▶引用文献

1) Knutson E. Analysis of parkinsonian gait Brain. 1972, 95：475-486.
2) Murray MP. Gait as a total pattern of movement. Am J Phys Med. 1967, 46：290-333.
3) Murray MP, Kory RC, Clarkson BH, et al. A comparison of free and fast speed walking patterns of normel men. Am J Phys Med 45. 1966, 45：8-24.
4) 山永裕明，野尻晋一．Parkinson's Disease．図説パーキンソン病の理解とリハビリテーション．三輪書店．2010，pp74-75.
5) 岡田友紀子，杉本志保，藤井博之，生田宗博．パーキンソニズムの前傾姿勢に対する固定式四脚歩行器使用の改善効果．作業療法．2010，29(3)：326-331.

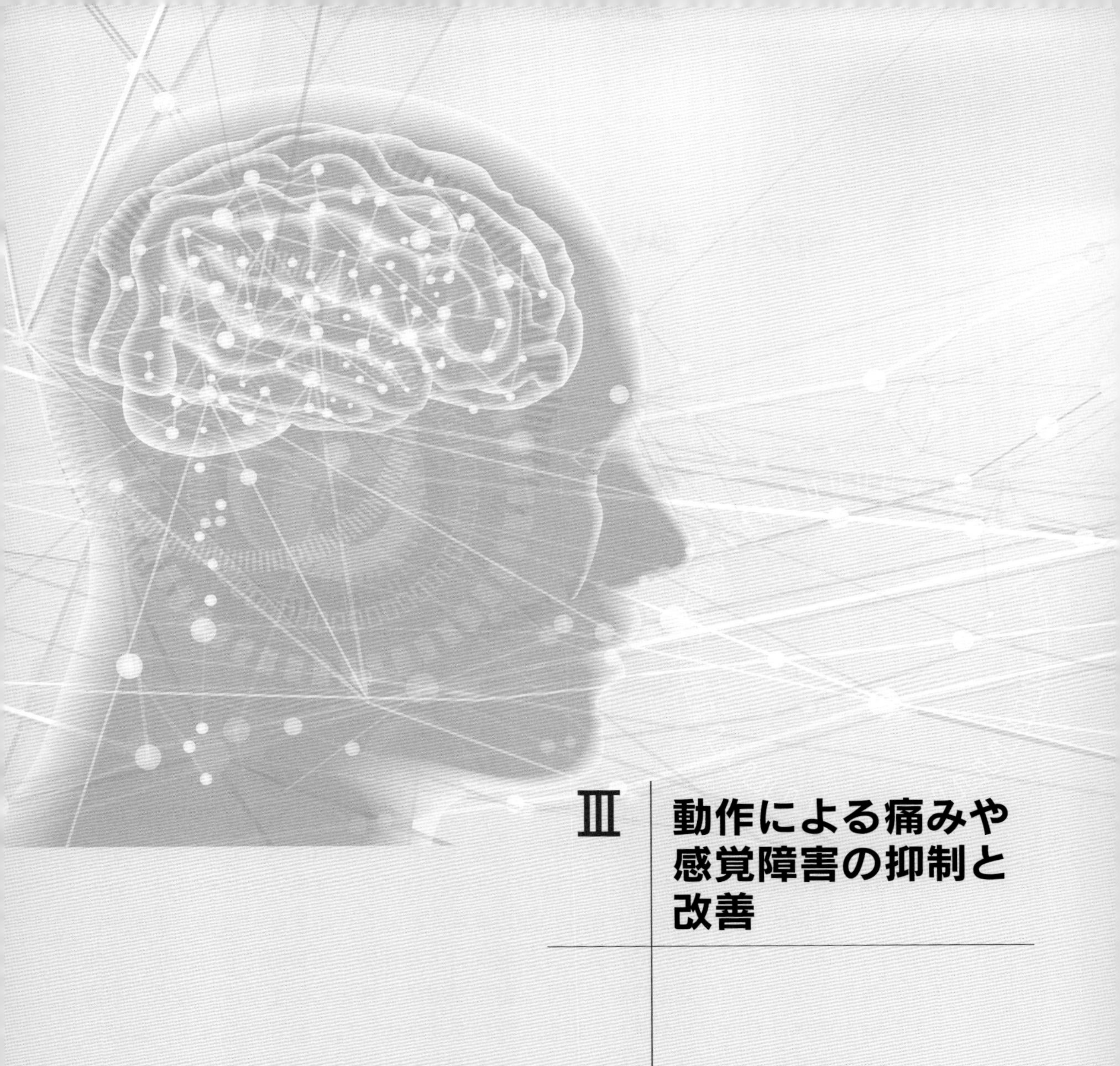

Ⅲ 動作による痛みや感覚障害の抑制と改善

01 痛みについて

痛みは通常，侵害性刺激の入力を脳が痛みとして感知して，逃避，排除，無視，反撃などの反応・行動を表わす一連の過程を引き起こす感覚と理解できます．人は刺す，切る，強打，強酸性などの化学的侵害，組織の攣縮，高温・低温，過度の熱・光などの物理的刺激，有毒物質など，様々な人体への侵害刺激に，痛みを覚えることによって，それ以上の侵害が加わらないように反応し行動します．侮蔑，否定，抑圧，経済的困苦，社会的基盤の喪失，裏切りによる人間的絆の喪失，突然の無能力感など，心理的，社会的な人間としての営みへの侵害にも身体的侵害に対すると同様の（逃避，排除，無視，反撃などの）反応，行動を人間はとるようです．

痛みはリハビリテーションの大きな阻害要因です．医療誕生における初期の治療目的の一つは痛みの軽減，抑制，除去であったと考えられ，現在の医療においても痛みは重要な治療対象です．痛みを軽減し抑制すると，セラピーが順調に進むことをわれわれはよく経験します．同時に，運動・動作を続けていると，短期的には体が温まり動作の際の痛みが軽減し，中期的には筋力が増すことによって負担が相対的に減り，長期的には身体的・精神的に能力が向上し強健になって，同じ侵害刺激に対する耐性が増すと考えられます．一方で，不適切な動作はバランスが悪く，過度な負担を身体の一部に繰り返し与え，疲労を蓄積させ痛みを生み，動作のタイミングが合わないために成果が上がらず，上達せず不要な動作や誤動作が生じ，嫌気と怪我の要因となります．

初期の医療では，痛みの軽減，除去に一般的で有効であったのは手当であり，母親は子供の打ち身に「いたいとこ，いたいとこ，とーくのおやまにとんでいけー」「ほーら，いたくなくなったでしょ」と優しく打ち身をなでました．お腹が痛くなったら，手でお腹を押さえます．二人で生きていきたいと想い手を繋ぐ，つらいとき手を繋いでくれた人，肩を組んだ人，ヤッタとハイタッチすることで，辛さを忘れ熱くなった経験はありませんでしたか．

刺激に対して痛みを感じるのは脳が感じているのです．痛みから逃れれば，安心・安全が当面確保されるため，痛みを感じない範囲での動作を脳は許容します．脳が許容した範囲を超える運動を行うと脳は痛みを感じ，この運動をしないように・させないように筋が収縮し運動を停止させます．関節可動域増強訓練では，脳の関節運動許容範囲を少しずつ広げることがとても重要になります．

脳で痛みを感じる刺激

身体の傷	切る，刺す，叩く
化学的侵害	強酸，毒
物理的侵害	高温，低温，高い光，放射線
人間・社会的侵害	侮蔑，否定，無視，抑圧，排除，経済的困苦，無能感，社会的基盤の喪失，人間的絆の喪失，裏切り

痛みに対する反応

逃避	痛みから体を避ける．目・顔・体・感心を背ける．
排除	痛みの原因を叩き外す．非難などの対象を外す隠すなど．
無視	痛みを抑制し不利を抑える．同類の中に入り敵対を無視するなど．
反撃	痛みの原因を潰す．敵対する者・集団を制圧するなど．
痛みからの反社会的逃避	オピオイド，酒，賭けなどの癖にはまり込む．相対的弱者に肉体的・精神的暴力などを加えるなど．

イタイトコ
イタイトコ
と〜おくの
お山に飛んで
いけ！

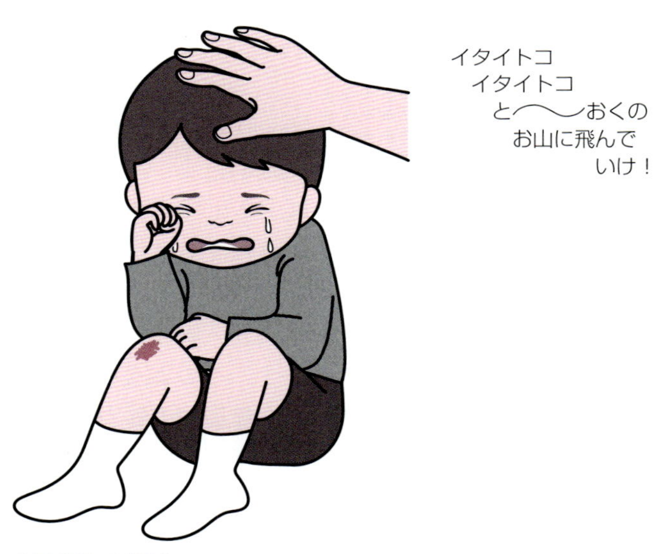

図 1　母親の手当による痛みの低減

全世界で共通して母親は子供の痛みを優しい言葉と愛撫で追い遣ります．

あるガン患者さんにおける痛み

1 肩の痛み

この患者さんの肩の痛みは右上腕骨骨頭部骨折および同部に発生した骨髄腫によるもので，右肩関節は上肢を三角筋で吊った位置から他動的に動かすと激痛がありました．さらに，腰部に多発性に腫瘍が転移し，両下肢の筋力低下と感覚鈍麻があり，下肢に触れると痛みを訴え，立位・移乗は介助で，歩行不能でした．

1 関節可動域の広げ方

座位で肩関節周囲の皮膚に，OT は手掌を軽く密着させ痛みが生じない程度に，静かに皮膚と皮下組織と筋を，軽く揺するようにしました．

痛みがある無しにかかわらず，関節を長時間・長期間動かさないでいると，関節拘縮あるいは関節拘縮様の状態になり，周囲の筋を触れると弾力に乏しく硬さを感じ，少し押すと痛みが生じます．このような症状が強い場合は，軽く圧を加えるだけでも痛みを訴えます．関節周囲の筋や組織の血流が低下し，痛み誘発物質が蓄積し，痛みの感覚閾値が低下しているからと考えられます．拘縮の状態では組織の線維化が生じていて，関節を動かすたびに組織が通常よりも強く引っ張られ圧迫されて，さらに痛みます．このような場合に，患部とその周辺を揺すると痛みを和らげることができることを，これまでに経験してきています．

患部の皮膚に，圧をほとんど加えずトータルフィッティングで OT の手掌を密着させ，揺れ幅 1～2 cm で静かに左右に 1～2 Hz ほどで振動させ，患部と周辺を揺すります．手掌に皮膚が密着せず手掌が皮膚面上でずれたり，圧が加わったり，また手掌と皮膚の密着が部分的であると，不快感や痛みを誘発します．トータルフィットで揺すると，患者さんは気持ちがいい，イタ気持ちいいなど，よい感覚を覚え，ズーとやっていてほしいといいます．この状態をしばらく続け，少しずつ揺すりを強め（強く揺する時には当然圧が加わり，揺すりの方向の切り替わりのたびに，組織同士が相互に圧迫しあって，組織内に溜まった細胞内液と組織間液を少しずつ押し出すようになると考えられます），ときどき

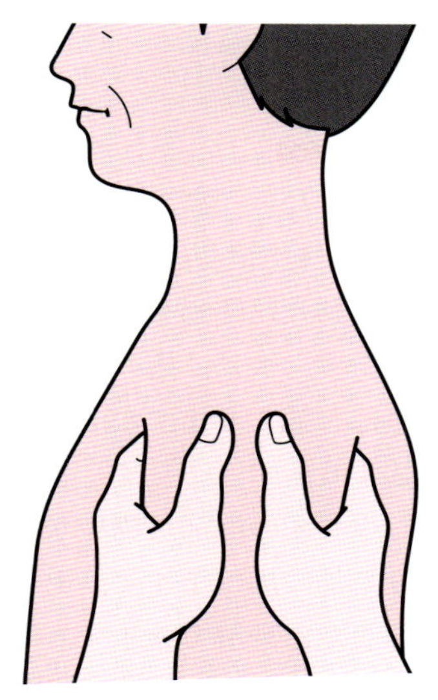

図 2　関節可動域の広げ方①

上手Ⅱ～Ⅴ指を脇に入れ，両母指で肩に触れ，手掌と患者さんの皮膚を密着させながら左右の手をわずかに相互に逆方向に揺すります．筋の緊張が少しずつ解けて，次の関節可動運動訓練を可能とします．

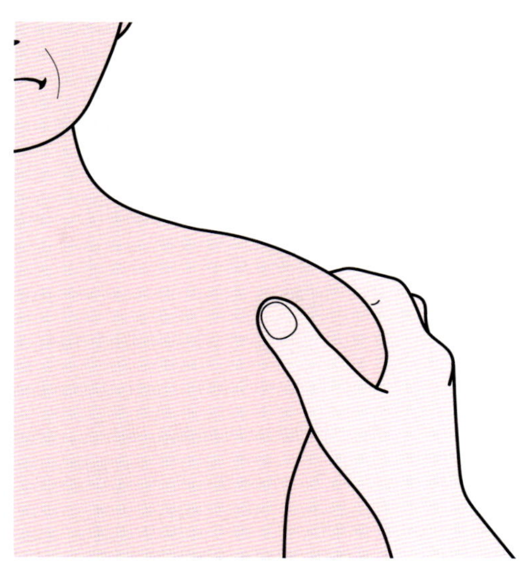

図 3　関節可動域の広げ方②

片手の手掌を患者さんの皮膚に密着させたまま，手を左右に揺することで，筋の緊張がとれてきます．

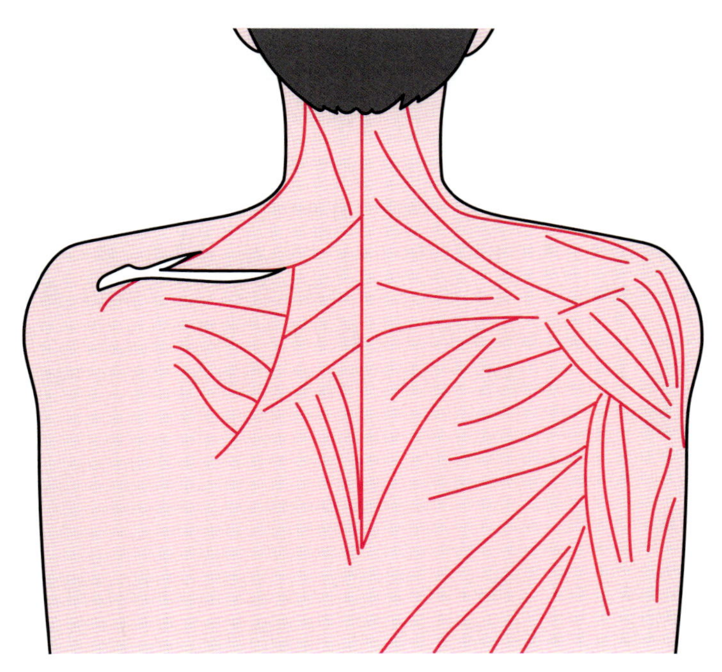

図 4　関節可動域の広げ方③

肩の痛みに伴う筋緊張の持続による痛みは，図示の筋に現われます．これらの筋を揺するように軽く押すように動かします．これらの筋の痛みは 2 次的に発生した痛みが多いようですから，まずこの部分の痛みの軽減から始めるとよいでしょう．

中枢側に軽く押し出すように逆行性マッサージ（身体の遠位から近位方向に押しながらさするマッサージ）を加えます.

このように行っていくと，やがて硬くなっていた部分の硬さが消褪してきて，痛みが軽減してきます．このような状態になったら，痛みが出ない範囲でゆっくりと関節を他動的に動かし，少しずつ動かす範囲を広げます．ある程度動く範囲が確保できたら，痛みが出ない範囲で自動介助運動を繰り返します．少し可動域が増し，やがて再び肩の痛みを訴えます．次は，痛みを訴える範囲の少し手前で関節位置を保持したまま，再び患部を揺すりますが，当初の揺すりよりやや強めに，しかし強すぎないように揺すります．そして，また他動運動，自動介助運動，痛み，揺すり，と繰り返し少しずつ関節可動域が増えていきます．このセットを何回か行い可動範囲を段階的に広げますが，セット間の可動範囲の差が出なくなったら今回の限界に達したと理解できます.

関節可動域拡大の最後の仕上げです．拡大した可動域内の痛みの出ない範囲で自動介助運動を繰り返しながら，介助量を減らし，介助ゼロにします．そして，ゆっくり3～5回ほど自力で運動をしてもらい，その間励まし，「できた・できた」と患者さんとともに喜びます（喜びを患者さんに分けていただく)．そして，再び当初痛かった箇所を十分に揺すり，疲労を取り去るようにします．ただし，患部やさらに遠位部に浮腫がある場合には，痛みのない範囲に手を拳上した位置でOTが保持し，揺すりと逆行性マッサージを加えて浮腫の軽減を図ります.

マッサージに反応して皮膚が発赤する場合はマッサージは中止し，発赤が消褪するまで挙上位を保ち以後は揺すりのみにします.

拘縮の伸長は，あまり痛みを生じさせない緩い力で伸長を50～60 sec持続し（時間幅がありますが，痛みの程度，炎症・浮腫の有無などで時間を短くしていきます)，1回の伸長で角度が1度でも増したらよいと考え，とにかくゆっくりと行うことが肝要です．肩関節は本来可動しやすい構造なので，よほどに長期間経過した場合でない限り，150°程度まで，120°程度まで，90°程度までは大部分の人が達しました．いままでの最少でも60°程度までは動き，30°以下に止まった例はいまだ未経験です.

2 痛みの軽減，除去

さて，この患者さん（はじめの2行のつづき）に戻ります．上記の技術で行うことにより，何とか自力で手を口に持っていき，顔を触ることができるようになり，他人が触っても強烈な痛みを覚えることはなくなりました．OTが「手で触りますよ」と言って触ったり，あるいは患者さんが見ている状態で触るぶんには，痛みは生じなくなりました．患者さんにとって肩が動かないことと同時に，最大の問題は痛みでした．そこで，この患者さんにおける痛みの軽減,

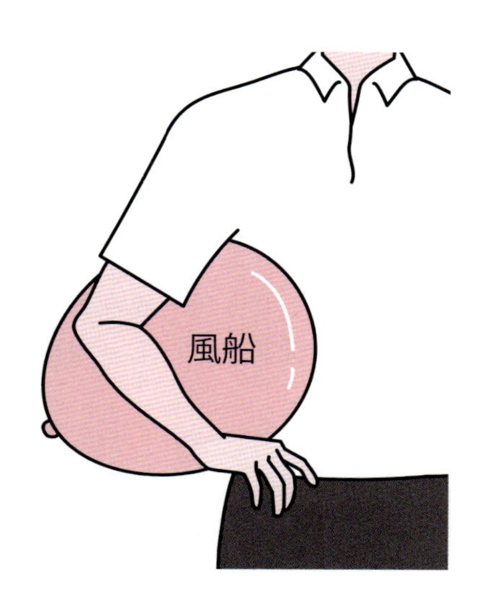

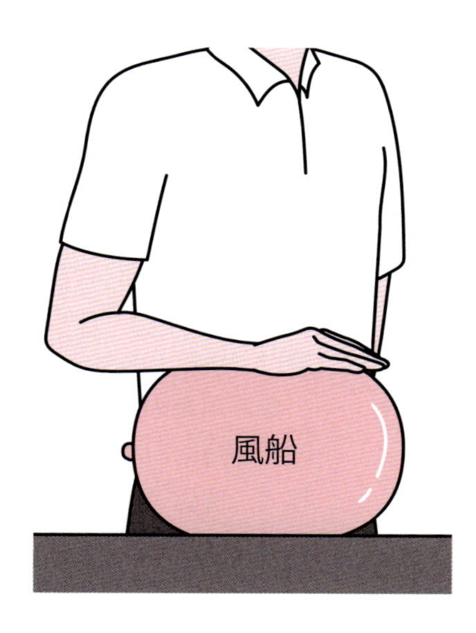

図５　痛みのない自動運動の練習

脇の下や机の上に大きく丈夫な風船を入れたり置いたりして，その上に患者さんの手をのせて動かすと，痛みなく自動運動の練習になります．

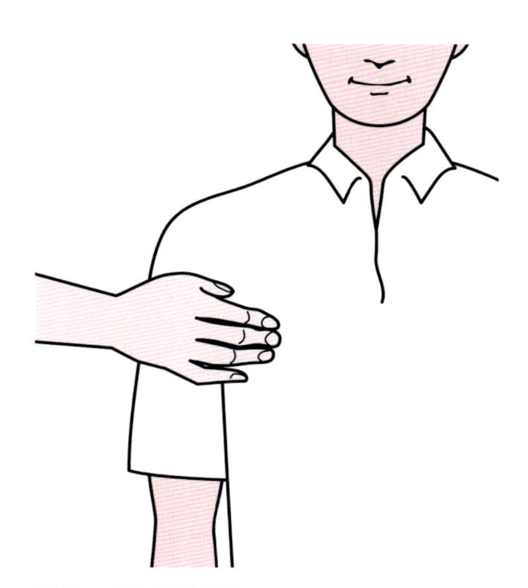

図６　大胸筋の痛み

大胸筋の痛みには停止部付近を軽く押すように揺するとよいでしょう．

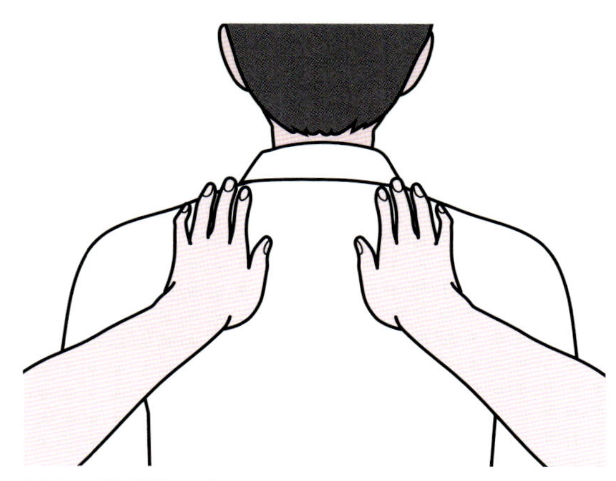

図７　僧帽筋の痛み

僧帽筋などは左右同時に押すように軽くマッサージします．僧帽筋の筋緊張は常に強いられ，押して特に痛いようであれば，ホットパックがお勧めです．

除去について述べます．

痛み刺激は，自由神経終末などの痛み受容器に閾値以上の刺激が加わることで，発生します．体性感覚としての痛み刺激は，脊髄でニューロンを替え中枢を上行し，脳の体性感覚領野で痛みとして知覚されます．知覚されるまでの間，知覚された後，他のさまざまに入力された感覚と感覚に伴う認知や記憶との関連で，痛みの意味づけを持って，脳で情報処理されます．そして，痛みを伴う経験・記憶となり，その痛みによる反射的動作・行動の発現パターン（通常は避けて排除する）となるようです．

痛み刺激の根源は侵害刺激として生得的・反射的に価値評価され，対応はたとえば険しい表情や身体を退避させる動作が起動されます．感覚の鈍麻した状態で，感覚は判別されないが，閾値以上の何らかの刺激は，生体の安全性の確保から痛み刺激として認知される可能性が高くなります．痛みとして処理されると，まずは安全性確保のため，身を避け，敵愾心を持ち，排除する反応が観察されます．

患者さんは肩に病態があり，感覚の鈍麻がありました．肩関節は上肢の基部を構成し，手指を含む上肢のなんらかの動きには，必ず肩関節に運動が生じると考えられます．突然誰かが，あるいは物が上肢のどこかに触れれば，侵害と危険を感じますので，常に防護の態勢にあります．さらに患者さん自身の運動に際しても，肩関節の幹部になんらかの影響が生じることを患者さんは感じ，常に用心しています．したがって，患者さんは，左手を使用している時以外は，三角巾で吊られた右上肢の肘に左手で触れ保護しています．左手で触れていない間も頭の中のイメージは右上肢を保護していると考えられます．この緊張した心理状態で，身構えとして恒常的に肩に力が入り緊張が上肢全体にも及び，筋に慢性的な疲労を生じると考えられます．

患者さんの痛みは，病態・手術に伴う侵襲が癒えていない状態，あるいは脳が癒えていないと認知している状態で，脳が設定した安全確保による発痛，副次的に周辺部分に及ぶ筋疲労，循環不良が混在して，痛みを形成していると理解できます．

まず周辺部の不使用と慢性筋疲労による循環不良などに，「揺すり」の技術を上肢全体に行います．このことで痛みを和らげ，緊張したトーヌスを下げて，楽にしてくれる人としてOTを認識してもらえるようです．その結果，脳が敵愾心によって痛みの閾値を下げることは生じず，忌避行為でトーヌスが上がることが抑制できます．他動的に動かしてみると患者さんがそれに応じ，自動運動が追随しました．そこで，「痛くないようでしたら一緒に動かしてください」と自動運動を進めました（自動運動を行うことで，安全のために脳が設定していた痛みを感じる範囲で，実際に痛みを伴うのか否かを検証する意味もあります）．自動運動を進めることで，痛みの範囲が狭まり可動範囲が広がり，しかも自身で動かせることを体得するので，患者さんは少し「ホッ」とすることがで

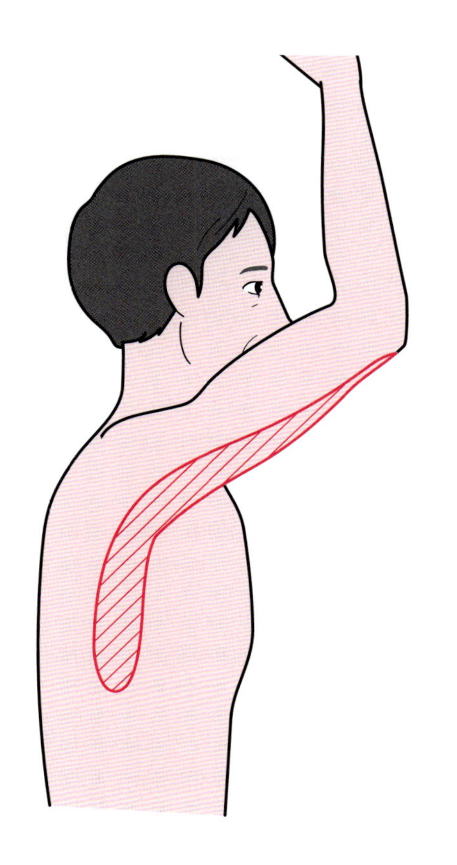

図８　肩の痛みの低減

肩を上げていくと斜線で示した部位，上腕三頭筋筋腹から広背筋にかけての部位に痛みを訴えます．拳上位を保ちながら少し強めに押してから揺すります．そしてまた拳上し，を繰り返しますが，何セットかで拳上できなくなります．本日はそこまでです．これを何日か繰り返しながら可動範囲を広げます．筋の短縮によります．

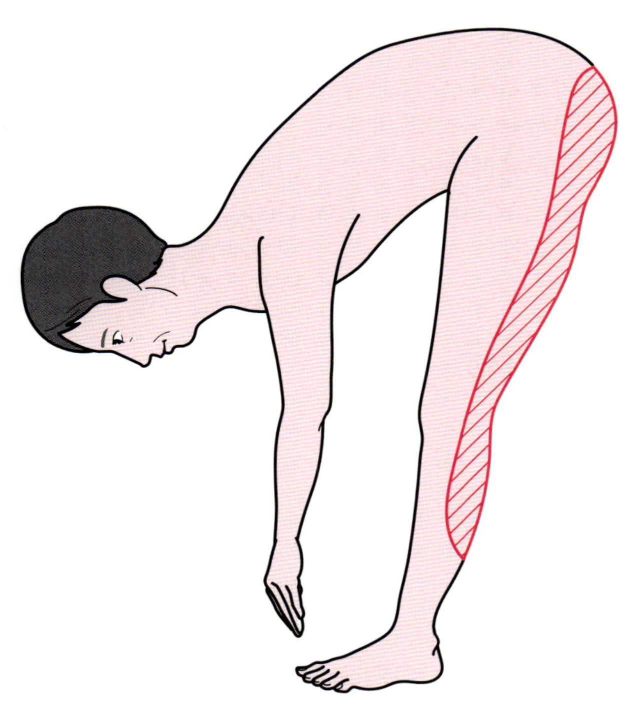

図９　下肢の痛みの低減

地面に手をつけようとすると，斜線部の臀筋，ハムストリングス，腓腹筋が痛みます．痛む筋を強く押し，痛みを加えてから再び手を地面に向けて伸ばすと，先ほどより地面に近づきます．再び痛む筋を強く押します．この繰り返しを５～10回行いますと，若ければ一日で手をつけることができるようになります．若者でなければ２～８週間かけて少しずつ行えば手は地面につきます．筋の短縮は機能的で脳の許容範囲を表わしています．年齢とともに構造的変化も考慮します．

きます.「揺すり」, 他動運動を行うときに, OT（他人）が触れるため, 他人・想定の危険を回避するための防護肢位が過度ではなく緩やかになり, ある程度解放され, 実際に痛みが生じる範囲の知覚・認識がより正確になり, 実態と観念の乖離が縮小することで楽になったと考えられます.

限定的であれ痛みからの解放が得られると,「あーうれしい, 自分で動かせるし, 痛くありません. ふしぎ, うれしい」「先生の手は神様です」と言われたりしますが, 神は患者さんの脳に宿っているのです. OT は, 誤解してもらえるように, ただひたすら技術を磨きます. 少しでも楽になるように, 痛みが減るように, 喜びの時を持っていただけるように.

ガン患者さんの医療で, 痛みの軽減・できるだけの除去は, ある時には最大目標ともなります.

揺すると痛みを持続的に感じる時は, 皮膚の感覚鈍麻・痛み閾値が下がっている場合などがあると考えられ, 揺すりは禁忌です. その場合にはなるべく痛む部分に触れず, しかし触れねばならない時は患者さんの皮膚と OT の掌の間のズレをゼロに抑えて触った状態を維持しつつ, 肢体を確実に保持して関節可動訓練をマイルドに行います.

以上のように日々行うことで, 患者さんはある程度の可動域を自動運動で確保していましたが, 約 3 週間後, ガンの進行で, 骨折部を固定していたプレートのビスが緩み, 動きに伴う痛みが強まり, リハビリテーションで動かす範囲も慎重にし, そのほかの時間は常に三角筋で確実に保持するようにしなければならなくなりました. それから 4 週後「痛くて最近は全く動かせない」との患者さんの訴えで, 上記の技術を慎重に用いて, 再び手で頭頂に触れる程度の可動域を回復しました. このときには肘をまず屈曲させ, その後に肩関節を動作するようにして, 上肢の荷重が上腕基部の骨折部に多く加わらない方法で動かすように導きました. 再び動かせたことは, ガンと戦う勇気にプラスとなったようです.

2 下肢の痛み・感覚障害と歩行

下肢の痛みの軽減

この患者さんは両下肢, 特に右の下肢の痛みと, 触られてもどこを触られたかわからないと感覚鈍麻を訴えました. また痛みと両下肢感覚障害のため, 移乗はほぼ全面介助で, 歩行はできませんでした.

痛む部位を確かめていくと, どうやら股関節周辺の痛みが強いようでした. 痛みを確かめる過程で, 患者さんも痛いのは股関節の辺りで, 大腿中間部より遠位の下肢は痛いよりも感覚の判別がつかないと感じたようです. つぎに, 背臥位で OT が患者さんの足部と下腿を保持し, 膝関節・股関節を他動的に動か

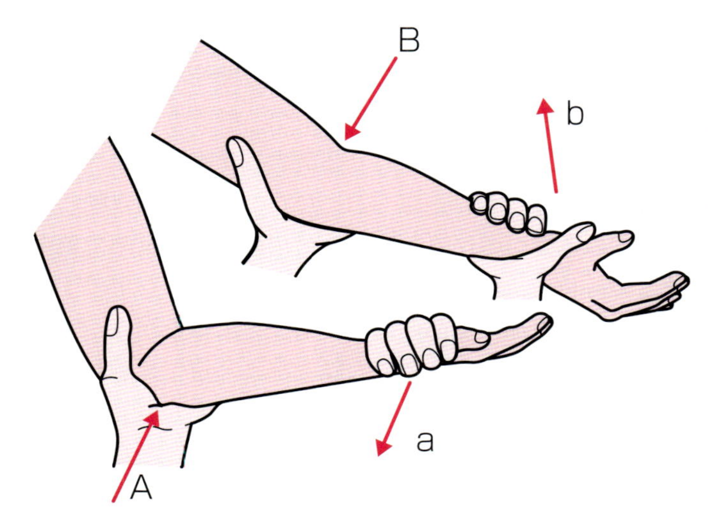

図 10　肘の動かし方

肘の屈伸は，肘を包むように持った手で A の伸展方向に動かし，手関節部を持つ手を a 方向に追随的に動かします．屈曲は逆の B で動かし追随的に b へ動かします．決して，a や b で主に動かしてはいけません．

A，B の動きは肩の運動にも無理のない範囲で連動させる意味もあります．a に回外，b に回内を加えて動かす場合もあります．

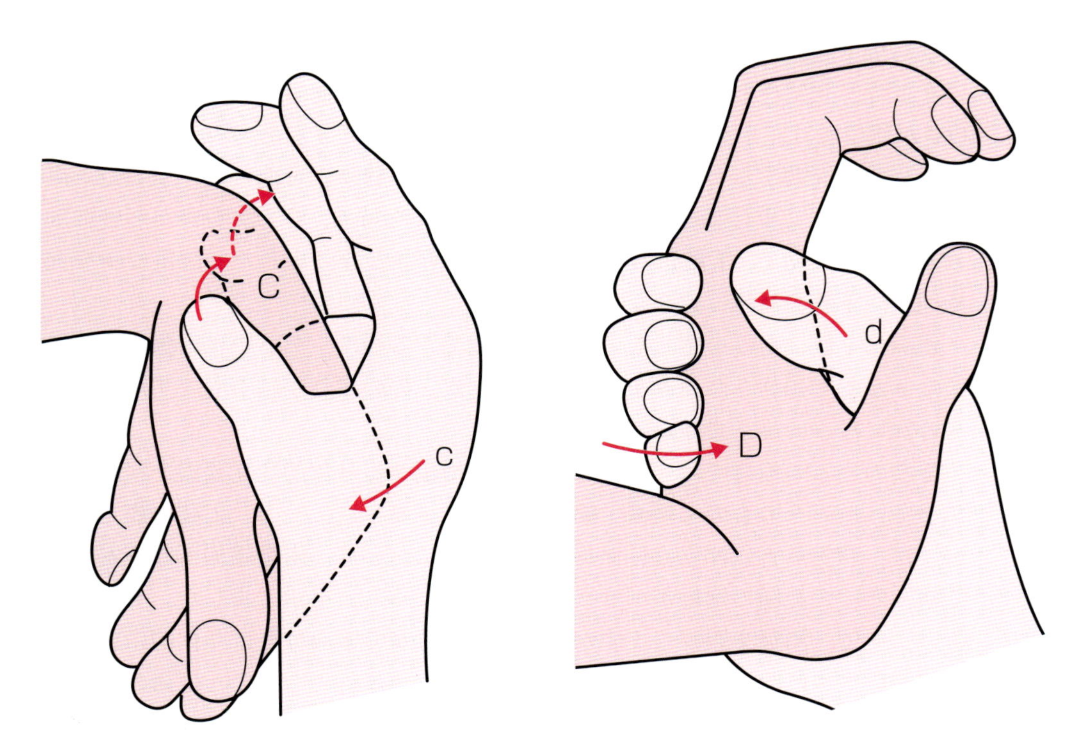

図 11　手関節の動かし方

背屈，掌屈を加え，肩・肘・前腕・手関節の連動を他動，自動介助，自動と進めていきます．手関節を動かす場合も関節部に加える C，D で主に動かし c，d は追随するように力を加えます．C は手根部を腹側から背側に引き出すように加える力，D は手根部を背側から腹側に引き出すように加える力です．c，d はそれぞれ背側から押す力，腹側から押す力です．

すと，動かされているのがわからないと言いながら，しかしOTが動かす他動運動にまったく遅滞なく追随し，過不足なく自ら膝関節・股関節を動かしました．体性感覚は患者さんの言う通り鈍麻し判別できないが，触ると痛みに転嫁して，知覚する程度には知覚でき，危険ではないと認識する状況下では，痛みを抑制し痛みを感じなくもなるようでした．さらに，OTの行う他動運動に自動運動で追随できる深部感覚の運動への反映あるいは活用の回路は脳内で健全に保たれていました．そこで座位で，OTの左手で足部を保持し，右手で下腿の筋，膝関節部，大腿下部，大腿中部・上部と揺する部位を広げながら，下肢の関節を他動的に動かしました．こうすることで大腿上部より遠位を触れても痛くなくなりました．患者さんは「あー痛くなくなりました．ふしぎ」．

股関節を他動運動で動かす時にも特に痛みを訴えなくなったことから，さらに揺する部分を股関節周囲にまで広げても，「痛くありません」と応えるようになりました．そこで，再び背臥位となり，両下肢を交互に自動介助から自動運動に切り替え，自動運動を無痛で行えるようになりました．座位でも同様に痛みなしで下肢の交互足踏みが可能となりました．

そこで，立位をとってもらうと体に触れる程度の介助で立ち上がれました．OTが体に触れ左手をつなぐと，半足長ほどの歩幅で3歩あゆみ，次に体に触れる程度に介助すると自力で車いすとベッド間の移乗が可能となりました．直ちに平行棒内で歩行訓練を行い，左手で平行棒を持ち，OTが右側から腰に触れる軽微な介助で，1足長の歩幅での歩行が可能となりました．慎重に歩を進めつつ，下肢の痛みは感じない状態でした．

実際に下肢に痛みを感じない状態，我慢できる程度，あるいは緊張することで痛みが脳で抑制され痛みを感じないレベル，のいずれかは不明ですが，歩行する間に痛みは訴えませんでした．

上肢の痛みの検討では，疲労など痛みを増幅する身体的変化要因を軽減することで，痛みそのものも軽減・縮小すると述べました．一方，下肢の痛みにおいては，感覚障害に伴う立位保持，歩行などにおいて，安全確保への不安による痛みとその範囲の増幅がセラピーの対象になることを示しました．下肢の痛みは，立位・歩行を阻害しますが，立位・歩行ができなければ身体的に広範に自由が阻害され，さらに時と場合によって立位・歩行しないことは命の安全確保の阻害に直結します，したがって，下肢の痛みは我慢し，痛みに堪えながらも立位・歩行を行う脳指令が先天的に強く確保されていると考えられます．不安感を抑制し，自らも安全に十分配慮することができれば，不安感を安全確保策の確実な実行に置き換えて，立位・歩行を安全確実に一歩一歩進めるうちに，痛みの抑制と運動の向上が同時・同値に進むと考えられました．

下肢の痛みの好発部位

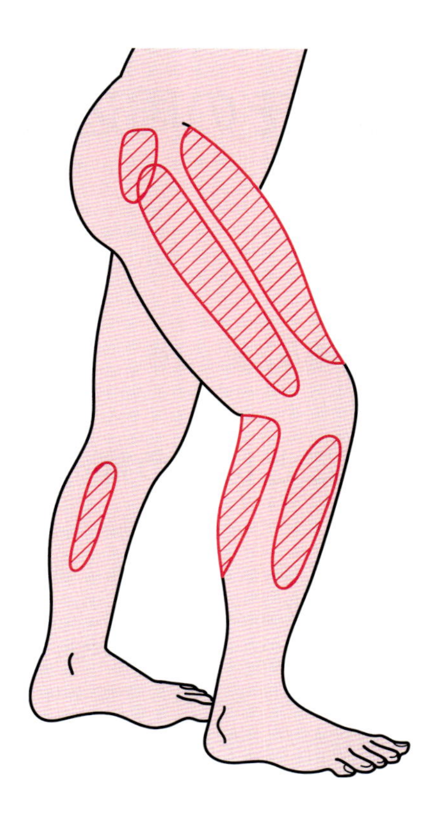

図 12　痛みと対処

中臀筋：トレンデレンブルグ歩行を呈する人の中に歩行時に中臀筋の辺りの痛みを訴える人がいて，接地の瞬間に対側に進むように歩くとあまり痛みません．すると中殿筋収縮のタイミングが遅れなくなります

大腿筋膜張筋：歩くのに不安がある人，どこかに痛みある人，疲れている人の多くで大腿筋膜張筋の筋腹，腱，腸脛靭帯に痛みを感じ，押すと強い痛みを訴えます．触る程度に押しながら揺するようにして緊張を下げます．

内側側副靭帯：外旋歩行で痛みますので内旋歩行，内股歩行で痛みなく歩けます．

外側側副靭帯：内旋歩行で痛みますので外旋歩行，ガニ股歩行で痛みなく歩けます．

膝蓋靭帯：踵後方から接地して歩きますと，接地の衝撃で膝蓋靭帯部分で膝が伸展されて痛みが増します．接地を踵骨隆起前端で行うように歩きますと痛まなくなってきます．

大腿四頭筋：歩行に必要な下肢筋力不足のサインです．訓練後のケアを十分に行い，強くします．

前脛骨筋：背屈が困難な人，長時間歩行（実際には短時間でも疲労していて，過労した人では少々の歩行も長時間歩行と同じ意味になります）の人などで痛みが生じます．足を拳上位にして，軽く押すように揺すり，疲労物質を血行に戻すようにします．踵接地時のショックアブソーバーの機能があります．

ヒラメ筋：慢性の疲労で痛む場合が多いので，ホットパックなどとあわせ痛みを和らげ，訓練に向かう勇気を挫かず，意欲を持ち続けられるように十分にケアする必要があります．

腓腹筋：比較的急性の痛みが多いようですので，訓練量，休憩の取り方などを調節します．

肩関節部とその周辺の痛み

さまざまな疾患や生活動作の変化に伴って肩の痛みが発生します．

1 肩を下にして眠ることに伴う痛み

痛みの部位は腱板の辺りになります．側臥位で体重が肩にかかるためと考えられているようです．いわゆる五十肩の人と重複する場合も少なくないようで，すでに肩に痛みの既往のある人は注意です．しかし，睡眠中のことですので注意のしようもなく，気にかければ睡眠不足にもなります．肩に体重がかかる状態の側臥位を実際にとるためには，上腕を体側の下に位置させる必要があります．通常は，上腕は前方に逃すため肩甲骨が前進（前方突出）し，体側と布団・ベッドパットの間に位置するのは上腕骨頭後部と肩甲骨肩峰後部・肩甲骨外側部となり，腱板部が直接圧迫されることはないと考えられます．

肩を下にして側臥位を取る場合，上腕を前方に逃がすため肩甲骨は前方突出(前進)位に体重で固定されます．前方の上肢肘関節を屈曲した場合についてまず考えます．手が頭に触る状態では肩甲上腕関節の内外旋角度は0°のニュートラルですが，この状態では側臥位における手の位置としては落ち着きが悪く，手を対側の顎の下にいれ内旋位をとるか，同側の顎の下に手をいれ外旋位をとるかの肢位になるのではないでしょうか．肩内旋位では外旋筋の小円筋・棘下筋・棘上筋が伸長され肩甲骨外側に位置する棘下筋・小円筋に体重が乗り圧迫され，時間経過とともに循環不良になると考えられます．肩外旋位では床に接する肘外側に加わる床反力で，大結節・腱板部が固定されている肩峰に向かって押され続け腱板の循環も不良になってゆくのではないでしょうか．

肘伸展位では肩屈曲角度が90°前後から増すほど腱板が肩峰に押さえられると考えられます．肩屈曲60°ほどでも手掌を上に向けることに伴い肩外旋位となり，この肢位では上腕骨頭後部からの床反力が肩峰前下部に向け腱板を押し上げます．肩峰前下部と接する腱板は前方部にある棘上筋腱になると考えられます．

背臥位では肩甲骨内側縁に自重がかかり肩甲骨は外転しやや前進します．肩甲骨の前進に伴い上腕骨頭位置は床より上がり，肘は接地しますが上腕の大半は床より上に位置し，床より上に位置する上腕部位の重量は三角筋前部，棘上

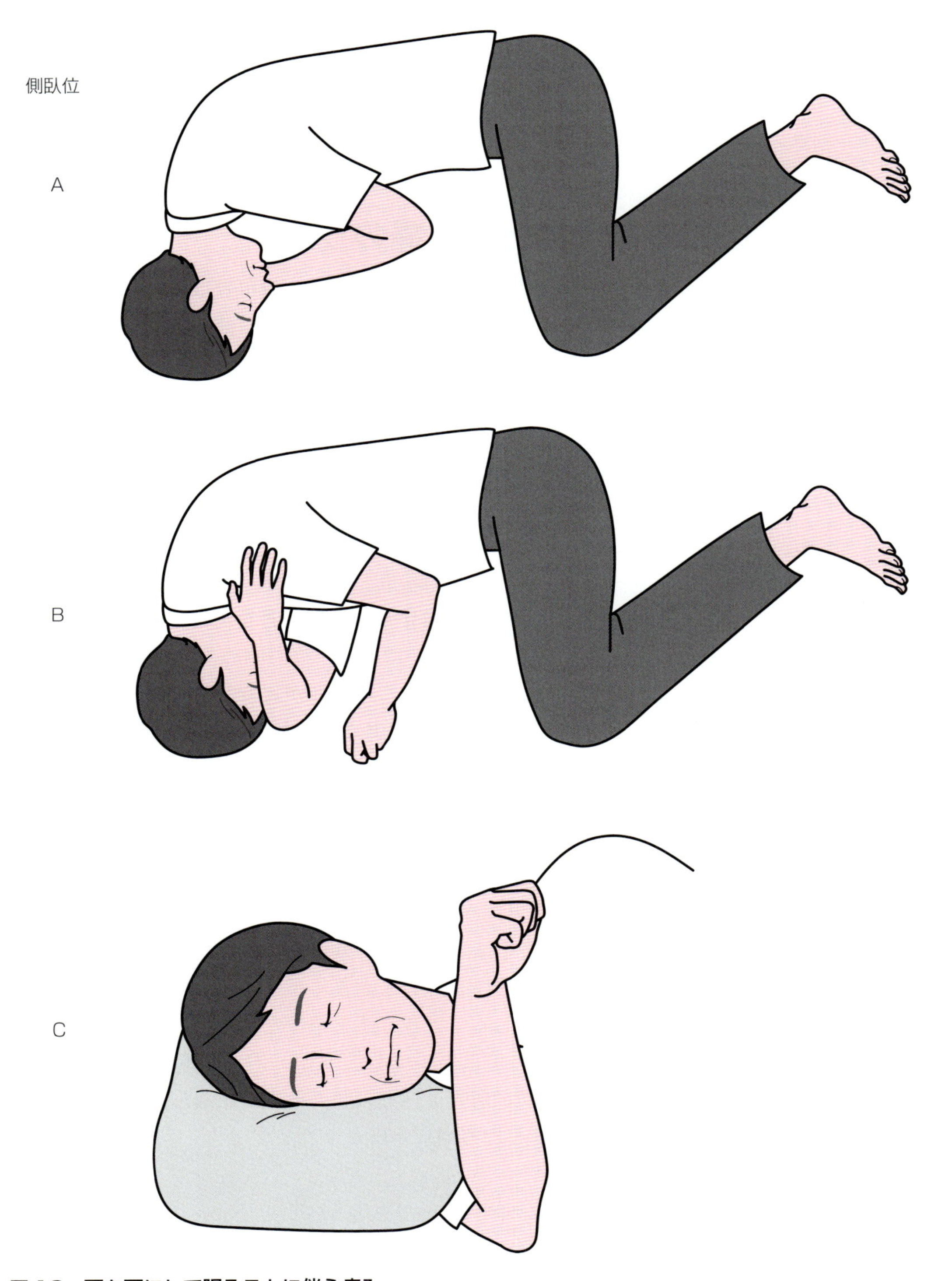

図 13　肩を下にして眠ることに伴う痛み

A では肩甲上腕関節が横臥位において真下に位置するため，肩甲上腕関節が体重で圧迫され血行不良となり痛みが生じると考えられます．

B では外転位をとる肩甲骨が真下となり肩甲上腕関節は痛みません．

C では頭頸部を枕が高い位置に保つため頸椎と胸椎の弯曲が最少に保たれ，真下となる肩甲骨に加わる体重が集中せず分散されやすいと考えられます．

筋腱を中心に腱板が支えることになると考えられます.

痛む側の肩を上にした側臥位においても，上腕で床に接するのは肘部分のみで，上腕重量は腱板にかかると考えられ，手が背側になればいっそうです.

2 加齢に因る姿勢の変化と肩痛のリスク

加齢により胸部の円背は増すようです．円背では肩甲骨は前進し下方回旋ぎみで，円背ではない状態に比べて，肩甲骨関節窩はやや前方に向き肩甲骨上腕関節は内旋に向かい，肩甲骨関節窩下唇部と接する上腕骨頭下面部位置は頸部方向の外下方にずれ，上肢重量を懸垂する力源には棘上筋の生理的緊張だけではすまされず，棘下筋や小円筋をも含めたより強い筋緊張を必要とすると考えられます．そして，これらの筋は慢性疲労の原因になると考えられます.

円背状態で手を最大限拳上させる時に，肩甲上腕関節が全可動域に動いても，上腕骨を床面に対して180°拳上できず，円背の程度に伴い垂線とのなす角度が大きくなり，一見手が上がらない状態となります．このような状態で手を最大限拳上する動作には，腱板を上腕骨頭と肩峰下面で挟み痛める危険が発生します．円背がそろそろ出始め，あるいは少し目立ち始める50歳代では，自意識がこの状態を是認していない状態で，この状態が比較的長く続くのではないでしょうか．手掌を前方に向けて手を拳上させて用を達成させる動作などでは，動作が目的を満足させる状態になかなか達せず，通常では当然生じている動作のブレーキが遅く，十分でもなく，結局腱板が当たることでブレーキの最後の効きとなることが，おうおうに生じているのかもしれません．さらに，いっぱいまで拳上して棚の上の物を持つ手を，手前に引き出して物を出す時，腱板を肩峰下面に強く押しつけ，手で持った物を落とさないように保持するため，さらに腱板を押し上げてしまう危険があります．混んだ電車でつり革にあわてて掴まる時，仕事が一段落つき思わず大きく手を伸ばして背伸びしようとした時，待ち合わせなどで嬉しくて大きく手を挙げた時，何気ない日常の動作で知らずに少しずつ痛めるのではないでしょうか．円背角度と肩関節の拳上(屈曲・外転：手を挙げる方向が前方と外方の間のその人に適した位置で，通常は屈曲から20°から30°外転した方向）角度となります.

3 いわゆる五十肩

いわゆる五十肩では，昼間仕事の最中に痛いからと痛む上肢を机上に置いても，肩の筋をリラックスさせて脱力させれば，通常このような状態では肩関節が30°ほど外転位をとるため，上腕骨頭の位置は肩甲骨関節窩内の下方に移動すると考えられ，腱板が伸長される様相となり循環不良になっていくのではないでしょうか．長時間にわたりこのような肢位を保持すると，だるさと痛みが

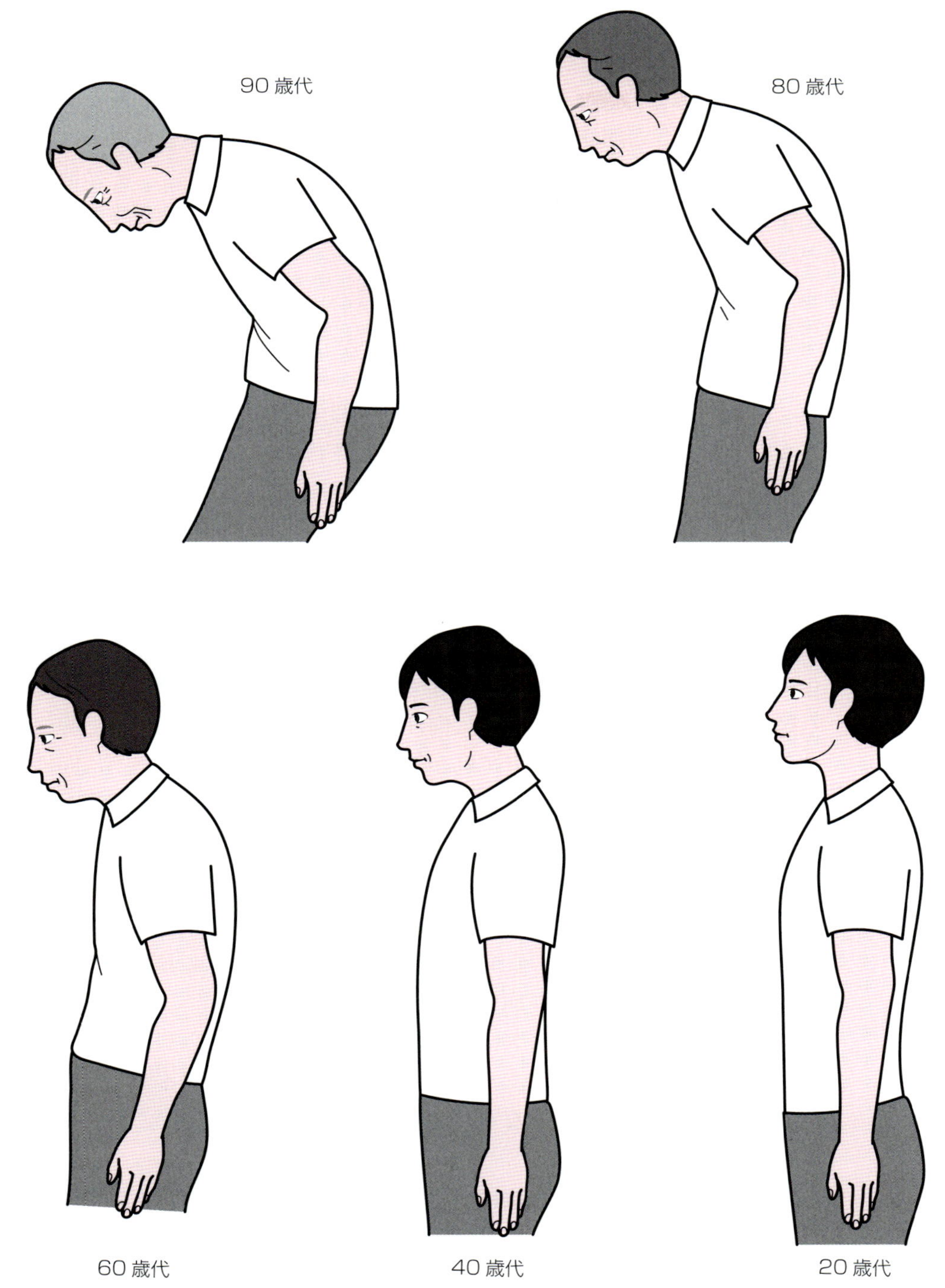

図 14　加齢に因る姿勢の変化

年齢に伴って円背となって来ます．円背は運動･動作のダイナミズムを制限し，例えば肩の挙上角度を制限します．

誘発されると考えられます．このような仕事は，パソコン入力の時に，操作が習熟するほど肩の筋は全体としてはリラックスしているが，ごく一部の常に一定の筋線維のみが収縮・弛緩を繰り返し，その部分の筋線維の過労・循環不良・痛みを伴って肩関節の発痛になると考えられます．習熟した人では，たとえばＡのキー，Ｈのキーで常に肩部位の一定の筋線維が収縮し，その他のキーを押すときに他方の手は次のキーを待つ手の肢位に活動する筋線維のみの収縮になっていると考えられます．

寝ている時，起きている時，働いている時，いつも肩痛のリスクがあり，痛みを避けるため緊張し，自ら運動を制限してはいないでしょうか．

五十肩と言われる状態は原因がさまざまで，痛む部位，痛む運動・肢位などを詳しく聞き取り，試験するとその症状も少しずつ異なります．手術をしなければならないものは整形外科医が適切に対処されているため，原因と治療との対応はここでは述べません．セラピーで軽減・除去できる痛みの症状と対処法を述べます．痛みが軽減除去できたら，再発を抑えるための動作も指導します．

①三角筋あるいは周辺が常時刺すように痛い症状では，頸椎6，7と胸椎1の各関節の一時的な軽度の不整合がある場合があります．寝違えや動作の何かの拍子に痛くなった場合などのようです．上記椎骨棘突起の側面を痛む側から中央に向かって押すと強く痛むようであれば，それです．その場合には，痛む棘突起を痛まない側から中央に向けて軽く押しながら頸部から上胸部をやや伸展位から右斜め下に向けて動かし，元に戻し，次は左斜め下に向けて動かし，元に戻す動作を数回ゆっくりと反復して，自ら患者さんに動かしてもらいます．枕で頸部を支えることが良いようで，側臥位で手を頭に当てテレビを見るなどの動作は良くないようで，側臥位では頭部を肩の高さに支持する厚めの枕が良いようです．実は筆者自身この症状が出ます．

②肩関節を90°以上に拳上する途中に痛みが出る場合で，上腕二頭筋長頭腱が結節間孔を通過する辺りが痛い．

ごく軽度であれば，セラピストが一方の手で肘部を下から支え，他方の手で患者さんの上腕骨頭を下から支え，この手で骨頭を押し上げるようにしながら拳上動作を誘導すれば，痛くなく動作ができ，動作を繰り返すことで支持なしで動作が可能となります．

軽度であれば，座位で手を膝に置いた状態で，上腕二頭筋長頭腱の結節間孔より下部を軽く痛む程度に押しながら左右に揺すり・なでることを10回ほど続け，その後圧迫せずに痛みを感じなくなるまで揺すります．その後，ごく軽度の時の方法で関節運動を自動介助から自動に切り替えると，痛みなく動かせるようです．

痛みが強くとにかく拳上すると痛み，グキッという音がする場合，肘関節を完全伸展し，手を前方に突き出すようにしながら拳上してもらいます．発痛する高さを超えて拳上してもらうことが次のポイントです．発痛ポイントを超え

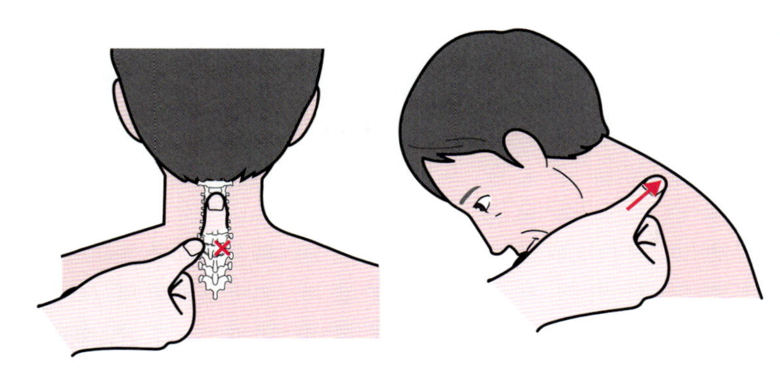

図 15　三角筋あるいは周辺の痛み

頸椎棘突起を第 2 頸椎から下に順次に指腹で押すように触れていくと，たとえば第 6 頸椎でズレているように感じます．ズレではなく，これは第 6 頸椎のみが回旋しているからで，凹側（×）を押すと強い痛みがあります．凸側から正中に向けて押しながら頸部の屈伸をゆっくりと続けると，椎体の回旋が解消され痛みが消えます．

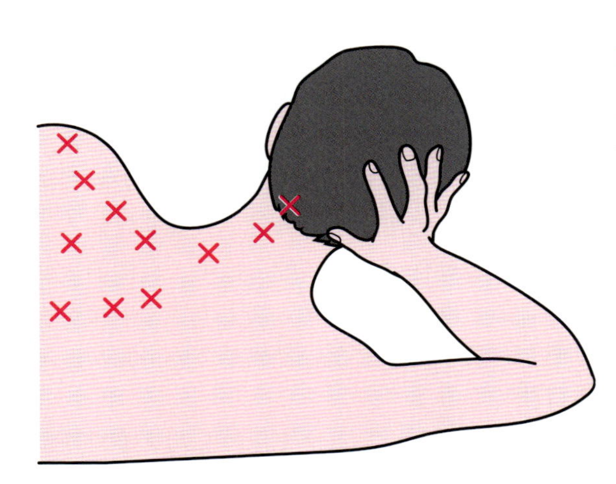

図 16　痛みの原因となる動作

手で頭を立て支えて横臥位でテレビなどを見ていると，上記のようになり肩から頸部にかけて痛みが生じます．

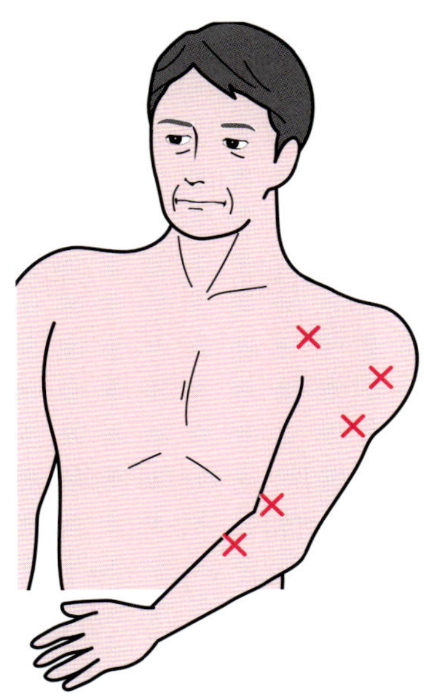

図 17　上腕二頭筋腱の痛み

上腕二頭筋腱では×印部分の痛みが現われますが，この部分には多くは圧痛がありますので，押すことにより痛みを確認できます．

て挙上できたら，手を下方に向け発痛ポイントの手前まで下ろし再び挙上する動作を繰り返し，発痛点を通過した時の痛みが完全に消えるまで，何度も発痛の手前まで下ろし挙上する動作を繰り返します．痛みが消えたら手を上・前方に突き出す動作で先ほどの発痛点まで下ろし再び上げ，次は発痛点を少し過ぎるまで下ろす．このようにして手が膝上に着地するまで徐々に手を上げ・下ろします．この間に発痛しなければ成功．少しでも発痛すればその高さを通過せず直ちに上げます．この場合には，セラピストが患者さんの上腕遠位端（一部肘）を下から上方に軽く押し上げ，患者さんがやや外旋位でセラピストの押し上げに抗して手を下ろすようにすると多くの場合に痛みなく下ろせます．このようにして関節運動を患者さんが自動で行い，セラピストが上記のように適切に支持あるいは抵抗を加えると動作が可能になり，やがて動作のコツを脳が学習し，痛みなく動作可能となる．また69歳の筆者の私事ですが，動かすたびグキッグキッと鳴りウーとくる痛みに悩まされ，屈曲・伸展・外転・外旋が制限されていた筆者の右肩も，自らセラピーし1.5週で痛みなくどの動作も可能で，動かす時に生じた音もなくなり，つり革を握り通勤可能となりました．

③上記②軽度の場合に肩関節を80°以上挙上する時に付随する大胸筋停止部周辺と肩関節後部から肩甲骨背外測部に生ずる痛みは，大胸筋は痛み予防のため手を体全面に保持する無意識な動作に伴う短縮・疲労，肩関節後面から肩甲骨背外測の痛みは短縮によると考えられます．挙上できていなかった期間が長く，肩の痛みを強く感じ，肩を動かせないと感じていて動かしていない場合に，短縮による痛みは強くなります．

少し痛みを感じる程度まで肩を挙上し，挙上位を保持したままで痛む部分をやや強めに押しながら左右に動かします．このやや強めは痛みが少し増す程度です．痛みを少し与えた後，押すことなく筋を左右に痛みが消えるまで揺すります．その後さらに挙上すると痛みなく少し挙上角度が増します．さらに挙上すると痛みますので，その角度で保持して再び，上記の強めに押しながら動かし，優しく揺すり痛みが消えたら挙上を増すことを繰り返します．何度か続けて行うと，挙上角度の限界に達しますので，介助しながら静かに患者さんの手を膝上まで下ろします．

数分間の休みの後，再び肩関節の屈・外転位での挙上を自動介助で行うと，休息以前より挙上角度が増す場合には再び上記の手法で挙上角度を上げるようにしますが，休息後の角度が増さない場合には，今回はここまでの挙上角度と理解します．

自動介助で拡大した関節可動域を，患者さんの自動運動可動域に体得する訓練を次に行います．まず，痛みの軽減，乳酸など発痛誘導物質を血液で除去する意味で，肩関節と周囲を大きく十分に揺すります．患者さんが「気持ちいい，ずうっとやっていてほしい」と思うように行いますが，30秒以上で十分でしょう．その後，患者さんの上腕骨頭，肘，手とセラピストが下から支える部分を

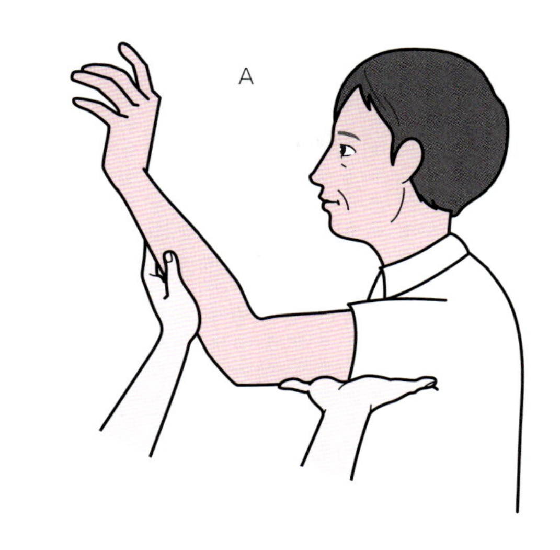

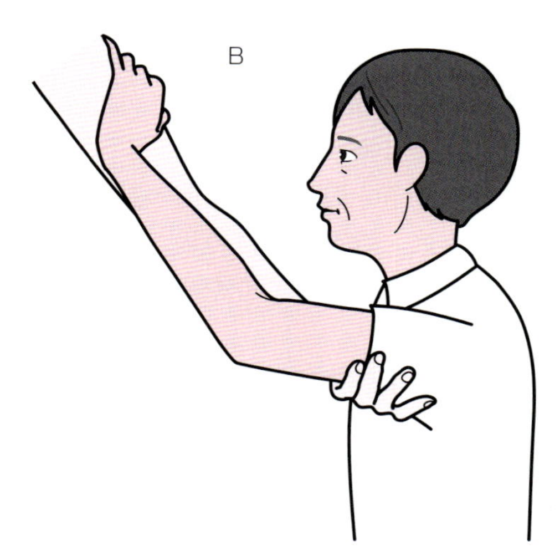

図 18　上腕と前腕の動かし方

右手掌を脇にあて，母指を肩甲上腕関節後部にあて，小指を上腕 1/2 の下面にあてます．上腕重量の重心が上腕 1/2 の部分にあるからです．そして右手掌で上腕を動かし上腕の動きに合わせて前腕を動かします．左手で前腕中枢から 2/3 を持つのは，この部位に前腕の重心があるからです．A の状態で一休みした後で，また上げてもらい，そこでまた休む，を繰り返していくことで挙上角度が増していきます．

セラピストは左手掌を内側から入れ，脇下を上に支えて保持し，患者さんの手をセラピストの上腕にかけるようにして持ってもらい上肢の重量を支えます．右手で圧痛点を軽く押すことによって発痛を抑制します．圧痛点を押した後，その部分を揺すり，痛みを取り除き，また A の図のようにして少し上げてもらいます．

減らしていき，支持なしで痛み無く，先ほど拡大させた範囲に近い挙上角度で，患者さんが自ら肩関節の挙上ができるまで何度か運動を繰り返します．

この肩関節の挙上運動では，屈曲と外転の組み合わせのある範囲では動かせても，あるいは，手を上げる場合と下ろす場合の運動の軌跡のある範囲では，痛みなく動かせるが，その範囲を超えると痛む場合があります．この場合には，この痛みのない軌跡に沿って運動を行っている間に，この軌跡の幅が広がって来る場合があります．ですから痛みのない範囲で何度も運動することをまず進めます．

④痛む範囲は，通常外転方向が屈曲方向よりも痛みを発生しやすいため，痛くない屈曲・外転角度で挙上し，挙上位で外転方向に手を向けるようにすることで，痛めず外転する範囲を広めます．この時注意することは，肩甲上腕関節で外転させるよりも肩甲骨を内転させることで，肩甲骨関節窩部分を外転させるように動作することです．肩の外転に先立ち顔を外転させる側に向け，頸部・体幹を外転させる側に捻転させ，手から外転するのではなく肘が外転するよう動作を指導・誘導します．肘から外転させると肩甲上腕関節の動きが肩甲骨の動きに先行し痛みが生じます．

挙上する動作も肩甲骨の動きを肩甲上腕関節の動きに先行させるようにするためには，挙上する側の足底・臀部（座位の場合）に体重を移動させ，挙上する側の体幹を上方に伸ばし上方に向けてやや弯曲させるようにしながら，挙上します．

上肢の動きの根元は，肩甲上腕関節ではなく肩甲骨です．肩甲骨が適切に動くことで肩甲骨関節窩の向きが，上肢の動きに最適になり，上腕骨頭の屈曲・外転・内外旋が無理なく動くことが可能になります．しかし，高齢に伴い円背が生じ(姿勢が良いといわれる人でもその人なりの円背となるようです)たり，年齢が若くても運動のフォームが適正でないと，上肢をリーチさせる方向に最適ではない肩甲骨の動きのままで動作するため，肩甲上腕関節で運動の歪みを吸収することになり，やがて肩の痛みになる場合が多いのではないでしょうか．

姿勢をなるべく良くして，手を伸ばす方向に顔を正しく向け，頸部・体幹の適切な運動を行いながら肩甲骨をまず動かし，それから肘，手を伸ばす動作の練習が重要となります．輪の取入れ作業などで，目的動作としてのリーチ動作の中で，目・顔・頸部・体幹・肩甲骨・肩甲上腕関節・肘・手の協調を訓練し再習熟し，現状に合わなくなり不十分な運動を生じさせていた脳の運動プログラムを適正に修正させることが予防の上でも作業療法として重要です．

4 片麻痺の人に多い肩の痛み

⑤片麻痺では，上腕二頭筋などの肘関節屈筋の痙性が歩行などの動作に伴い増す場合が多く，前腕が体幹前方に位置しますので，前腕・手の重量で烏口突

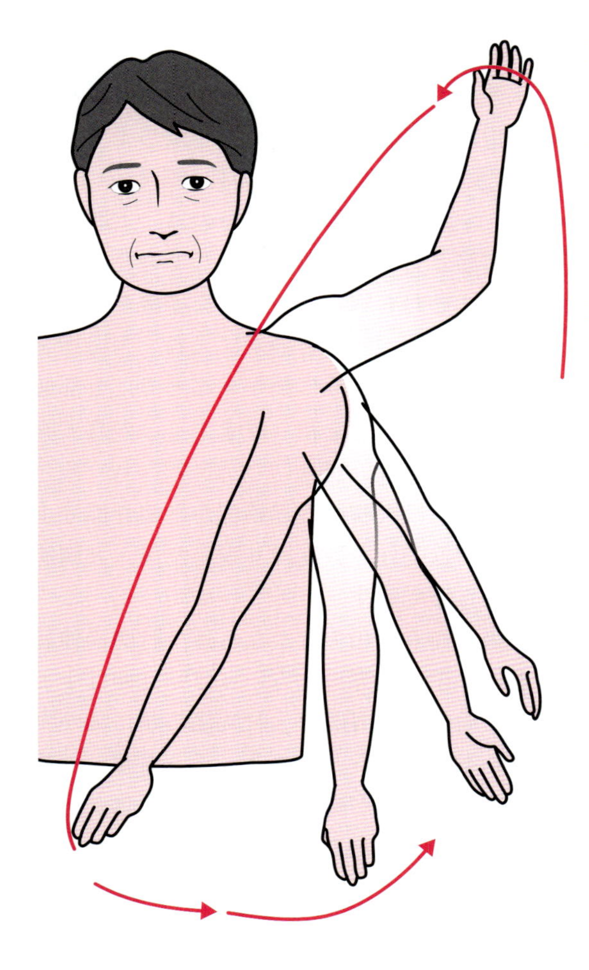

図 19　肩関節の動かし方

肩外転は屈曲より多くの場合はむずかしく，外転と屈曲の中間の軌跡で上げていき，内転方向前方に下ろします．そのようにして痛みなく挙上し下ろす方向を確保し，できるようにしていきます．

この軌跡を痛みなく動かすために，セラピストは患者さんの脇の下から肩甲上腕関節を支持しながら上腕の動きを誘導し，少しずつ自動介助運動範囲を広めていきます．自動介助で運動可能になったら，次は患者さんの手を持って運動を誘導し，軌跡を自動運動でできるようにしていきます．

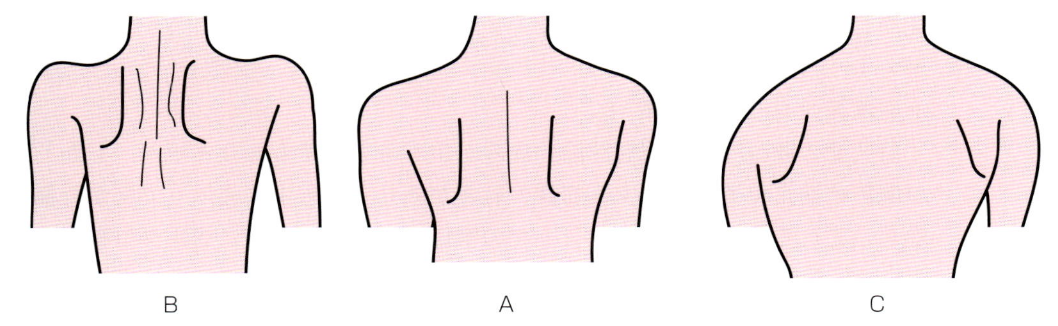

図 20　肩甲骨の状態

A は普通の直立位です．

B は胸部を伸展させて肩甲骨を最大内転位にした状態．

Cは背を最大に丸めて肩甲骨を最大外転位にした状態です．肩甲骨の動きは背の伸展あるいは円背と連動しますので，背の動きと連動させるようにしますと無理なく肩甲骨を動かすことができます．

起が前下方に引かれることになり，そのため肩甲骨がやや外転・下方回旋・下制位となります．さらに，この状態で上肢の重量が上部僧帽筋にかかり続け引き伸ばされた状態となるため，僧帽筋部分の肩こり症状を呈します．このような場合には，肘関節屈筋群の緊張を抑制し，肘関節の伸展を行います．痙性により肘関節が屈曲していたのですが，その影響で痛むのは，上肢の重量を吊り下げて支えていた肩甲上腕関節と肩甲骨位置を保持していた肩関節と肩関節周囲の筋です．上胸部の伸展すなわち胸を張るような姿勢をとらせながら肩甲骨を内転させ，セラピストは両手の4指を腋下に入れ，両拇指を肩の前後・上に当て肩関節部分を上下に揺するように動かすことで，上部僧帽筋を中心に僧帽筋を揺すり動かして緊張と疲労を和らげます．この時大胸筋が短縮位から伸張され大胸筋起始部周辺の軽い痛み（いた気持ちいいなど）を訴えることがあります．このような時には大胸筋の起始部から鎖骨部停止部に向け筋腹を揺するように優しくなでる動作を数度繰り返した後，大胸筋起始部周辺をやや痛む程度に押しながらなでます．

肘関節屈筋群，僧帽筋，大胸筋の緊張と痛みを和らげたならば，肘関節伸展位で肩を屈曲・外転しますが，患者さんに手を前方・上方いっぱいに伸ばすようにして動かすことを意識させ，体幹・肩甲骨・肩関節・肘関節の順に動かすことを誘導します．手から先行して手を挙上しようとすると，手・前腕・上腕の順に動き，動きが遅れあるいは適正位に肩甲骨が動かず肩甲骨関節窩が上腕骨頭の向きに不適な方向となり，動きのストレスあるいは不適切な動きが肩甲上腕関節に集中することになり，肩関節を微細に損傷することになり，肩の痛みを誘発する危険が高くなります．実際，肩の挙上に際し痛みを訴える患者さんで，体幹・肩甲骨・肩甲上腕関節・肘・手の順に動かすように誘導すると，発痛していた角度を通過し痛みなくより高い角度まで動かすことができる人が多いように思えます．

⑥肩関節亜脱臼との関係

肩関節の亜脱臼で必ず肩関節の痛みが生じるものでもありません．しかし，肩関節の適正位置を保持する筋群の麻痺があり，臥床中の寝返りで腕が背側に巻き込まれる危険があり，パジャマの袖口をズボンの前方にベルクロ接着させるなど，座位・立位で常時亜脱臼があればスリング装着，歩行時に亜脱臼がない時のスリング装着は意見が分かれます．肩関節痛の予防の意味でも肩関節のROM訓練は大切ですが，適した運動でなければ肩関節を痛めます．ROM訓練の方法はDVDに示しました．

⑦烏口腕筋・小胸筋の緊張による肩関節痛

うつむきで円背を呈し手を口の高さまで上げようとすると，肩関節60°を超える挙上で肩峰下周囲に痛みを訴える人の，手の上げ方を観察してみます．手を上げる時，片麻痺の人では通常肩が挙上し後方に引かれますが，肩がむしろ前方に挙上するように見え，肘関節より手が下方に位置する傾向がある人で

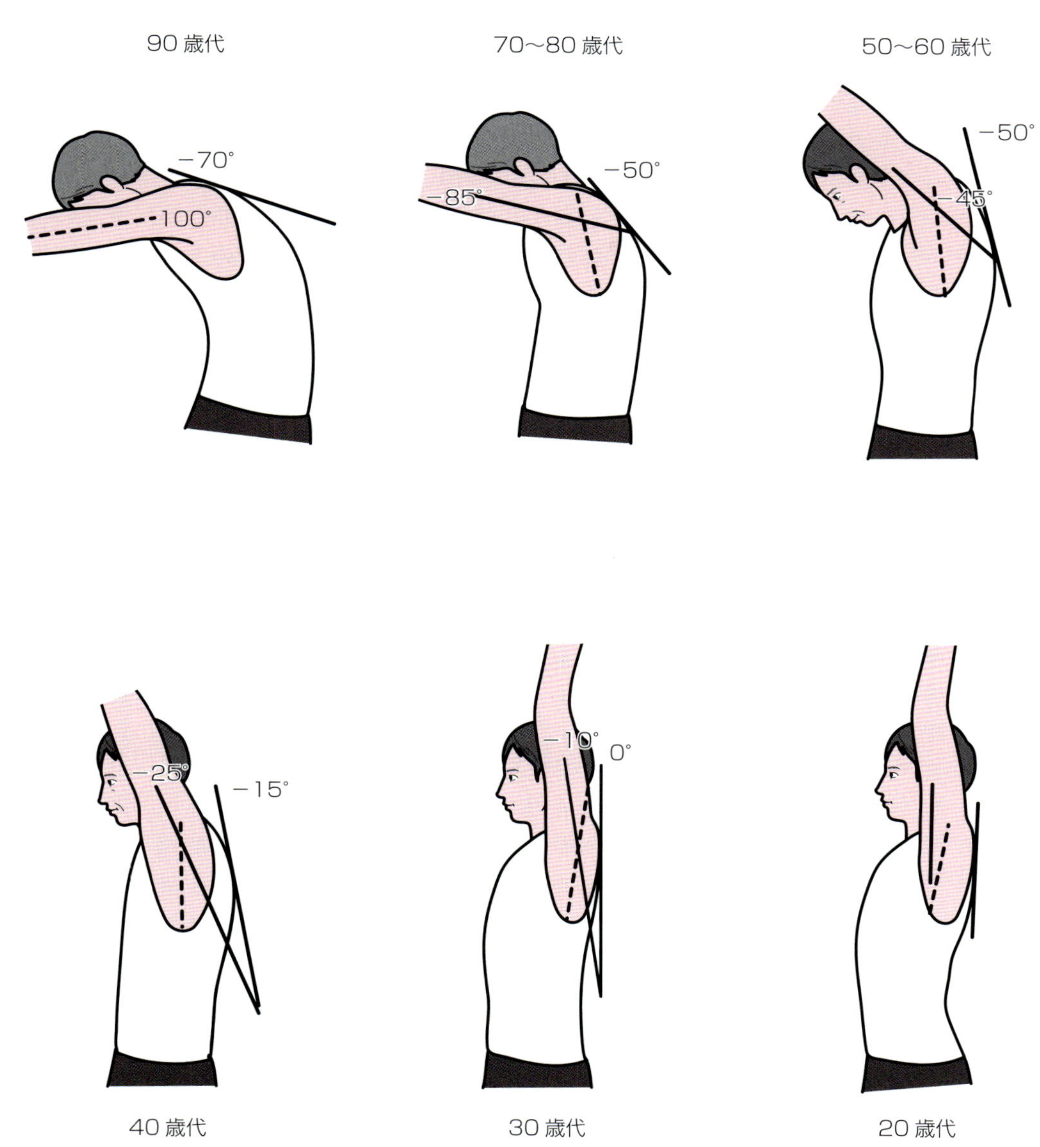

図 21　加齢に因る肩の挙上角度の変化

肩の挙上角度は年齢とともに減少してきますが，要因としてはまずは，肩甲骨が円背した背の背面上を動きにくくなってくることにあります．肩甲骨の上方回旋角度に連動して肩甲上腕関節が動きますので，円背角度を観てこの人の現在の肩甲上腕関節がどの程度まで最大で動かすことができるのかを事前に想定できなければいけません．そうでなければ，関節可動訓練を無理に行うことになり，肩の痛みを発症させることになるからです．

図で背の円背角度を示しましたが，肩関節角度を測るときの固定軸を円背角度を測る軸に合わせ，可動軸を上腕長軸に合わせると測れます．破線に肩甲骨の角度を示しました．

は，烏口腕筋・小胸筋の緊張を確認してみてください．このような人では烏口突起が前・下方に引かれ肩甲骨関節窩が上方に向かないため，上腕骨大結節と肩峰下面の間差が狭まり，外旋筋腱板が挟まれ痛みを生じるようです．このような人では，手から先に手を上げるように動作訓練をします．手から上げるようにすることで，手を挙上しようと思った瞬間に肩甲骨周囲の筋が働くのですが，この場合には小胸筋・烏口腕筋の緊張が高まり肩甲骨の上方回旋が阻害されるため，意識して手から上げていくことで肘関節が手よりも上方に位置し，肩関節が過度に内旋することで外旋腱板が挟まれることを防止する意味もあります．筆者が小胸筋・烏口腕筋の緊張による肩の痛みを生じていた人に気づいたのは，60 歳ほどの時でした．このような人は少ないのかもしれませんが見逃していたのかもしれません．ポイントは肩甲骨の上方回旋を適切に誘導し，そのような動作を訓練し，再体得してもらうことです．

⑧僧帽筋緊張の低下

僧帽筋が肩甲骨・肩関節の位置を重力に抗して通常の位置に保っていると考えられます．それは，片麻痺で僧帽筋の緊張が低下した人の肩甲骨位置が，立位・坐位では非麻痺側に比べて外・下方に低下していることで知れます．このような肩甲骨位置では相対的に下方回旋位となっていますから，このような状態でいきなり肩関節の ROM 訓練を行うことはしません．まず肩甲骨周囲筋にタッピングなどの刺激を加えながら各々の筋の働きに沿うように関節を動かすように指示し，自動介助で関節を動かすようにします．非麻痺側になるべく強い抵抗運動を課しながら，麻痺側の当該筋の収縮を誘発するなど適宜行います．肩関節 60° から 160° 上方へ挙上する間に肩甲骨の上方回旋などの動きが確実に生じますので，その間の角度で 10° 程度挙上させながら肩甲骨の上方回旋を指示・誘発させながらさらに 10° 挙上位へと順次進めます．

たとえば肩甲骨を左手で後方から掴むようにしてやや上方回旋位を確保し，右手で肩関節の下方から肩関節を確実に支持しつつ，前腕・上腕で患者さんの上腕・前腕・手の全重量を支持し肩関節 60° 位を保ちます．そして，患者さんに手を強く上に突き上げるように指示し，同時に挙上 60° よりやや下がるように支持をさげ，患者さんが働かせている筋の伸張すなわち腱反射を誘発させ，随意運動を高めるようにします．セラピストが支持を下げると協応して肩を下げようとする患者さんの場合には，「力を強くするため私はあなたの動きの反対方向に動かしますが，負けずに強く動かしてください」とよくわかるように説明して行います．1，2 回の運動ではお互いの呼吸が合わないこともあり，うまく患者さんは動作できませんが，何度か繰り返す間に偶然のように筋活動を感じることができます．「あ！今動きましたね，動きましたよ」と行う間に確実に筋の収縮が生じてきます．確実になったら，その位置で保持したまましばらく休憩，その後 10° 上げ 70° でまた繰り返します．

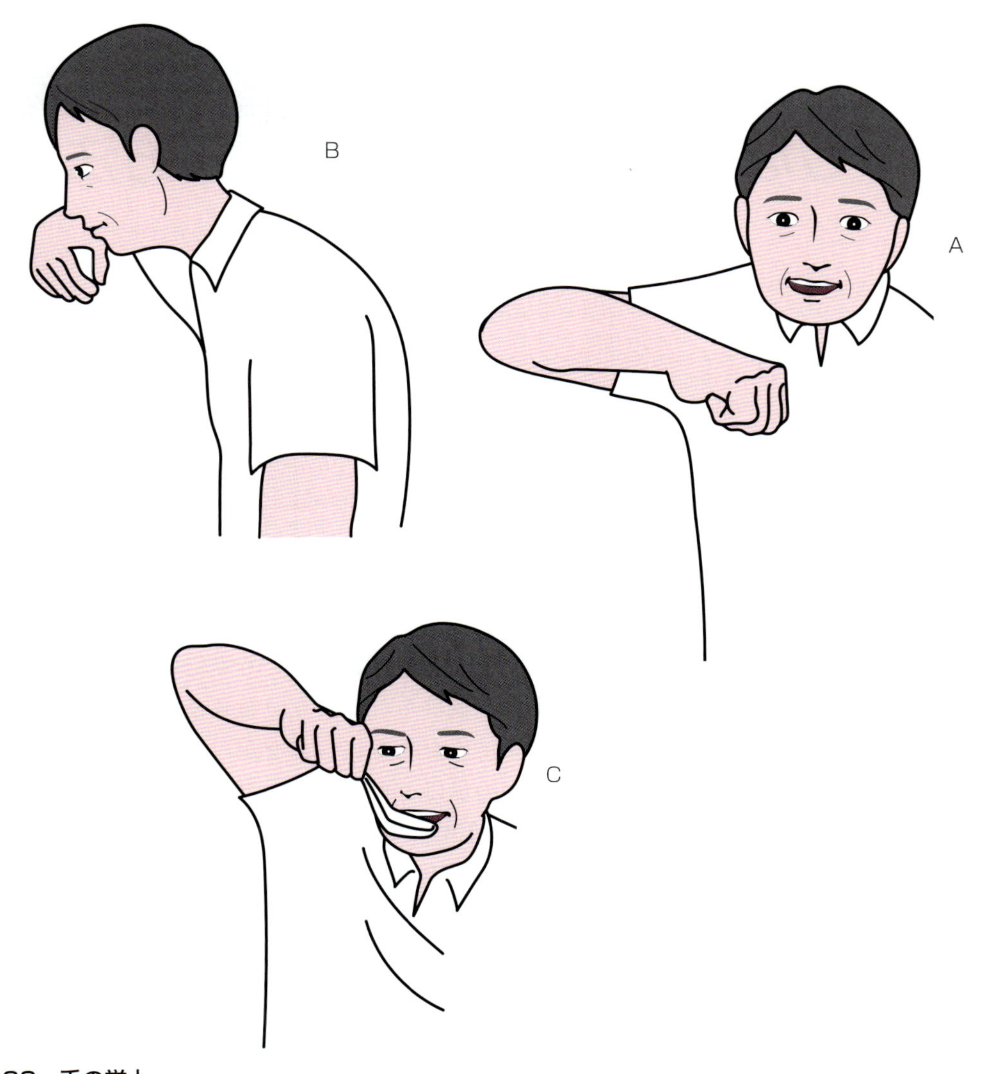

図 22　手の挙上

A で手を口に持って行くようにすると手が拳上できず肩を上げて手を口の高さまで上げようとしますが，肘が上がり，屈曲するときの前腕重量で，肩は内旋しさらに手が下がってしまいます．B のように口を手に近づけるように動作してようやく口の高さにまで手が上がります．

スプーンを持って口に運ぶと肩を最大限まで上げて手を口にとどけますが，B 図で見るように背は最大に近く円背していて，C の状態に手を何度も上げることは疲労を強め，繰り返し行うことは困難です．訓練は肘を脇に近づけた状態で，外転制限をする中で，手で重量を上方に持ち上げる動作を行い，肩外旋位で肩屈曲，肘屈曲で手を上げる動作を強化するなどが必要になります．

04 さする・揺することで痛みを軽減しながら動作範囲を広げる方法

1 膝

膝関節の痛みを訴える人は多く，すでに述べましたように，筆者も以前は強い痛みが歩行に伴って生じ，歩行を止めても痛みは止まず常に痛みを自覚していました．歩行の持続に伴い痛みが増し，歩き続けにくくなると止まり，右膝を上から手掌で包み込むようにして持ち，その手を左右に 2～3 Hz ほどで揺することを 10 秒程続けると痛みがなくなりジーンとした軽くなったような感覚を覚えました．それから再び歩き始めると，数歩から 10 歩ほどで再び痛みが感じられ始めますが，15 分程は歩行を続けられるようになりました．そのようにいわゆるダマシ，ダマシして歩いていたときに歩きながら揺すってみました．結果痛みは消え，痛みが消えた後 10 歩ほど自身の右手で膝を揺すりながら歩き続けると，その後 10 秒程痛みを覚えずに歩くことができました．

また，膝の痛みを訴える患者さんに 10 歩程歩きながらセラピストが膝を揺すると，その後痛みなく歩行可能となる症例を経験するようになりました．

膝の痛みは，膝の構造の損傷に原因があるのは当然ですが，歩き方でその構造の損傷を進行させる可能性があり，あるいは損傷部位に負荷をかけ，より痛みを増す可能性があり，いずれにしろ歩行方法の改善が勧められ，筆者の経験からお勧めの歩行方法は既に述べさせていただきました．

急性期，回復期で働くセラピストは病棟への往復で階段を昇降する頻度が増します．筆者は散歩中，大学への往復と教室への移動で階段を 300 段以上昇降するようにして，病院での仕事に備え担当者と登るとき息が切れることがないようにしています．セラピストの職業病のひとつなのでしょうか，膝を痛めて階段の昇降が困難となったセラピストに最近 5 年で数名出会いました．外側側副靭帯を痛めた人には痛めた側を下にして階段を横歩きで 1 段ずつ登るように勧め，あるいは痛めた側の膝を拇趾より内側に入れるようにして（内旋位で）段を登ることを勧めています．内側側副靭帯では逆パターンを勧め，いずれも痛みなく階段を登れるようになりました．先日膝蓋腱の外側を痛めた人に対しては，足の接地をやや外側に・内股で行うように勧め，痛みなく階段昇降可能となりました．

X 脚に伴う両側性の膝関節外側の強い痛みには，両膝の外側を輪状の紐で結

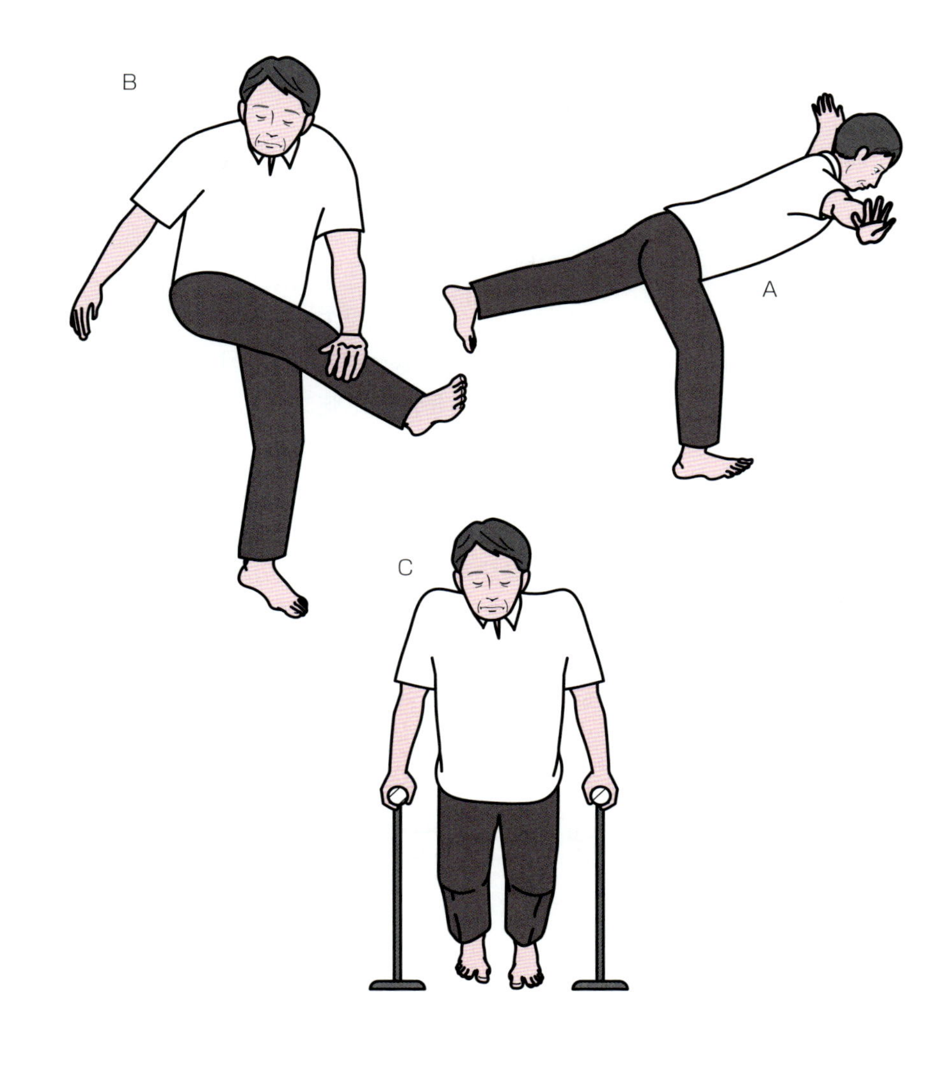

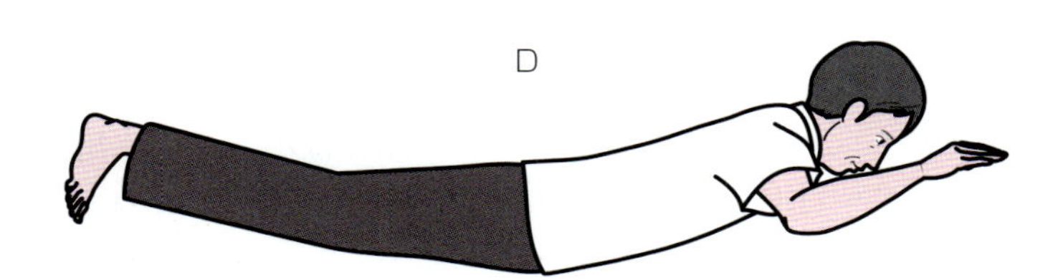

図 23　セラピストの職業病・腰痛をおさめるための体操

A：痛みのある側の下肢を水平に上げる片足バランス飛行機の形．仙腸関節痛を除くための腸腰肋筋，広背筋などの体操．

B：腸腰肋筋など背部の筋の伸張の体操．痛い側の股関節の屈曲，内転を膝伸展位で上体腹部屈曲とともに行います．片足立ちで思い切り右下肢を上げるようにします．

C：両手で全体重を支え，膝関節を屈曲し，両つま先を床に垂らしながら軽く前後に揺すります．初期のヘルニアと感じたら，数回行い，静かに足底接地の後，少しずつ下肢で体重支持します．腰痛にいわゆる腹筋体操を勧める人がいますが，私は腹筋体操で腰痛が軽減したことを自身経験したことがありません．

D：毎日ランドー反応の形をとれば，姿勢も保て背筋・抗重力筋を鍛えることができ，腰痛予防になります．

ぶことで，各々の脚が支柱となり膝を内側に引っ張るように押すので，痛みなく歩けます．

膝前方の強い痛みは，立ち上がりを苦痛とし歩行もきわめて困難になります．手術適応になりますが，手術をしない患者さんもいて，ADL 向上と健康維持の観点からハムストリングスによる立ち上がりと歩行を拙著[1)]のように指導します．手術後の感染した右大腿四頭筋腱を切除した症例にハムストリングスによる立ち上がりと歩行を指導・訓練し，3 週間で杖なし歩行可能となり，この方法は実証されました．実証は理論や実験で行えず，患者さんがなすことだと考えています．余談ですが，25 年前に上腕二頭筋によりプッシュアップ時の肘関節伸展が可能なことを実験で示し理論を提示しましたが，その数年後に頸髄損傷患者さんに動作を指導しプッシュアップが可能となり実証されました[1)]．理論の説明の中で，単関節筋のヒラメ筋も膝関節が伸展できることを述べました．通常では，屈筋は関節を屈曲させ伸筋は関節を伸展させると理解し実際も正しいのですが，場合によっては屈筋が関節の伸展を行い，その関節を通過しない筋がその関節を動かすこともあることを理解することが，患者さんの可能性を引き出す技としてセラピーに利用でき，不可能を可能にする場合があります．

2 連動運動のセンサーとしての筋

1 大腿筋膜張筋

歩行に不安のある人では，大腿筋膜張筋の筋腹から腱・腱膜にかけて痛みを訴え，歩行，立ち上がり，トイレなどの ADL に支障をきたす場合が多いようです．大腿筋膜張筋は上前腸骨棘に起始し，腸脛靭帯を経て脛骨外側顆に付着し，股関節の屈曲・外転と膝関節の伸展・屈曲・外旋に作用し，その逆向きの運動で伸張されます．したがって股関節と膝関節のほぼすべての運動で固有受容器が刺激されると考えられます．大腿筋膜張筋の筋腹は小さく，作用するとされている運動で張力を提供する割合は低いと考えられ，骨盤・股関節・膝関節・大腿骨・脛骨の連動のセンサーとしての役割が大きいのではないかと考えています．歩行に不安のある人では，おっかなびっくり歩き，この動きをセンサーで敏感に捕捉して動きの調整をしていると考えられます．そのため，大腿筋膜張筋の緊張度を増すことでセンサーとしての感度を常時高めているため筋疲労になり，発痛しているのではないかと考えています．筋腹が少ない反面で腱・腱膜が長く広いので張力センサーとしての機能は筋腹より腱・腱膜部において優位とも考えられます．

大腿筋膜張筋の痛みにも，揺する方法は効果があり，センサーのリセットを進めると考えられます．揉むのは感度を下げ歩行不安を増す懸念があります．

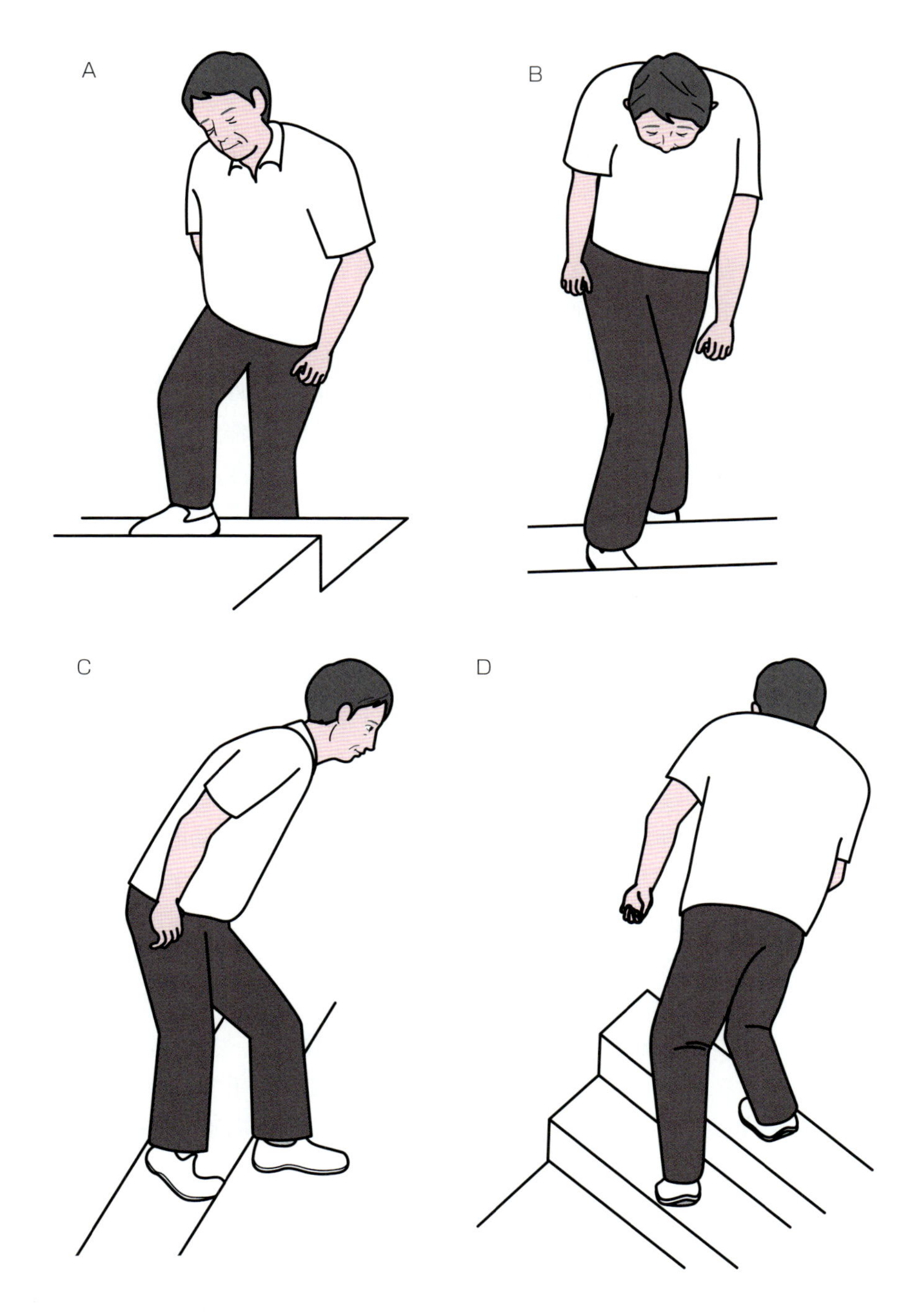

図 24　膝が痛い時の階段の上がり方

A：外側側副靱帯が痛い時，痛い側は股関節外旋．上から見て，足部より外側に広げて段を上がると痛みません．

B：内側側副靱帯が痛い時は，股関節内旋で足を内向きに接地し，膝の外側に体重をのせて痛い側の反対向きに体を斜めに向けて上がります．

C：膝蓋腱の痛みでは，大腿四頭筋を用いるのではなく，ハムストリングスで膝伸展力を得る必要があるので，上体を前傾し，臀筋で股関節伸展を行う間にハムストリングスを働かせるように動作します．図では右膝痛です．

D：よほど痛いとき，後方から見ると横に上がります．

膝関節と足関節の動きの連動のセンサーとしては，足底筋が働いているのではないかと考えています．

2 上腕二頭筋

上肢の動きのよろしくない人では，上腕二頭筋の痛み，特に長頭腱，次いで短頭腱，そして橈骨粗面付着部と筋腹，さらに前腕筋膜が痛みます．上腕二頭筋の起始と停止は上記しました発痛部ですが，肩甲骨・肩甲上腕関節，肘関節，前腕回外に作用し，肩屈曲・外転と肘屈曲と前腕回外に作用し，逆の運動で伸張され，更に肘関節屈曲・手関節掌屈・手指屈曲に作用する前腕屈筋群の収縮で前腕腱膜が伸張されると考えられます．以上の動き，すなわち上肢全体の動きと上肢・手指が発生させた力の程度に連動して，上腕二頭筋の固有受容器は刺激されると考えられます．上肢では動く方向の組み合わせも多く動きも広く，その精緻な制御が動作のできを左右するため，張力より引かれる部位とその変化の感覚が重要で，しかも負荷が物により微妙に異なるため，力の発生・供給に作用しつつ連動してセンサーの感度を適合させるが，ゼロ設定する必要があると考えられ，筋腹が広く長く強い上腕二頭筋がこの役割を担うと考えられます．筋緊張が増すことで筋疲労も出ますが，筋の収束が形態上顕著な長頭と短頭の骨への接合部付近で痛みが著しくなると考えられます．

片麻痺で肩の痛みを訴え回内位でアームスリングを常用する症例では，肩関節屈曲 60°，肩関節外転 60°，肘関節伸展（－）85°，前腕回内位 70° からの回外，手関節掌屈 40° からの背屈，手指 MP・PIP・DIP 各屈曲 80° からの伸展において痛みを訴えました．

この患者さんに行った15分程のセラピーを書きます．まず，患者さんの肩関節周辺全体と上腕二頭筋腱周辺を両手で良く揺すり，次に肩関節の下方から右手で支えるように当て，小指は上腕中部に当て，左手で患者さんの手関節と手掌を保持し，左手で誘導し肩関節の屈曲外転を行い右手は肩関節の誘導に合わせて手の拳上を介助自動運動で行いました．ポイントは右手で関節運動を行ってはいけません．関節運動は肩を下から支える左手で動かすことです．

可動域は90° で痛みはありませんでしたが，痛み誘発を防ぐため 90° 以上の拳上はせずに数回繰り返し自動介助に切り替えながら行い，3 回目では患者さん自身の自動運動にセラピストの添えた手が追随する自動（介助）運動で痛みなく動かせると体感．前腕を台に乗せ，筆者が患者さんの肘関節をマイルドに他動伸展させていきながら，担当セラピストが上腕二頭筋停止部から筋腹中部辺りを揺すりながらマッサージを加えました．次は，肘関節・上腕二頭筋腱付着部は少し痛むが，揺すりとマッサージ刺激に紛らわされ強い痛みとはならず，肘関節はほぼ完全伸展に達しました．この間 2 回ほど小休止を入れながら実施しました．さらに，肘関節屈曲 30° 位で，前腕遠位・手関節の近くを持ち，前

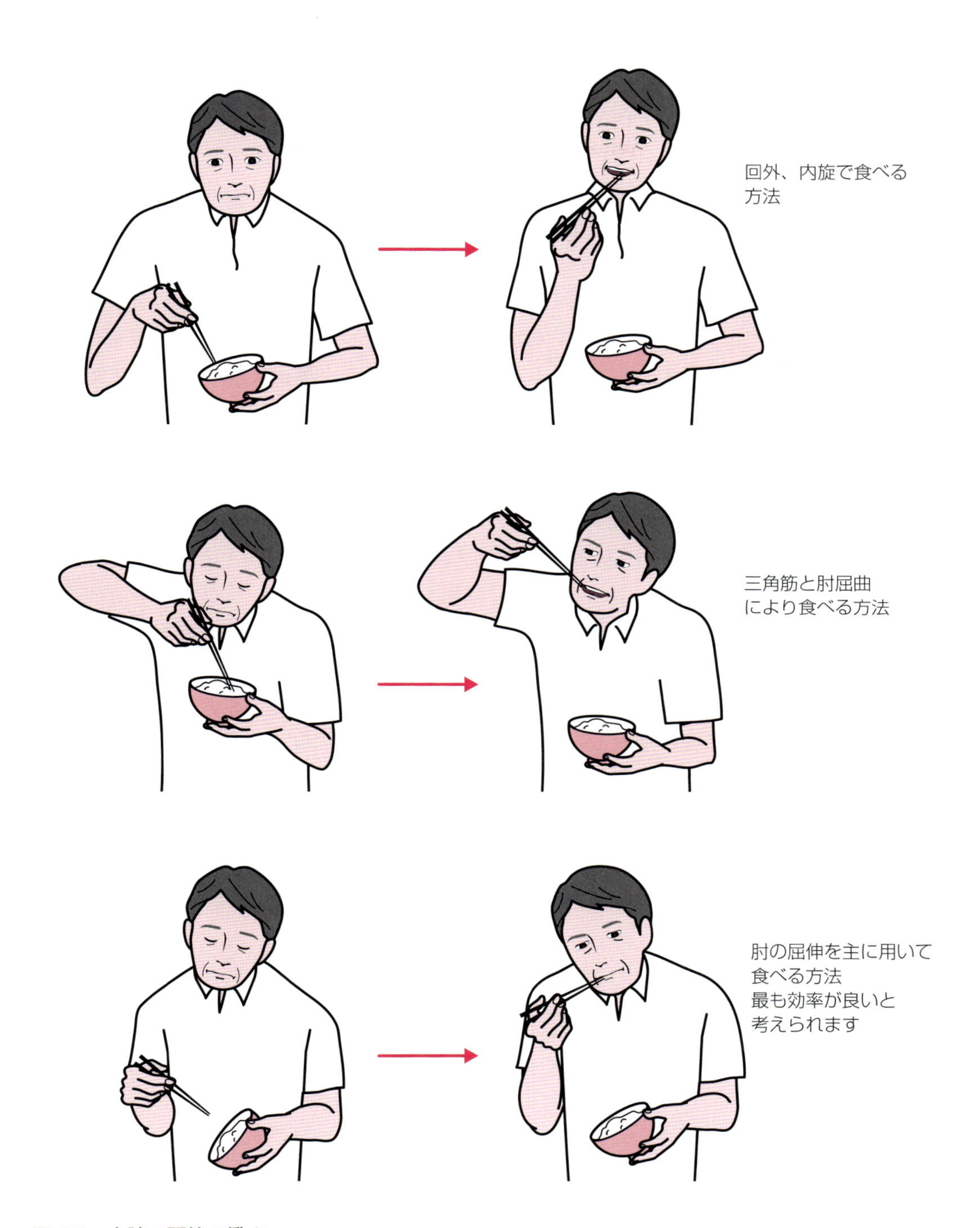

図 25　上腕二頭筋の働き

食事を摂取するためには上腕二頭筋の制御を適して行わないと箸では食べられません．上腕二頭筋は感度を保たないと適切に動かすことができません．

腕の回外をマイルドに他動運動しますが，この時も上腕二頭筋腱付着部から筋腹外側を揺すりながらマッサージを加えてもらいました．小休止を4回ほど入れながら行い回外70°程まで可能となりました．そしてさらに，前腕回外60°位を保ち手関節の背屈他動運動です．上腕二頭筋腱付着部から前腕屈筋腱膜すなわち上腕から前腕の内側面に，揺すりとマッサージを加えてもらいました．4回ほどの小休止で背屈50°まで痛みなく可能となりました．そして仕上げの一歩前，肘関節屈曲30°前腕回外60°手関節背屈40°の肢位で，手指の伸展です．手関節背屈の時と同じ部位に揺すりとマッサージを加えますが，前腕部位には強くマッサージを加えるようにしました．5回の小休止で指の各関節伸展（－）10°程度で伸展可能となりました．仕上げの肢位です．肩関節拳上60°で肘関節伸展・前腕回外・手関節背屈30°で手指伸展の肢位です．この肢位は上肢屈筋群の同時伸展・ストレッチを行う肢位で，肩関節の外転（60°）・伸展・外旋と手指伸展位での手関節背屈を強めるほどストレッチが強まることから，ストレッチの対象は上腕二頭筋と長掌筋・浅指屈筋ではないかと考えています．

筆者と担当セラピストの二人で協力しながらのストレッチと揺すり＋マッサージの結果，患者さんは痛みなく上肢の自動介助ROMが広がり，肩関節120°でも痛みはなくなりました．そこで，肩関節の自動運動を見ると屈曲・外転ともに最大努力でようやくゆっくりと動作して40°でした．最大努力で肩関節拳上する患者さんの上腕三角筋停止部に，下方に向け断続的に患者さんが耐える最大抵抗を5度加え休み，再び行うことを3回実施しました．その後，「では肩を上げて」と言うと即座に肩関節屈曲70°，同じく外転70°が可能となり，「あ！楽になった．まったく痛くない．軽い．いやー，軽いほら」と素早く屈曲・外転を何度も繰り返し動かしました．アームスリングはなしで帰れました．

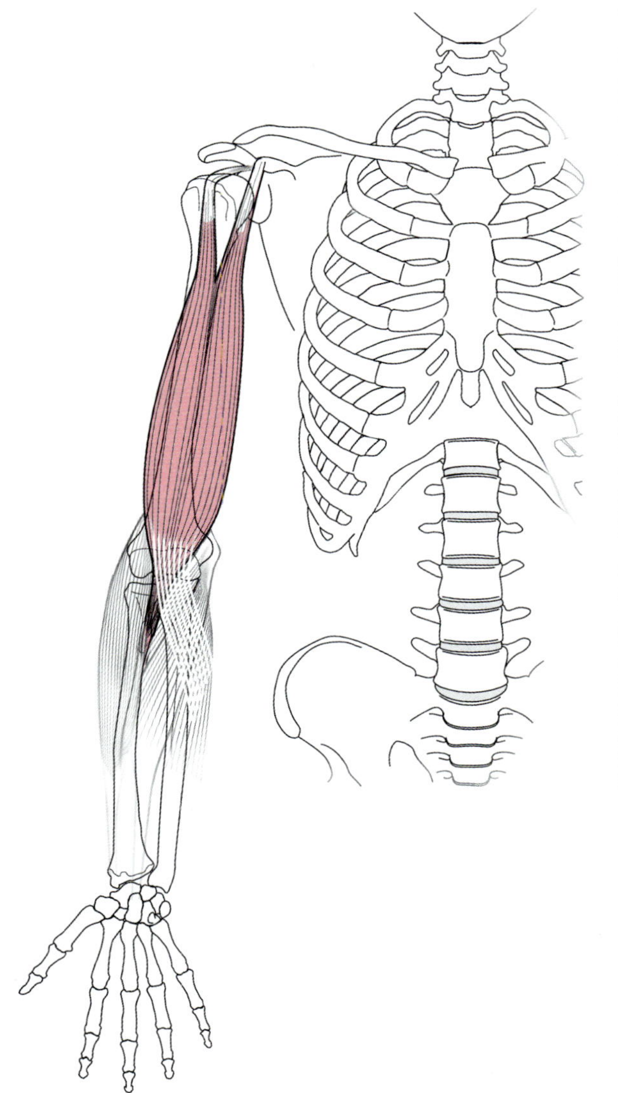

	収縮で生じる運動	筋が伸張される運動
肩	屈曲 外転 （外旋） 肩関節の屈曲・外転に作用しますが，遠心性収縮によって伸展，内転も行います．	伸展 内転
肘	屈曲 肩関節の屈曲・外転に作用しますが，遠心性収縮によって伸展・内転も行います．	伸展
前腕	回外 肘の屈曲・回外を行いますが，遠心性収縮によって伸展回内も行います．Push Up 動作などでは上腕二頭筋収縮力によって肘を伸展し持ち上げることもできます．	回内

図 26　上腕二頭筋による肩・肘・前腕の連動制御

上腕二頭筋は肩・肘・前腕の連動を制御しますし，連動を感覚的にとらえ，自動調節することになり，上肢を適して動かせない時には上腕二頭筋の感度を上げるため，筋緊張を高め過労状態となり，痛みが出現すると考えられます．

05 視床と痛み

視床の損傷と併発した痛みは治癒が困難なようですが，動作の仕方を加味した感覚の加え方で，痛みが抑制され苦痛が軽減できることを経験しています．

1 見て触れる

担当セラピストの依頼で診た時，患者さんの顔には恐怖と困惑の表情が浮かんでいました．話を聞き少し触らせてくださいというと，目を見開いて筆者を見，触った途端に「痛い」と腕を引込め，驚愕の表情になりました．そして，「夜も眠れないで痛いと言っているんだけど，誰も助けてくれない．同室の人はアンタ狂っているし出ていけと言う．私も自分がどうにかなってしまったように思う．先生，私狂っているんだよね」「痛くて，夜も眠れないし，誰かが近づくと恐ろしいし，わかってくれないし，昼間も寝ていられないんですか」「そうだよ，助けて，痛くなくして」「では，少し顔をさわるよ」と痛みの無い左側の額を触りながら「今度はこっちの方に触るから，いいい，よく私の手を見てて，触るよ，どうですか」「あれ不思議痛くないよ，先生不思議」「では，ほっぺをさわるよ，どお」「痛くないよ」「触っているのわかるでしょ」「うん，わかる，わかる」「それじゃ，首の方にさわっていくよ，僕の手をちゃんと見ててよ，どお，痛くないでしょ」「うん痛くない」「じゃ，肩ね」「もう一回，ほっぺから首から肩触るよ，ほら，よそ見しないで僕の手見て，触ってわかったら，どこ触っているかいってくださいね」とよく顔を中心に触り，触られた部位の感覚を再獲得するように勧めました．

「今度は，腕触るからね，いい，良く触るとこ見てて，僕が触ったら，アッここ触ったて感じてよ」「いい，触るから良く見てて」「どお」「痛くない，不思議，先生痛くないよ」「じゃ，今触っているとこ撫ぜるからね」「どおや，撫ぜてる感じする」「うん，痛くない，なんか感じるけど，痛くない」で手を離し，数度同様に行った．よそ見をしている間に触ったが痛みを訴えることはなかった．「いま触ったのわかったの」「うん，なんか，でも痛くなかったね，先生神様か」「イヤー違うに決まっているでしょ，良くあなたが見ていてくれて，その時触れば痛くないし，だんだん触った感じがわかるようになって，痛まなくなってくるね，きっと」「そうかねー，だといいねー」「そうしたら，誰かが近

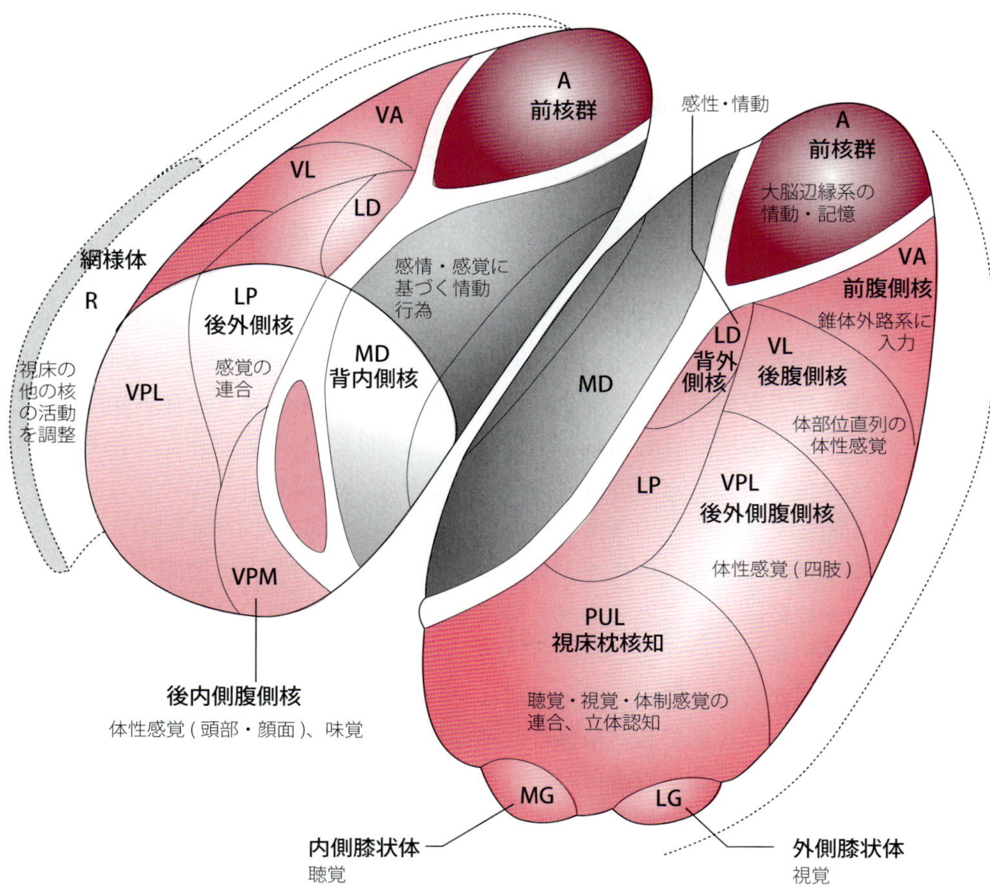

図 27　視床の核と脳との関係における機能の概略

視床の一部の損傷であっても，損傷部位の機能低下・脱失があり，他の部位の機能は増強されるなどの全体的な感覚入力へ，何らかの影響があると考えるのが妥当なのではないでしょうか.

情動に働きかけ，恐怖を除き，好意的になっていただく．視覚や聴覚に働きかけ，あらかじめの予知をしていただく．深部感覚や運動に働きかけ，御自身でも触れていただく．全体に働きかけ，過度な反応を抑え，妥当な反応におさめていくことが大切です.

（文献 2 より引用・改変）

づいても怖くないし，きっと夜も眠れるかな」「だといいね」「では，担当に変りますが同じように触るからね，大丈夫ですよ．今よく見ていてやり方覚えたからね」と担当に変わり同じことを繰り返し，痛みはなく触れました．「じゃ，これからしばらくこんな訓練するからね，調子の良くない日もあるかもしれないけど来週また見せてもらうし，少しでもよくなっていてね」．1週後には上肢のすべての部位を触れました．自身で触り，物を持つ練習も加えました．2週後，リハビリテーションスタッフ以外の人が触ってもそれほど騒ぐことがなく，夜間の安眠が可能となり表情が穏やかになりました．3週間後，声掛けしてから触るぶんには，よほどの場合以外では，大して痛まなくなりました．1月後，老人保健施設に移りました．半年経過の様子ではまた痛みが激しく，リハビリも拒否する日もあるとのことで，訪問しました．認知症で著者の顔は覚えていませんでしたが，以前良くしてくれた人には感謝しているとの話で，当人と聞くと半信半疑の表情で見ていました．以前同様の訓練を10分程行うと痛みなく触れ「あー，先生や」と何か思い出したようで，1週間担当のセラピストが通い訓練することを承知してくれました．1週間の再訓練で，退院時同様の効果の状態に戻りました．

感覚器からの情報が，視床でニューロンを変えて脳に伝達されにくくなること，あるいは視床で感覚情報の整理や仕訳などの処理が滞ることなどの，感覚情報の脳への伝達が円滑に行われなくなると，脳には判然とできない雑多な情報が伝わり，その情報がどのような感覚なのかが知覚できないと，とりあえず安全第一の情報処理が選択され，痛みの感覚として知覚し活用されると考えられます．痛みは侵害刺激ですから，体を避ける，痛みを与えた相手に用心し繰り返されれば敵愾心をもつ，医療従事者が不用意に触ることが繰り返されれば不信が募り，助けを求める相手がなくなっていき，錯乱に近づくようになるのではないでしょうか．そのような時に患者さんを診たのかもしれません．

あらかじめ触る部位を知らせて，目で確認しているなかで，静かに優しく触る時に患者さんが触られる感覚を想定し，触る部位の感覚野が受け入れ準備状態に設定された状態が患者さんの脳に作られたのではないでしょうか．期待された何らかの感覚が入力された時，判然としない感覚情報ではあったが，準備された感覚野の部位とその周辺（判然としないためノイズが強く，ノイズは周辺部位にも感覚情報を送ると考えられます）にインパルスしましたが，準備された部位で｛こんな感じ｝と受け止めて，この人の触り方として処理したと考えられます．感覚を受け入れる準備状態を感覚野に設定したのは，筆者を治してくれる先生と誤解し期待して見てくれていたことによるのではないでしょうか．ご自身の期待と，痛みではないよくは解らない感覚情報の知覚を，この人の触り方の感じ，と認識して，そのような感じとその感じの強まり（少しずつ触り方を確実に強めましたので）には，痛みの反応が抑制され，痛みがない，痛みを取ってくれた，と認識が変わっていき神様などと言ってくださったので

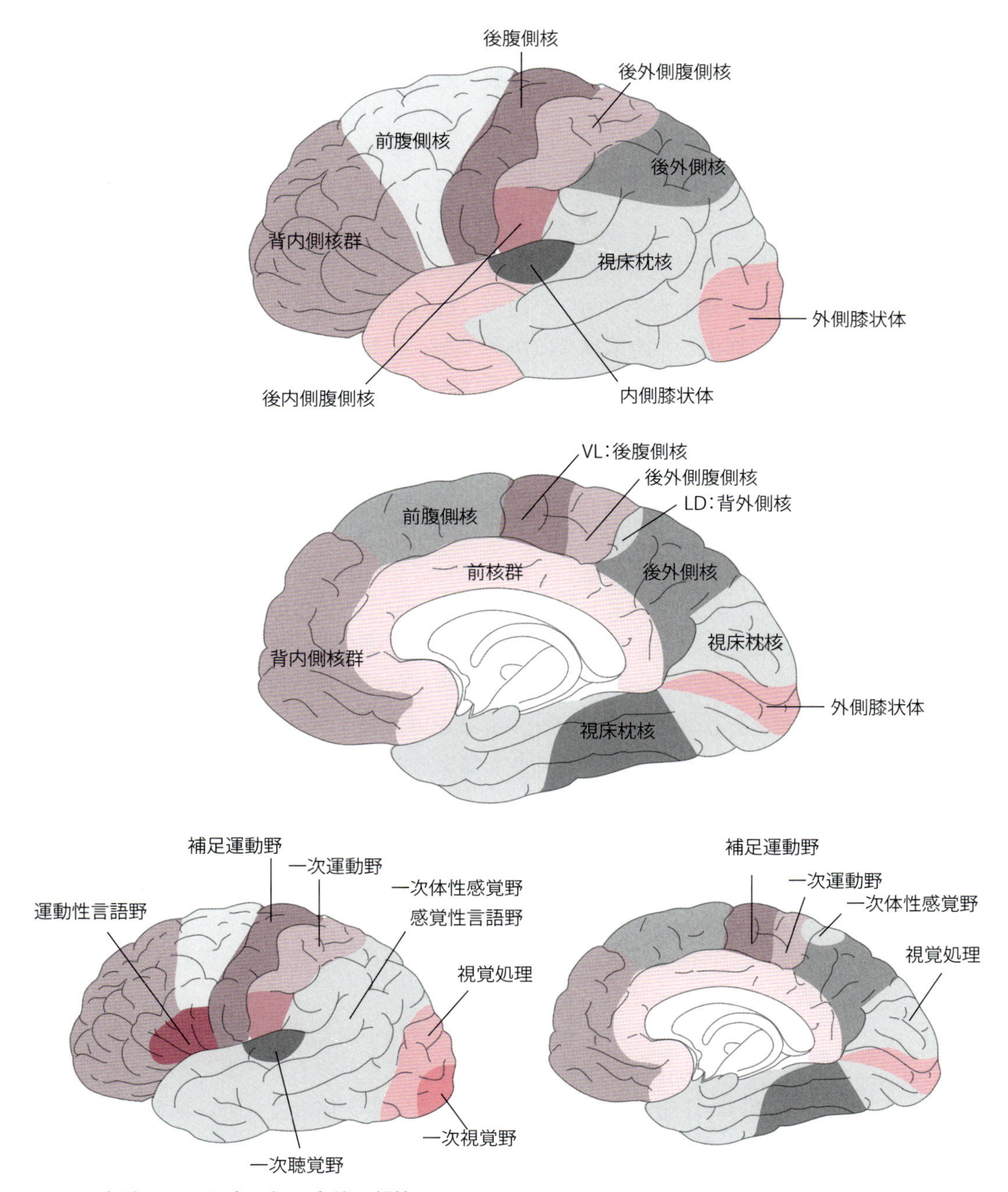

図 28　視床からの入力を得る大脳の部位

はないでしょうか．{こんな感じ}は患者さんの期待値としての作られた感じでしたが，他のセラピストが同様に触る感じも，似た感じであり訓練が進み，声を先に掛けて注意を促してくれてからであれば他の人が触っても，{こんな感じ}の似た感じになり患者さんは安心して生活を送り始めることができたと考えています．しかし，{こんな感じ}を新たな触覚として転換して適応するまでに至らず，退院後の時間経過とともに元の激しく痛む状況になったのは，症例に軽度の患側無視があり，突然に刺激されることの防止ができにくく，突然の刺激で痛みを発生させる頻度が高かったのではないかと考えられ，軽度の認知症も不利に作用したのではないかと考えられました．

痛みは脳の知覚であり，脳プログラムを修正する訓練を行えば，痛みを緩和し抑制できる範囲があることを示せたのではないでしょうか．

2 手袋

視床痛で温めても，視認しながら触っても，手袋をはめても，自身の手で触れても左手の視床痛が激しく，家事ができずこのままでは退院できないと訴えた症例．訓練室の感染防止用ゴム手袋（手術用と異なり多少ブカブカだがズレない程度の絶妙なフィットでソフトな感じで指先がホワホワの品）をはめてもらい，様々なものを握ると，「全く痛まない」と，思わず握手をしましたが痛まない，患者さんがギュと握ってきて痛まない「よし，これで頑張る．先生ありがとう」．以後お会いしていません．

異常な痛みの感覚は，その感覚源となる単独の感覚情報に対しては強い痛みの知覚を喚起しました．しかし，ありふれた魔法の手袋をはめると，そのホワホワの感じに重なった把持するものの感じは，痛みを喚起させなかったと考えられます．これは，単純に感覚刺激の重複のさせ方で痛みを喚起する情報処理が回避できることを意味します．

私たちもたとえば1 mm厚程の発泡スチロールで指を巻いて物を持つと，重いものを持っても指先の受ける感覚はソフトで力があまり要らないように感じます．他のソフトな感覚をサンドイッチにすると侵害性（重い物を強い力でつまむときに皮膚が強く圧迫される感覚など）の感覚が和らげると考えられます．

視床では，さまざまに入力されてきた感覚情報が，それら感覚を発している身体部位ごとに重合させて，その部位に加わったトータルとしての感覚刺激情報にしたり，その部位の感覚刺激が何かを判別するための情報とするために，他の部位からの情報も加えるなどもしていると考えられます．感覚を判別しにくい患者さんの脳は情報を判別するため，他の部位情報の重合を高め，強い情報として脳に送ると考えられます．安全は第一選択肢と考えられ，たとえば指が圧迫される感じや指先の皮膚が横にズレて引かれる感じなども危険信号として痛み感覚に重合され，さらに判別できないこと自体が危険信号として強く痛

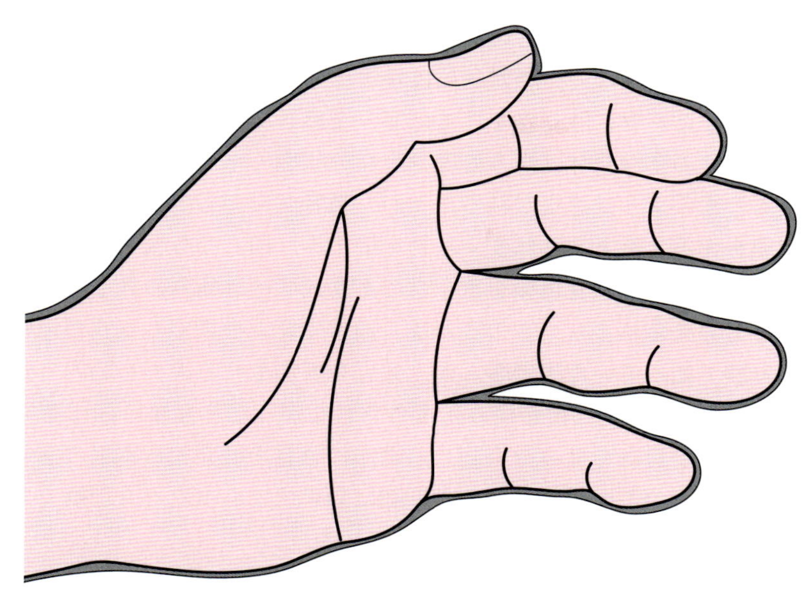

図 29　ゴム手袋をはめた手

ゴム手袋をはめたところです.

病院の感染防止用・掃除用ゴム手袋をはめると，ゴムの軟らかいホコッとした感触のためか，自ら何を掴んでも痛くありません．過敏なシビレ・痛みに，ソフトで優しく温もりある自然な感触でマスクをすると，直接的でなくなり，痛みの判別処理がなされずに済むようです．自立生活が可能になりました．突然の嬉しい偶然でした.

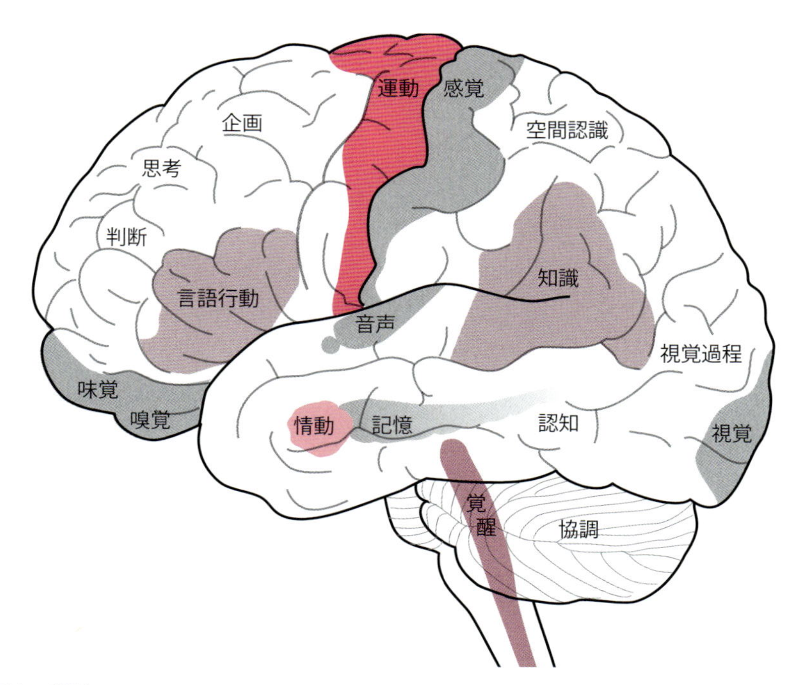

図 30　脳部位の機能

視床は全身の感覚を中継して脳に情報を適切に送るだけではなく，脳が処理した結果を表わす何らかの反応もまた新たな情報として脳に送り返すための中継でもあります．運動によって感覚処理過程を適正化するなど，今後技術を開発していくフロンティアと考えています．　（文献 3 より引用・改変）

みに重合されるため，どのような条件でも（たとえば温めれば皮膚温よりも高い熱を加えるわけで，相対的には侵害となり温めた時点でより痛みを感じやすくなるなど）物に触り物を持てば痛みを感じていたと考えられます．しかし，ホワホワの感触自体は痛み処理されない状態で（通常の場合でもゴム手袋をはめると素手よりは感度が鈍ることが，患者さんでも生じ加わる感覚が減衰した状態を作るとも考えられます）物を摘まみ，掴んでも視床に送られる感覚情報が減り，減った感覚情報を重合しても警戒すべき痛みの強さにまで至らなかったとも考えられます．このことは，通常でゴム手袋でも感覚が鈍麻されることを経験で知っていた患者さんが，感覚を判別させる過程を脳内で強く稼働させず，判別できないことが痛みに重合されなかったとも考えられます．すなわち，患者さんが自身で痛みを抑制し，動作に感覚を役立てる本来の感覚処理過程が機能し，そのことがまた痛みの抑制に効果的であったとも理解できます．

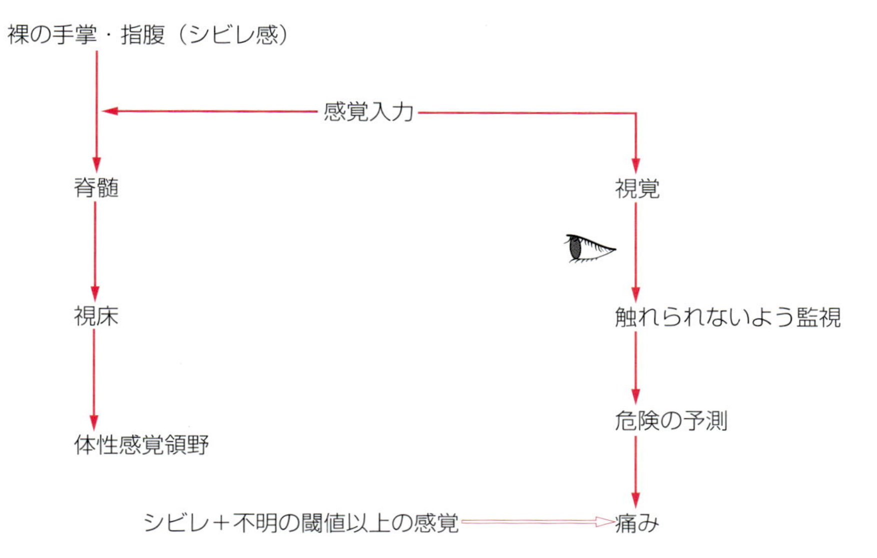

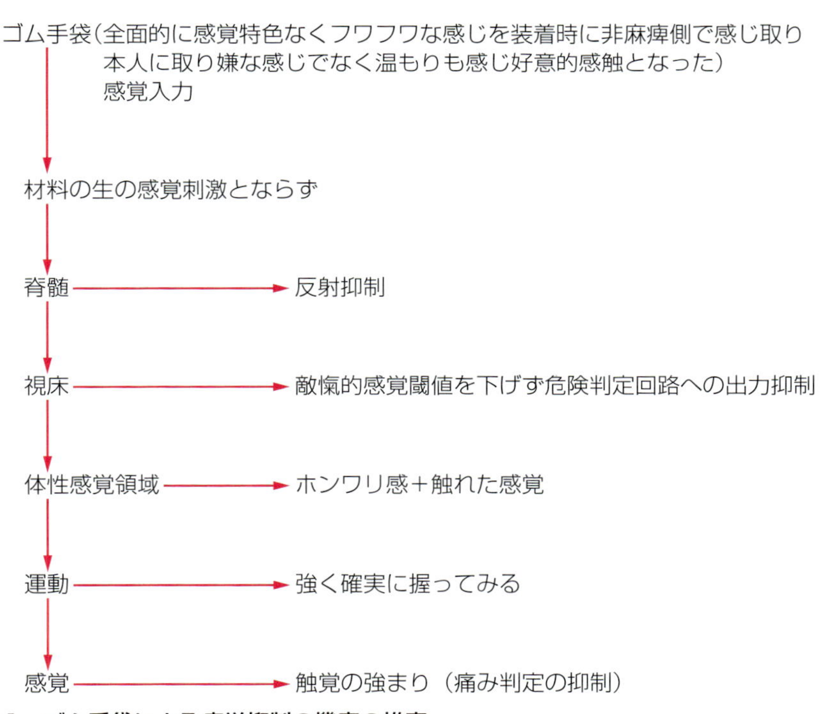

図 31　ゴム手袋による痛覚抑制の機序の推察

運動向上と感覚回復

1　失調症と感覚障害

外傷性くも膜下出血，約4か月経過時点で職業復帰に際して残る問題が，左手指の感覚障害と失調による手指の摘まみなど物品操作の困難でした．物を摘まもうとすると手関節が尺側掌屈位となり，物に触れた指先が動き，一定位置を保ちません．必死に物を摘まもうとすると，小指と環指のMPが強く屈曲しPIPは伸展位か軽度屈曲の肢位をとり，拇指と対立位を取ろうとする示指と中指はMP屈曲でPIPは軽度屈曲し，中指の中節橈側と拇指のIP掌側が接し，示指の末節基部橈側と拇指のIP掌側基部が接する形となってしまいます．物を患者さんの3指で摘まませようと，物を3指の間に入れて持たせると，示指と中指はPIPが屈曲し手掌の方向に指腹が動き，拇指はCMCで対立位をとりますが，IP過伸展でMPもむしろ伸展して内転位になっていく形態となり，物はねじられるように落下しました．示指，中指のDIPが屈曲せずMPが屈曲位となること，拇指はCMCで対立しIPが伸展した位置からMPがやや屈曲し内転することから，手指は全体に手内筋による動きが優位で指の外来筋が適して連動しないと考えられました．うまく物を持てないため，物を持とうとすると必死に動作し緊張し，5分から10分努力すると額に汗が浮き出て流れるほどであり，必死さは手関節の尺側掌屈と肩の上がった肩外転肢位に表れているようでした．

まず，肩の力を抜き動かすことを促し，肩を下げた肢位で訓練を行うようにしました．物から指が離れないようにすることから始めました．スポンジは直ぐにクリアし，セラピストの指を摘まみ続けることもできるようになりましたが，表面が滑らかで硬い物品の保持は困難でした．セラピストが保持する木製の径2 cmのペグを保持するように指先で持つと指が動き，動きを止めようとする思いからか持つ力が強まり，ペグの表面で指腹が滑るように動きペグから指が離れます．指の表在感覚がほぼ脱失と軽度の失調のため指位置を一定に保つことができず，真剣に取り組むほど焦ってうまくいかないこともあり，指先位置が保てません．真剣に指先を見つめながら努力するが，努力すると手内筋の力が外来筋と連動しない形での失調となります．30分の訓練でなんとか5秒ほどは静かに摘まんだ肢位を保てるようになりました．

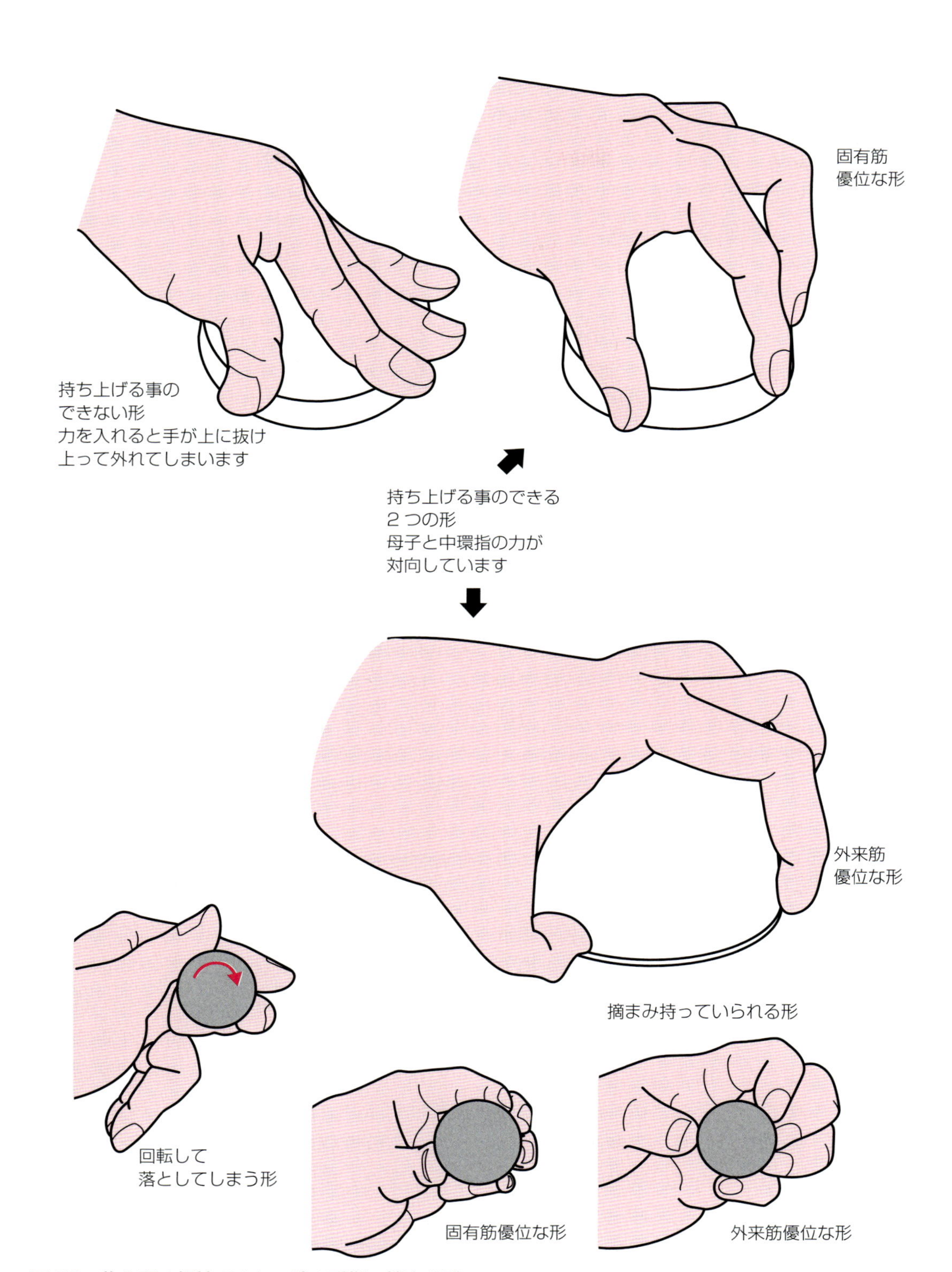

図 32　物を巧く把持できない時の手指で摘まむ形

1週後，ほとんど前の週と変化無い状態がはじめ観られました．家で努力したとのことで，努力が失敗の形の現われを強めたと考えられました．肩の力を抜き，セラピストの指を持たせて，できると直ちに木製ペグ，ペグを持ち1秒ほど保ったら直ぐに指伸展でペグを離す練習をしました．ポイントは指を少しだけ伸展し，再び摘まむことです．指を伸ばす時，当初は指伸筋で大きく指を開き，上肢も動きペグから手が大きく離れました．上肢を動かさないように指を伸ばす，指を少しだけ伸ばす，指を少しだけペグから離し，再び摘まむ．この練習で摘まんだ指が何とか数秒保てるようになりましたが，数秒を過ぎると摘まむ力が増し，ペグの表面を指が滑るようになります．数秒の摘まみ位保持を繰り返し，5秒程の摘まみ位保持が可能になりました．滑り出すのは環指と小指の屈曲の強まりと連動していました．

1週後，摘まむとき小指と環指がPIP・DIPほぼ屈曲位の状態となり，3指の摘まみと環指・小指の動きが分離されて制御可能になったように観えました．3指でペットボトルの蓋を持たせると3指の指先がほぼそろった状態で3指摘まみができるようになりました．空のペットボトルを空中で横にした状態でペットボトルの蓋を摘まんで保持することができるようになりました．この間，持ち方を何度も目で確かめ，左手も同様に動作し，動作の仕方を何度も確認しました．摘まむ指の位置がずれた場合は指位置をセラピストが直し，何度も練習し，感覚によらない運動プログラムの修正だけで動作可能となるように練習をしました．ペットボトルを空中で横に保持することはできるようになりました．すなわち，力を加えても指腹のズレル動きにならない可能性が現われました．

翌週，摘まむと指が直ぐに物を回転させる運動で物が滑り落ちるようになっていて，憔悴し「俺もう治らんのやろうかな，先生」．患者さんはボルトを回すことが職業上重要で，家で頑張って練習し，持てる自信が芽生えた途端にボルトを回す練習をし，その後摘まみ位を保持できず持てなくなっていました．回す動作が生じがたい径5 mmのペグを持つ練習，径10 mmのペグを持つ練習，ペットの蓋を持つ練習と続けて，捻じり運動なしに摘まみ位保持は可能になりました．摘まんだ指の位置がズレルと指先が動くことがわかるようになってきました．それと同時に指の不随意運動は止まり，動かそうとする以外の部位が動かなくなり，手関節の尺側掌屈肢位から軽度背屈位に変化しました．この時点で，手内筋の制御がほぼ可能になってきたと考えました．次は，指外来筋の制御です．

摘まんだ時に示指と中指のDIPそして拇指のIPが伸展位で，示指と中指のPIPが屈曲位であるのは，浅指屈筋が働いても深指屈筋が働かないためです．指に過度な力を入れずに動作する場合には浅指屈筋が働き深指屈筋は働きが抑制され，目の前の物をソフトに摘まもうとすれば実感しながらその形を見ることができます．緊張しないように努めながら，摘まむ練習を努力しているとも

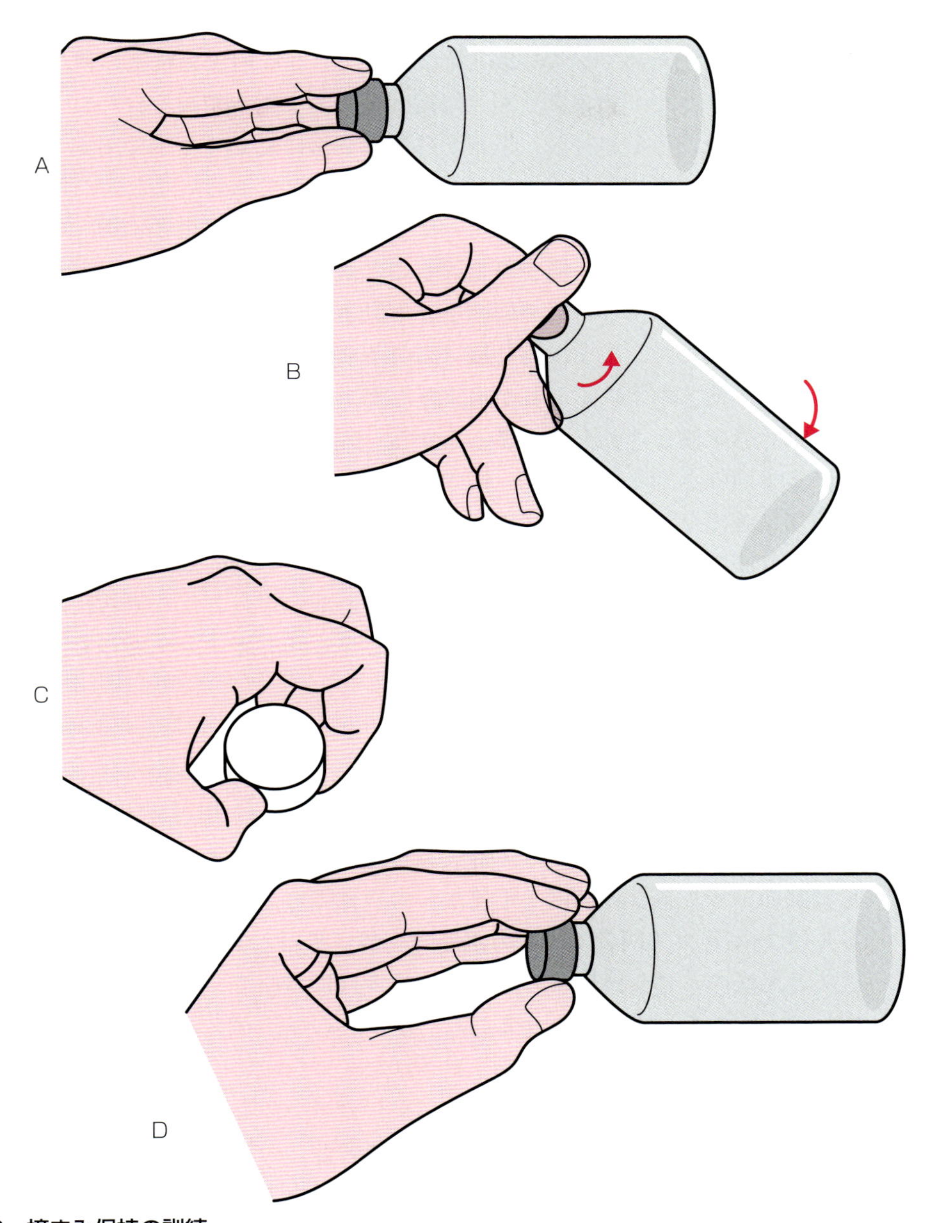

図 33 摘まみ保持の訓練

ペットボトルを空間で横にして，摘まみ保持するのは難しいことではありません．しかし，固有筋優位の形では拇指においては母指球筋の中の内転筋・屈筋の力が合わさり，拇指が内側に入り，四指の中では強い第一背側骨間筋との間でようやく摘まみ持つ形に移り，ペットボトルは回転しながら垂れたようになります．

ペットボトルの蓋を机上面に立て，指尖ピンチ（外来筋を使った摘まみの形）を練習させます．

その後は A＋C→D の形となり摘まみ持てますが，繰り返すうちに再び D→A→B となります．また，C を訓練し，D を体得するまで行います．

IP が屈曲した形．外来筋が働いています．

いえますが，職業的に過度な力を入れずに物を摘まむ形がプロの技として深く体得されていたためではないかと考えました．500円玉を机上に置き摘まみ取る練習をしました．できません．拇指と示指・中指の先端を合わせる爪先摘まみの形をセラピストが行い，爪側から患者さんに見せて左手で実施してもらいDIPを屈曲させて摘まむポイントを話して理解してもらいました．DIPが屈曲した形で摘まもうとするようになりました．しかし，拇指と示指・中指との対立位が確実でないため，摘まみ上げることがなかなかできません．そしてペットボトルの蓋を摘まむと蓋を回転させる動きは無くなり，ペットボトルを横にした位置で摘まんだまま保持し続けられるようになりました．再び500円玉を摘まむと，摘まみ上げることが出来ました．

次は，外来筋と連動して摘まみながら，固有筋を制御して摘まんだ物を摘まんだまま回転させることです．摘まむ力を強める必要がある時には外来筋の力を適切に強めながら，固有筋の制御をして固いナットでも回せるように．外来筋と固有筋の適した制御です．硬くて回り難いというのは，本来は指腹の皮膚が横に強く引かれ，その時に皮膚と物の接触面がずれるようであれば，摘まむ力を強めて対応する動作が求められることを意味します．すなわち，指腹の皮膚感覚が要求されるということです．

2 失調症と視覚障害と感覚障害

右橋下部ラクナ梗塞による体幹失調と左下肢深部感覚脱失，糖尿病に伴う両足底部のシビレ感ならびに7年前からの視覚障害（左目のみわずかに光を感じる），歩行困難．失明者では後方重心で一般に歩行しますが，失調と左深部感覚脱失と足底のシビレ感により，平行棒内歩行において，左下肢体重支持では後方へのふらつきが大きくなりました．左下肢の振出が失調で大きくなり，右下肢支持においても前に大きく振り出された左下肢のカウンターで体幹が後方にのけぞることになり不安感が大きく，平行棒の中でも恐怖感が強く当初歩行を嫌がる状況でした．平行棒を両手で持つ患者さんの前にセラピスト（筆者）が立ち，患者さんの両脇下からセラピストの両手を入れて患者さんの肩甲骨部を後方から押さえ，セラピストの両肩を患者さんの胸に当て体幹を保持しました．その状態で平行棒を握る左手を前に25 cmほど出し，左下肢をほんの少し前に出すように指示すると1足長程出しました．左手に体重を乗せながら左足底に体重を乗せるように左骨盤・臀部前に出すように指示しました．次に右手，右足を1足長出して，再び立位となりました．安全確保をしてもらえると患者さんが感じる性別男性のセラピストが担当し，このようにして平行棒内歩行は訓練可能となり，平行棒で左足を出す幅（1足長程度まで），左足に体重を乗せる動作と乗った時の足底の感覚（シビレがあっても体重が乗るとシビレが強くなるなど感覚の変化が生じますので，それを体重が乗る感じとして体得してい

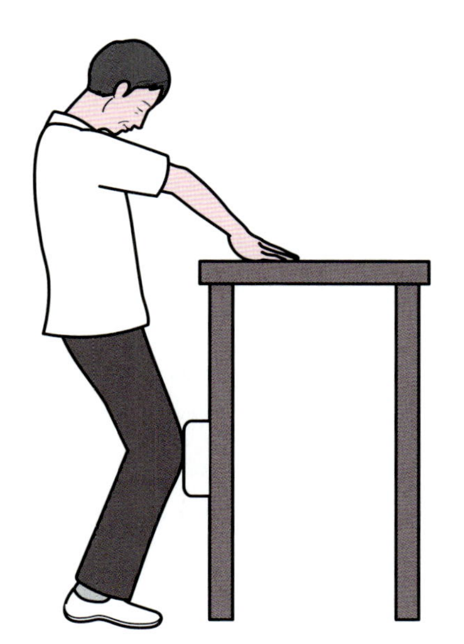

図 34　訓練①
台に両手掌をつけ，膝を膝当てにあてて感覚をフィードバックさせて感覚利用を始めました．

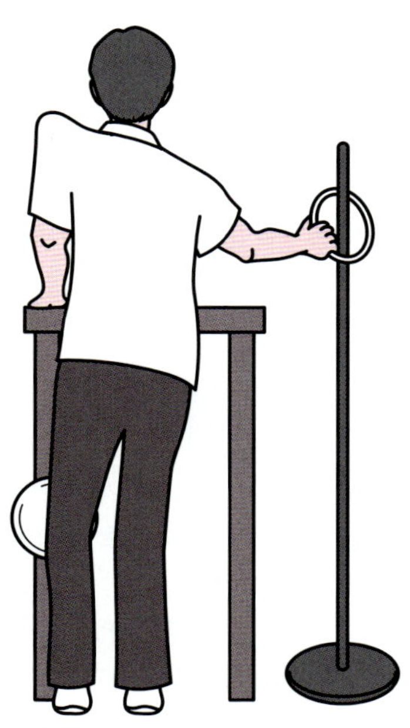

図 35　訓練②
片手で台の前面に膝を膝当てにあてながら片手で輪の取り入れ作業をしながら，動作中の姿勢保持に挑戦するようになりました．

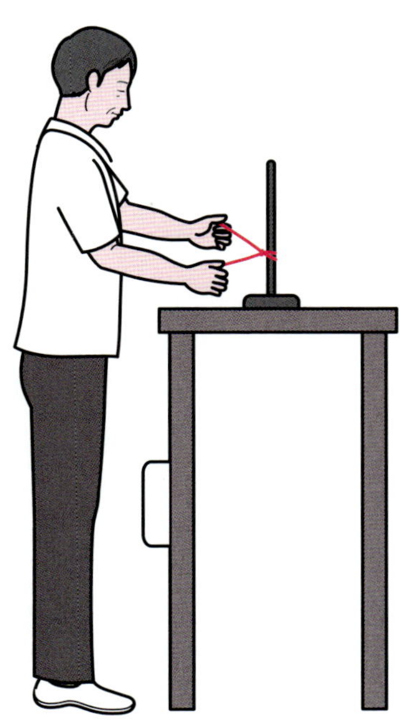

図 36　訓練③
台の上の輪入れ棒に毛糸を結び，両端で結び目を作る作業．両足底の感覚と手からの毛糸のテンションで立位を保てるようになりました．

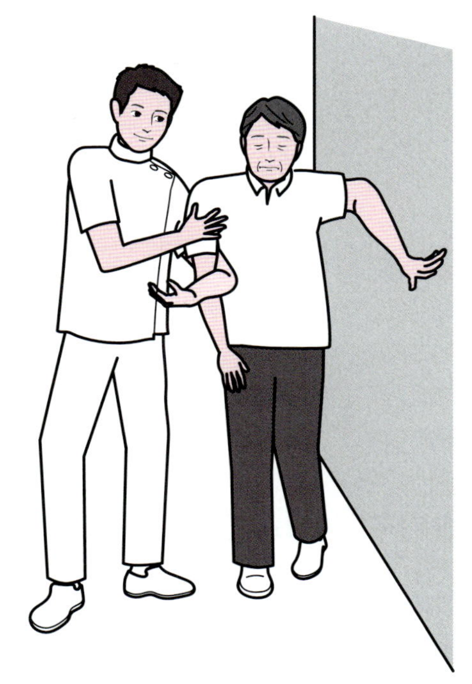

図 37　訓練④
壁ぎわを左手で伝い，セラピストに介助・誘導されて歩き始めました．視覚障害と感覚障害を伴った失調症の人が立って歩くまで．

くことになります）を体得してきました．平行棒は右手のみで歩くようにし，左手は平行棒に触る程度でバランスのフィードバックのみとし，体重を乗せる運動・感覚の体得を勧めました．右手のみで平行棒を握ることは，体重支持優位を右側にする意味もあります．

立位動作の訓練が歩行の訓練に先立ち重要ですが，立位訓練は立位台を用いました．立位台には膝当てと台上のテーブル面がありますので，膝当てで膝の感覚を，テーブル面で手掌の感覚をフィードバックして立位姿勢の維持を行えるようにしました．当初は視覚障害者と後方重心姿勢と失調症の後方重心が加わり，膝関節を屈曲させ上体を後方にほぼ限界まで傾けた姿勢でしたが，手をテーブル面上前方に出すなどの動作により後傾が改善し，同時に右側により体重を乗せた姿勢を習得させていくことで，左手で触れていれば右手が離せるようになりました．平行棒歩行の進み具合と合わせ，左手で壁を触り右側はセラピストが支え，右優位で体重支持して歩く練習を行いました．

片麻痺の場合特に左麻痺では麻痺側に体重が優位に乗るプッシャー症状となりやすく，非麻痺側で体重を優位に支持することが困難となります．症例も当初は左側やや優位に体重を支持していましたので，右側で優位に体重を支持する訓練が必要で，壁に左手で触り歩く訓練は右優位に体重支持する訓練の意味も含まれていました．

立位保持訓練と壁触り歩行が進むと左に体重がシフトすることがなく，立位時に膝当てやテーブル面からの上肢のフィードバックが必要なくなってきました．正面の棒に毛糸の短い紐を結ぶ作業では，毛糸のテンションをフィードバックして立位を維持できるようになり，白杖などでフィードバックした歩行の可能性が見えてきました．

右に白杖を持ち左手はセラピストと腕を組む歩行訓練を行いましたが，不安感は強く，右手側を壁際にして，壁と床の接合部に白杖の端を当てて歩くことのみ自立して，屋内を 15 m 程可能にまでなりました．介助者は誰であっても可能となり，介助ありで自立．

盲で，左下肢の感覚障害があり体幹失調が残り，安全を考えた場合の自立範囲としては達したとも考えられました．

3 片麻痺と感覚障害

右被殻出血後の左片麻痺（brunnstrom の回復段階上肢Ⅳ手指Ⅲ），軽度左半側無視，上肢・手指の表在・深部感覚は中等度から重度鈍麻があり，端座位では麻痺側に傾斜がみられました．日常生活で左上肢を用いることはほとんど見られず，左上肢を視認し注意を向ける様子が見られませんでした．患者さんの上肢に触れさすりながら左上肢を見るよう促すと注意をむけましたので，手で円筒を握りその円筒を目の前の箱に入れる動作から始めました．そして，円筒

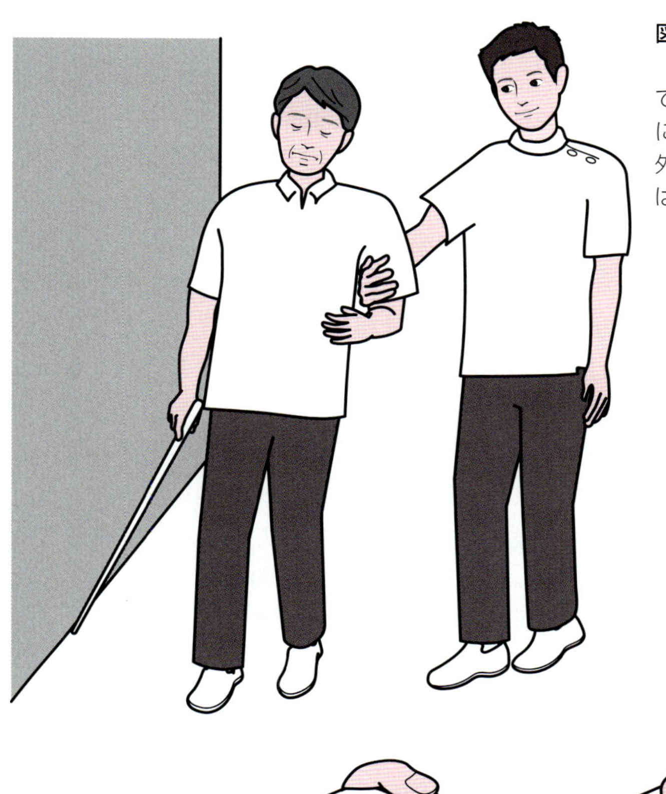

図 38　訓練⑤

白杖を右手に持って床と壁の間にあて，セラピストの介助で歩行できるようになりましたが，屋内の平面床壁ぎわ以外の歩行は恐怖感があり，介助でも歩行はできませんでした．

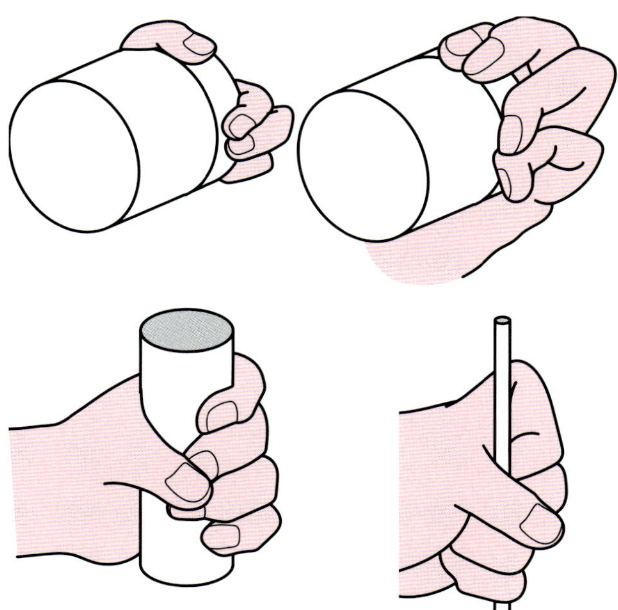

図 39　通常行う動作の一部強化・一部低下した形

私達が通常行う動作でも，例えばジャムの蓋は硬く，すべての指を強く密着させて持ちます．拇指は末節も中節も指腹を密着．示指・中指は指腹，環指・小指は，他で見られない橈側側腹を密着させ，必死で開けます．この時指で持つ形は通常より異なり一見しておかしいと思えます．ですから異常と言われる形も正常の連続線上，一部強化・一部低下した形と考えられます．

握りの形を整えます．母指は中指の上にくるようにします．小指をしっかり握ります．

このように詳しく観て直します．

を握る時の手指の位置・形に注文を出し，そのように動作し，離す時に手関節掌屈を誘導しながら指伸展を促し，介助的に動作が成功するように誘導しました．比較的動作可能な上肢には徒手で抵抗を加え，抵抗に抗して動作するよう指示し，抵抗は断続的に加え，深部感覚に相性の変化の大きい刺激を加え，その刺激に反応して運動を高めるため負けないように頑張ることで感覚への反応を促しました．抵抗に抗して動かすことで動かす感覚がつかめてくると患者さんは興味をもったのか，努力し回復への意欲を表わしました．課題を担当のセラピストに出すのを聞き，患者さん自身への課題・宿題と理解したようで，翌週には出来るようになったと自ら円筒を把持し箱に入れる動作を見せてくれました．

課題を上げ，スポンジを摘まむ練習を行い，指先の形，拇指と他指との対向した位置の取り方など，目で見て位置を確認し，スポンジが落ちるのとスポンジがへこむので力の入れ具合を調整することなどを訓練しながら，宿題としました．負けず嫌いと治りたい復帰したい気持ちが現実を向き出したようで，練習熱心に取り組み始めました．洗面器一杯の湯を浸けたタオルを絞ることで湯をすべて汲み出す訓練などで，筋力回復強化・上肢と手指の円滑な連動を行いました．熱心に訓練に取り組むことで，半側空間無視の症状は実質的に観られなくなってきました．

左右の上肢の分離を行うため，左手で 100 g ほどの砂嚢をいれた茶碗を持ち続け，その間に右手で持つ箸で豆などを摘まむ訓練を行うと，これからは左手でご飯茶碗を持って食べるように努力するとのことでした．この訓練で手指のポジションを保持し続ける制御，手関節をやや掌屈位で保持と回外位の保持を連動させる制御，右手の箸で物を摘まむことに注意がそれても，弱い左手・上肢からの感覚で左上肢の肢位を保持する制御，などが同時に行えるようになっていきました．

力の制御をさらに上るために，紙コップに水をほぼ満たし上から掴み上げる練習，紙を紙がクチャクチャにならないように左手で押さえ，右手で字を書く練習などを行いました．左手の摘まみ訓練も難度を上げ，両手で紐を結ぶ練習では紐の結び目の作り方とその時の指の動かし方を見て覚え，動作で覚えることで，運動・感覚の連動あるいは相互強化の過程を練習してもらいました．

このように練習を重ねる中で，運動機能が高まり実用される中で，感覚障害は気にならない状態となりました．そして上肢・手指の回復段階はⅥとなり，3 か月後に現職復帰しました．

上肢機能を上げ実用していくことで，その過程で手指感覚で制御することを視覚を利用し，運動そのものをステップに分けて十分訓練していくことで，感覚障害が軽減し，あまり気にならない程度に回復した症例を近年経験するようになったのは，セラピストが意識して訓練を行い，そのことができるようになってきたためと考えています．

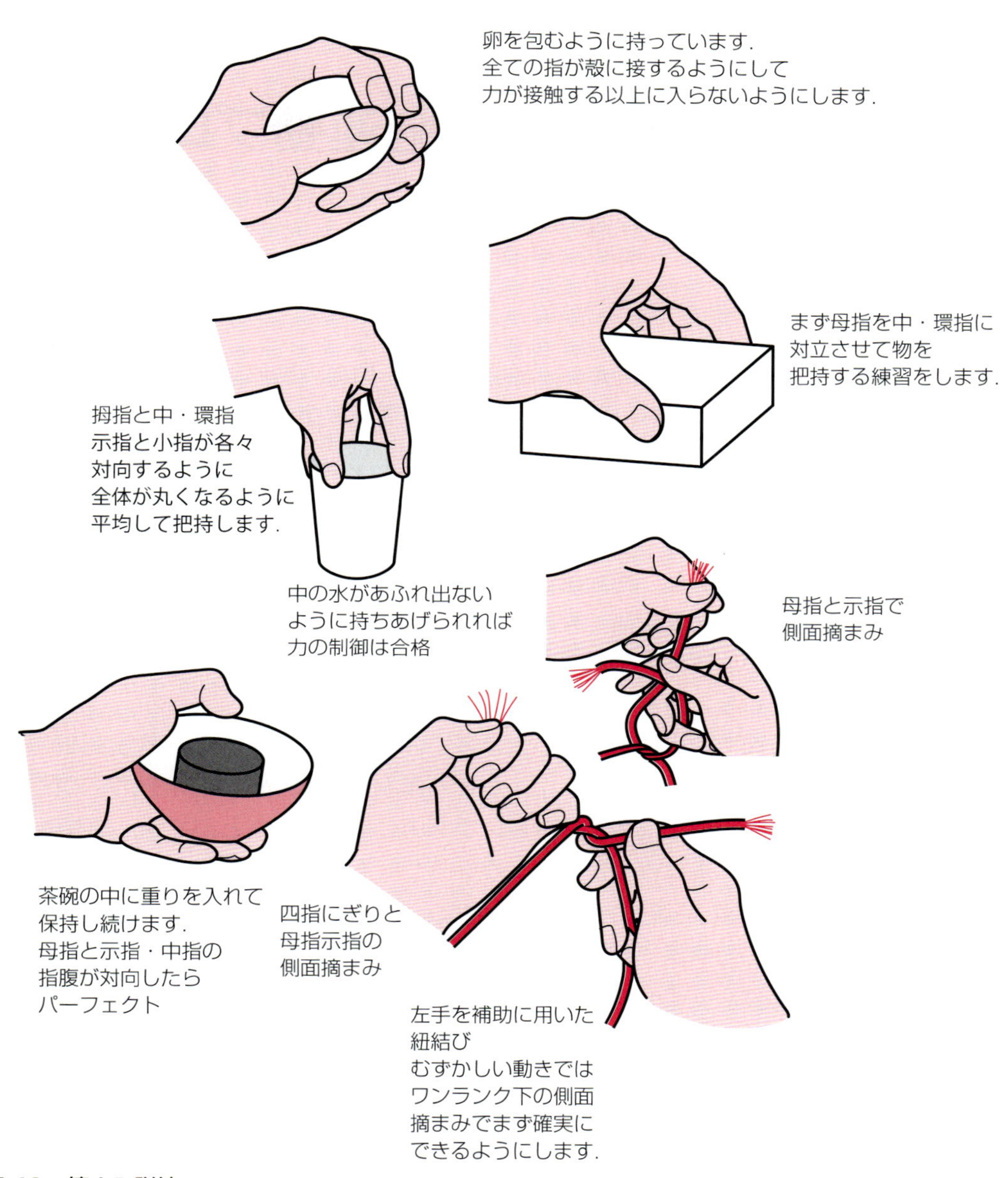
卵を包むように持っています．
全ての指が殻に接するようにして
力が接触する以上に入らないようにします．
まず母指を中・環指に
対立させて物を
把持する練習をします．
拇指と中・環指
示指と小指が各々
対向するように
全体が丸くなるように
平均して把持します．
中の水があふれ出ない
ように持ちあげられれば
力の制御は合格
母指と示指で
側面摘まみ
茶碗の中に重りを入れて
保持し続けます．
母指と示指・中指の
指腹が対向したら
パーフェクト
四指にぎりと
母指示指の
側面摘まみ
左手を補助に用いた
紐結び
むずかしい動きでは
ワンランク下の側面
摘まみでまず確実に
できるようにします．

図 40　摘まみ訓練

痛み，感覚障害と脳運動プログラム

痛みの抑制には，なでたり，揺すったり，関節可動域訓練を注意深く行うことが有効というのなら，別になんら従来と変わらないではないかと，考えられましたか．

痛みは受容器からの入力を脳が処理し痛みと感じるものです．痛みは侵害から防ぎ最少の害に抑えるための重要な脳の入力処理能力です．しかし，過度な痛みは行動を抑制し，活動能力を低下させます．過度な，不必要な痛みを抑える脳の情報処理過程を開くものが，なでたり，揺すったり，同時に入れる感覚刺激の仕方で，運動はこの情報処理過程の働きを確実にし強化すると患者さんは証明していると理解できます．

立位で，両手を床に着けない人は多くいます．手を着こうと努力する時に痛いと感じているハムストリングスなどの痛みを覚えている部分を比較的強く押すと，痛みが和らぎ消褪し，さらに手を床に近づけることができ，繰り返すと一度も手を床に着けることができなかった人も若いと，数分で接地可能となります．その後は，筋腹を押さえる必要なく手を着けるようになります．運動を，痛みを抑制した状態で行わなければ，痛みが動作や活動の中で現われて動作できるようにはなりません．

痛みを抑制する回路を開く刺激，抑制状態で動作活動する過程，この両者を組み合わせることにより感覚を適正にして活用する回路へと，脳活動を変換していくことができると理解されます．脳の最終的 out-put 脳運動プログラムの中に感覚処理過程の結果を活かしていくことが，感覚の改善に有効と理解しています．脳運動プログラムを確実・安全・より精緻に訓練していくことで，感覚活用過程も高まり，わずかな感覚入力も意識的にも意識されなくても活用されて，感覚改善がなされていくと考えています．

動作の習熟には感覚が必要ですが，今の動作そのものも脳内においては感覚となって次の動作に活用されますが，そのように動作・感覚の活用が進むうち，鈍麻し明確でない感覚，たとえばシビレなども活用されていくと考えられます．当初は嫌な避けたいシビレも活用されるうちに避ける必要のない感覚として処理され，刺激の違いによるシビレの差異などが利用・活用されていくと考えられます．実際，当初はシビレと恐怖で拒否された歩行も，判別されない忌避刺激を超えて動作可能となり忌避されなくなりました．感覚障害を感覚障害

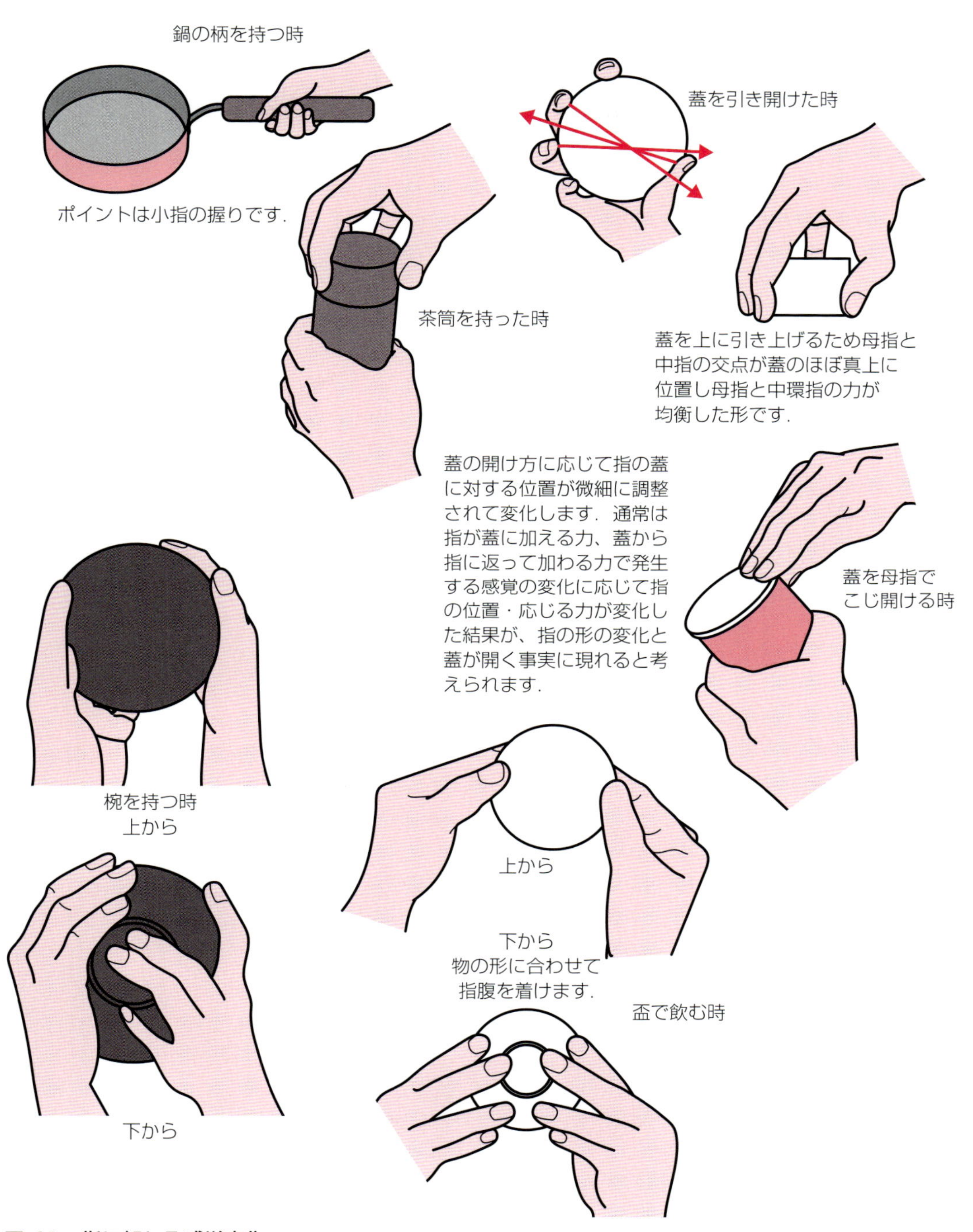

図 41　指に加わる感覚変化

の回復訓練として行うことも大切ですが，障害された感覚は運動習熟過程で改善されて利用できる感覚に変え得る可能性を今後さらに回復に有効な訓練方法を開発する過程で研究すべき課題と考えています.

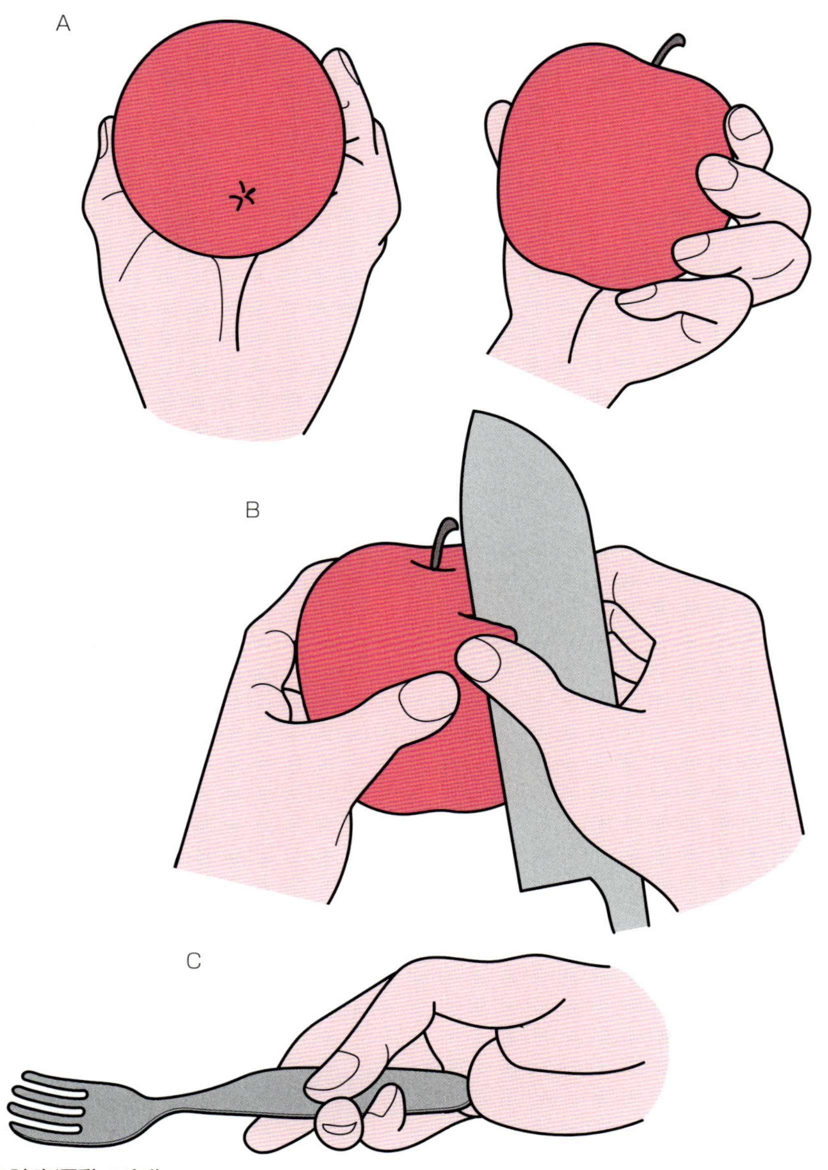

図 42　指の随意運動の変化

A：小指の背に密かにリンゴの重みを軽くのせながら，リンゴが下にズレ落ちないようにソフトに支えています．

B：刃を押さえつつ切り込もうとしたとき，刃が進み過ぎないように左拇指が止めます．切り込むのも止めるのも拇指の感覚を活用しつつ，刃の背を右手掌で少しずつ押して切っていきます．感覚と運動が一体となった協調です．

C：フォークで刺すときに柄の後端を小指球で押します．小指をしっかりと握ることで小指球筋が強く収縮して柄の後端を押すことができます．何を考えることもなく，精緻な随意運動が物との対応で選択されて実行されます．指の随意動作は把持される物とともに変化し，千差万別に対応していきます．

▶引用文献

1）生田宗博．片麻痺能力回復と自立達成の技術．三輪書店．2008.
2）坂井建雄，河原克雅．人体の正常構造と機能．第2版．日本医事新報社，2012，pp606.
3）養老孟司．ブレインブック．南江堂，2012，pp39.

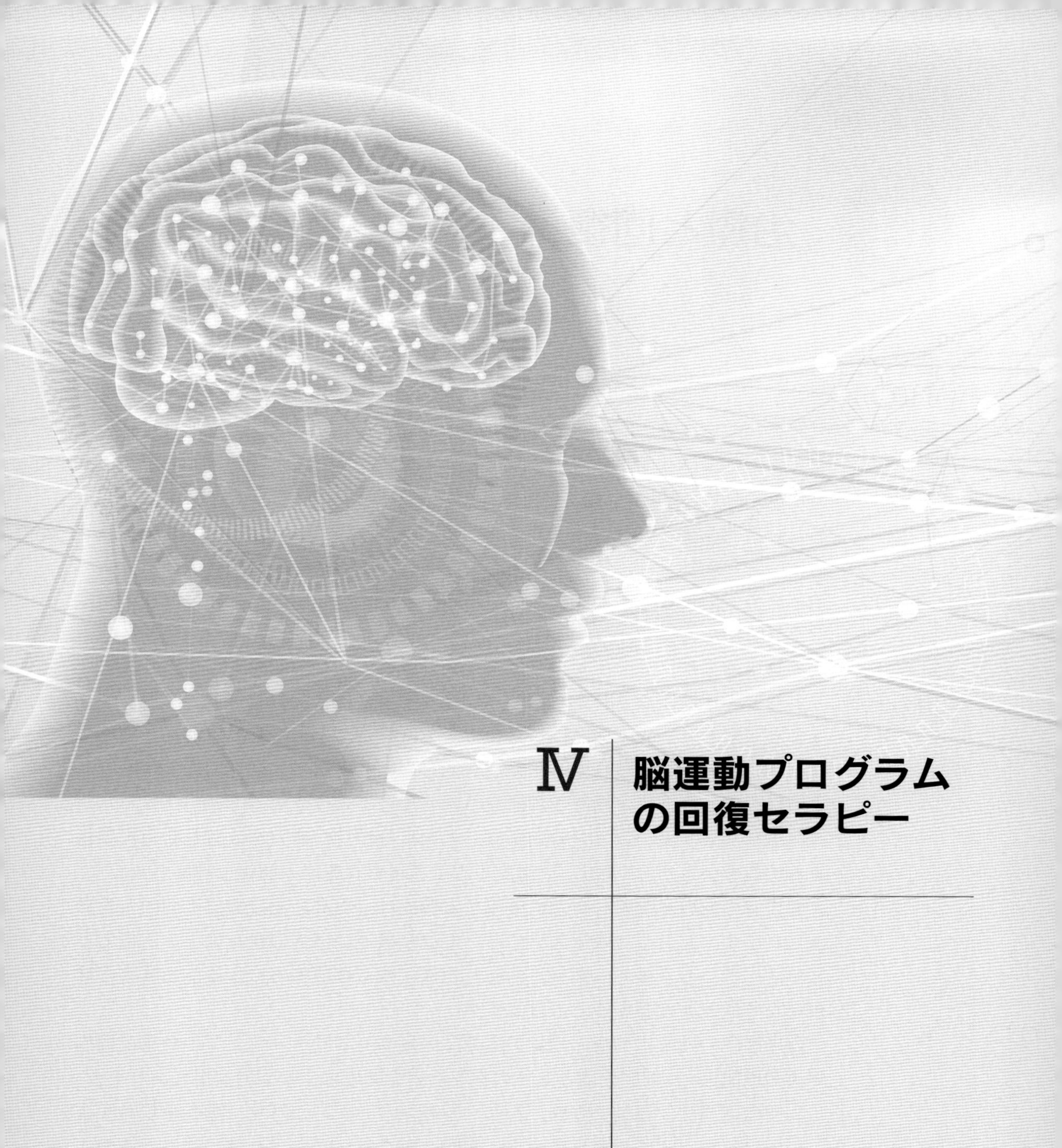

Ⅳ 脳運動プログラムの回復セラピー

01 治療と回復

医療においては，臨床医学の効果は「治療効果」であり，医療リハビリテーションの効果は「能力の回復」で測られると考えています．

治療効果には病因の除去，無力化，救命，創傷の治癒などがあり，その治療法には薬物などの活用，手術，放射線の活用などがあります．医療リハビリテーションの効果は，基本的身体能力の回復，応用的動作能力の回復，社会的適応能力の回復などがあり，回復のための方法には理学療法，作業療法などのセラピーがあります．

薬物は効果がプラセボ効果（偽薬効果）以外の効果を認められなければ医薬品としての承認がなされません．プラセボ効果には自身の免疫機能と似たようなことが関わり，免疫機能は自らを治癒・回復させようとして，活動し作用する人体の機能と考えられます．免疫機能を高める薬なども当然治療薬になり，漢方はその薬理作用が期待され研究されてもいるようです．

医療リハビリテーションの効果は，人間自身が持つ能力を改善し新たに獲得する機能も引きだし，強化，活用することで現われる能力回復と理解されます．人間自身の能力を改善し新たに獲得する機能は，自身の免疫機能と同類とも考えられます．しかし，臨床医学において免疫機能は傷病の自身による治癒力として活用されるもので，傷病が治癒した後に残る機能障害による能力障害の回復をなす機能とは異なるとも言えます．

臨床医学の効果は治療・治癒であり，医療リハビリテーションの効果は機能回復と機能拡充・補完手段としての機器活用を基礎にする能力回復にあります．

人間の能力は，運動，動作，行為，行動など，何らか外界に動きを現わすことの中に包含されて表われます．何らかの動きを示さなければ，他にはその人の脳力を見ることも知ることもできないからです．何も動かなかったことからその人の考えを類推するにしても，動けばこのようなことだと判断できるから，動かないことはそれ以外のことだとする類推・判断が可能になるわけです．

人間の脳力の差異は運動，動作，行為，行動など外界への動きのやり方，仕方・方法にあらわれると言えます．ですから仕方や方法を解析し，やり方や方法や仕方を変化させていくことが能力を高める手段になります．セラピーの観点からは，障害された動作としての症状の解析と，症状を回復させる動きの方法・仕方を獲得させることに意味があります．

医療	効果	具体的効果	方法
臨床医学	治療治癒	病因の除去と無力化 救命 創傷治癒	薬物など化学的療法 手術など 放射線等物理的療法
医療 リハビリテーション	能力回復	基本的身体能力の回復 応用的動作能力の回復 社会的適応能力の回復 言語・コミュニケーション 能力の回復など	理学療法 作業療法 作業療法 言語聴覚療法

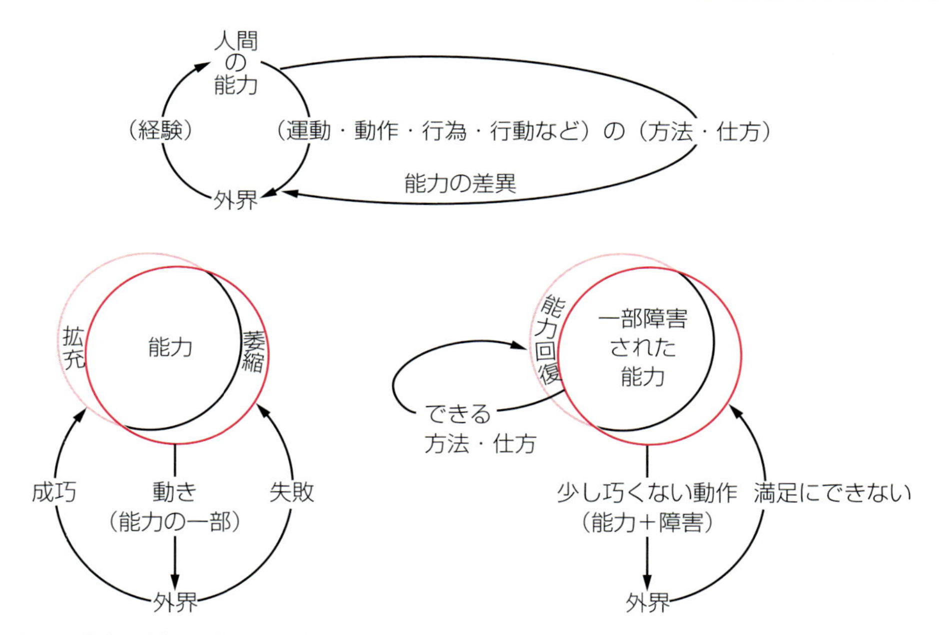

図 1　人間の能力と外界の相互関係

人間の能力は外界との相互関係で変化します．何らかの対応すなわち運動・動作・行為・行動を示さなければ能力は現われませんが，その応答の仕方・方法に能力の差が表われます．

人間がどの程度能力を有しているかは誰にも解りません．能力を現わす動きは能力のごく一部を表わすに過ぎませんが，動きの失敗は能力の現われを萎縮させる一方，成功は能力拡充を導きますので，成否を分ける方法の選択が重要になります．

治療を終えた後も残る障害は，能力の現われを何らか障害させます．障害された動きは程度の重軽はありますが，巧くない動きを現わし，能力と障害を同時に表わします．この動作に患者さんは満足できず，障害の認識が強化されます．セラピストは動作の方法・仕方を調整して能力を強め回復に進めます．

脳力回復セラピーは医学的には症状論に立つ方法と理解されます．医学において症状の回復は，症状を出す要因を抑える方法としての薬の選定と服用などにより治すことです．セラピーにおいては症状の中の能力を活かし，他の能力で障害が出る必然を抑え，機器を活用しできるようにすることです．セラピーにおける症状の解析は，原因の特定に意味があるよりも，症状を分解して利用できるところ，補完・代替すべきところ，他の能力の一部を貼り付けるなどの方法を探ることにあります．

症状解析の方法と，能力を新たにあるいは再び獲得し高めていくことが，脳運動プログラム回復セラピーの実施に必要です．

その具体的例を，失調症，パーキンソン症状，感覚障害の回復セラピーとして解説しました．

本書の第二の目的が，脳力回復セラピーの具体的で実行ある分野として開発していくことができると考えられる脳運動プログラム回復セラピーについて述べることです．

表 1　障害された動作の観方

- 動作が段階をふんで進んでいるか
- 各段階の動作のどの部分が普通で，どの部分が普通でないか.
- 動作のスピード，タイミングが早過ぎるか，遅過ぎるか.
- 全身の動きと目的を行う部分の動きの整合性はどうか.
- 動作が過大か，不足か.
- 不要な動作が行われるか.
- 患者さんがその動作を目的に合わせて行っている前提で，そのようなやり方，方法，仕方を合理的に説明してみよう.
- 動作のどの面に能力が現われていて，障害が動作のどのような行われ方に現われているか具体的に述べてみよう.（たとえば，痙性，屈曲パターンなどのようには言いません．手を口に運ぶ時に，肩外旋と肘屈曲の組み合わせ動作が確実にできず，手が口に向かうときに増す前腕重量による内旋力によって手の位置が下がる分を肩外転で補う動きが増して，結局は肘屈曲・肩の内旋と外転による動作になります，と書くことにより対策を合理的に実施できるように記述し考えねばならないように必ずするのです.）

能力回復効果とセラピー

他から見ることができる人間の能力は，脳の肉体を制御する働き（脳力）と，その働きを示す動きを作る肉体・身体の働きとで構成されます．

人間の脳力は，肉体が目的に対する何らかの動作を行わなければ見ることが出来ないのですから，肉体（脳が，運動神経を介して実際に動かすことができるのは運動単位毎の筋線維でありその集合が肉体であり，皮膚に覆われ身体として見えますのでここでは神経に直結した意味で肉体と用語します）が動作を行う能力としての基本的動作能力が人間の能力としてまずは抽出されると理解できます．

人間の能力は生きるためにあって発達し，食糧を得るため，日々の暮らしを行うため，仕事を行うため，自身の興味を追及するため，などの目的を遂行・満足させるためのさまざまな動作は，その人なりに目的に合うように行う応用的動作によってなされ，その人なりの色こそがその人のその時の能力を表わし，応用的動作能力は基本的動作能力とは異なった人間の能力として抽出されます．

人間は人ですが，どの個人も社会の中で生きる姿・人間として生活しています．人が2人集まれば社会を構成するといわれます．ベンチに座る時に隣に人が座れば，「この人はどんな…」と考えるのではないでしょうか．そうしなければ，突然の災難に見舞われるリスクが高まり，あるいは生涯の伴侶を得る機会を逸するかもしれないからです．人間が社会で相互の利害をうまく折り合わせ助け合い，干渉せず，ときには排除するために行う様々な行動は人間特有の能力として抽出されると理解できます．この行動は当然動作によって表現されるのですが，例えば選挙で一票を投じる時に自民党と書くか立憲民主党と書くかでは全く異なりますが，動作としては投票場に行き投票用紙に候補者の氏名を書く動作として区別できません．動作ではない社会性を表す行動と理解し，現われ方を社会的適応能力と用語すると，社会的適応能力は，基本的動作能力，応用的動作能力とは異なる，人間の能力を現わすと言えます．

人間がout-putして現わす能力は，基本的動作能力，応用的動作能力，社会的適応能力に大別されたと理解でき，このことは昭和40年6月29日法律第137号の「理学療法士及び作業療法士法」に定められていて，先人の思考の深さを痛感するのみです．すなわち，理学療法は基本的動作能力の回復を図り，作業

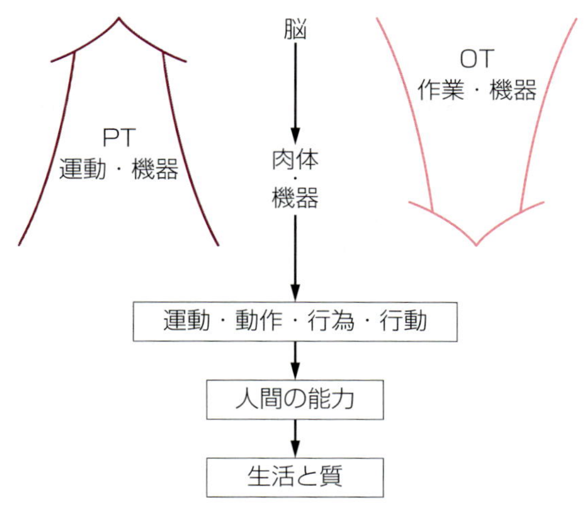

社会的に生きるための行動能力　：社会的適応能力
必要な様々な生活を行う能力　　：応用的動作能力
自身の体を思うように動かす能力：基本的動作能力

図２　理学療法と作業療法による人間の能力への作用

人間の能力は，人間が何らか示す動き(声，目の動き，表情，しぐさ，上肢や体幹や下肢の運動，物を持ったり動かす動作，機器の操作，お金の支払い，人に協力，団体に加入…)によって現われます．動きによって示される能力は，自身の体を意のままに動かす基本的動作能力をベースにして，個人に必要な様々な生活を行っていくための応用的動作能力に分類できると考えられ，さらに社会的に生きるための様々な利害関係をなるべく協調的に優位に行動していくための社会的適応能力に分類されると考えられます．

動きによって示される能力は，肉体によって現わす運動を，目的意識で脳が制御することで成り立っていると理解できます．肉体の動きが基本的動作能力の本質であり，脳の目的・意識による具体的な動作や作業の方法や仕方に応用的動作能力と社会的適応能力が現れて，そこから，脳の目的・意識の何かという本質が理解できます．なお，機器は肉体の拡充であり，脳の制御の拡充でもあることは常に実感するところです．

療法は応用的動作能力と社会的適応能力の回復を図ると，法は定義しています．

基本的動作能力の本質は肉体・身体が動くための構造によってどのように動作する機能を発揮できるかを表わします．

応用的動作能力はその人が目的達成のために，どのような方法・仕方の動作を遂行し目的を達成していくかを表わし，動作という肉体の動きで現わすのですが，脳の働かせ方，脳力を表わすと理解できます．

社会的適応能力は説明いたしましたように，動作で区別するのは現実的でなく，対応・行動という out-put で，その人の考え・受け止め方・私情，その人の人となりなど，脳の働きそのものを表わすと理解でき脳力を表わすといえます．

以上のことから作業療法において，目的達成の動作や社会への対応・行動が，作業と用語されていると理解できます．

既に説明を致しましたように，動作など身体が現わす動きは筋肉の収縮によって行われる事実を考えるとき，本書では身体という表現でではなく肉体と用語しています．すなわち，脳の働きと肉体の働き（肉体の働きを補完・代替・補充する機器の働きを肉体の働きに含めるのが現在と未来と理解しています．）で能力を作り現わし，能力は脳力と肉体の構造・機能に分け得ると考えています．

脳力は out-put されなければ見えませんし解りません．脳の out-put は運動プログラムに集約されますが，運動プログラムは感覚，欲求，感情，認知，記憶，意味理解の推敲，利害判断，方法の選択と推敲，決断，反射，瞬時の対応など，あらゆる脳機能の働きの集約と表われと理解できます．out-put に脳の働きの全てが映されて現われるからこそ，out-put を変えることに依って変化が求められる部分の脳機能を変化させることが出来得ると考えるのです．

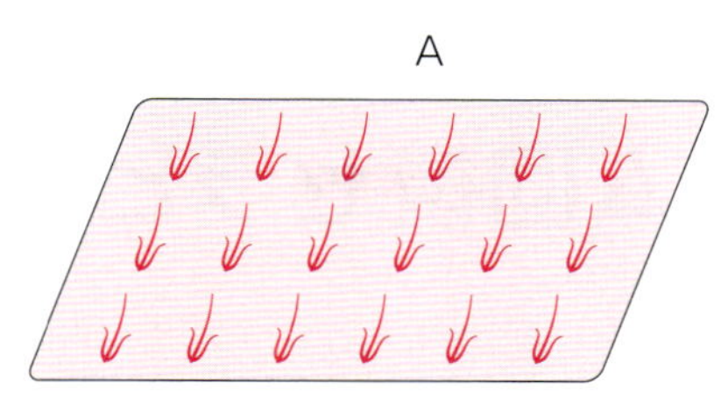

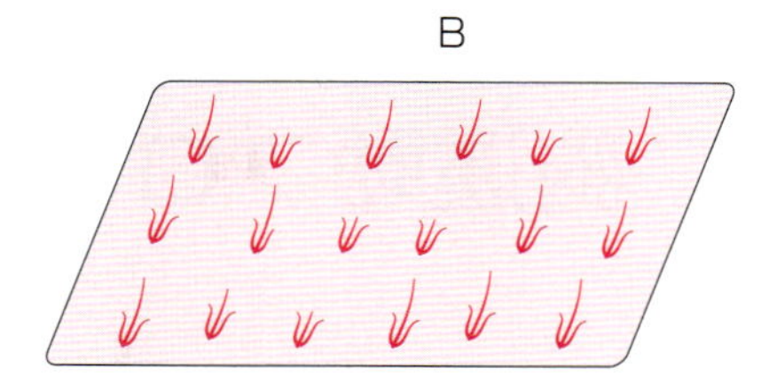

図３　作業の中に表われる脳力差

隣り合うＡさんとＢさんの畑を見て，畑から考えてどちらが優れていると考えるでしょうか．理由は種の選び方かもしれませんし，畑の耕し方，肥料の選び方ややり方，その後の水やりかもしれません．十分に経験がなくどうしてよいか知らなかったのかもしれません．しかし，現時点での結果が示す能力差は歴然と評価されてしまいます．周りがプロの人々が住んでいる田舎で暮らす私は，Ｂですが片手間に行っているのでまぁ仕方ない，せめて自分のプロの領域ではＡでなければと思っています．

能力，この場合の脳力は，作業の仕方（動作手順，準備学習，必要物品のチェックなどなどと動作にどれほどの思いを込めて持続して取り組むか）に表わされているのです．ですから，現実に行う作業の仕方を，より適してより成功を得るように進めることで，脳力の回復を企てることが作業療法です．現実に行った作業の中に感覚・認知・記憶・判断・企画・遂行などの脳力，つまり，脳の働きがすべて含まれて作られて強化されて習得されると理解できます．

脳運動プログラム回復セラピー

脳機能の変化は，動作や行動の仕方・方法の変化となって，不可能や失敗などを成功の方向へ変化させる効果をあらわすと理解できます．

そこで，動作や行動の仕方の変化を導き訓練することで，動作や行動の成功・効果を得て，かつ脳機能の回復を成していくことの，実践・追求・方法の開発を含めて，本書では脳運動プログラム回復セラピーとして著しました．

脳運動プログラム回復セラピーは，医療としての作業療法効果を追求するための技術の本質であり本体です．作業は目的達成のための動作と，社会的対応・行動を意味します．作業の仕方や方法を誘導・訓練して脳機能の回復を現わすのが作業療法効果です．脳プログラムを考えて作業の仕方・方法をどのように変えるか，その作業の仕方・方法でどのような運動プログラムをどのように変えて，成功の方途を体得させるか．一人一人，その時その時，その状況その状況で，作業の仕方・方法を適切に導き訓練し成功による強化で修得を進めるのが作業療法です．その作業療法で脳運動プログラム回復させること，脳運動プログラム回復セラピーが医療において効果を現わす作業療法の本質・本体であり，改めて広く，深く研究を行わなければならないことであることを，本書では失調症，パーキンソン症状，感覚障害において例示的・各論として説明しました．

脳運動プログラム回復セラピーは，筆者の，読者のあなたの目の前に来られた患者一人ずつ，症状を解析し症状の脳運動プログラムとしての意味を考え，どのように作業を動作を行動を誘導し行うなかで，ほんのわずかに現われた動作の芽を見つけて引き出して動作を行う中で，この動作ができるぞと認識してもらい本当にできるようにするか，障害と言われる動作の中に障害されていない脳力を表わす動作を選んで見つけ，その面が強く出るように動作方法に操作を加え，そのできる面を患者自身で動作し使うように誘導・修正・強化し体得させる中で，能力を現わし障害を現われにくくしていくか．決して簡単ではありませんが，その人を何としても良くしたい回復させたい思いを実現する努力を，行い続けなければいけません．本書では，35 年程の間に考案し改良し蓄積して来ました技術を書きましたが，呈示させて頂いた症例の多くはここ数年に経験した方々です．それは，技術が現在も自身において進歩・進化していると感じるからです．現在も現場での臨床研究，その日お会いしたらその場で，自

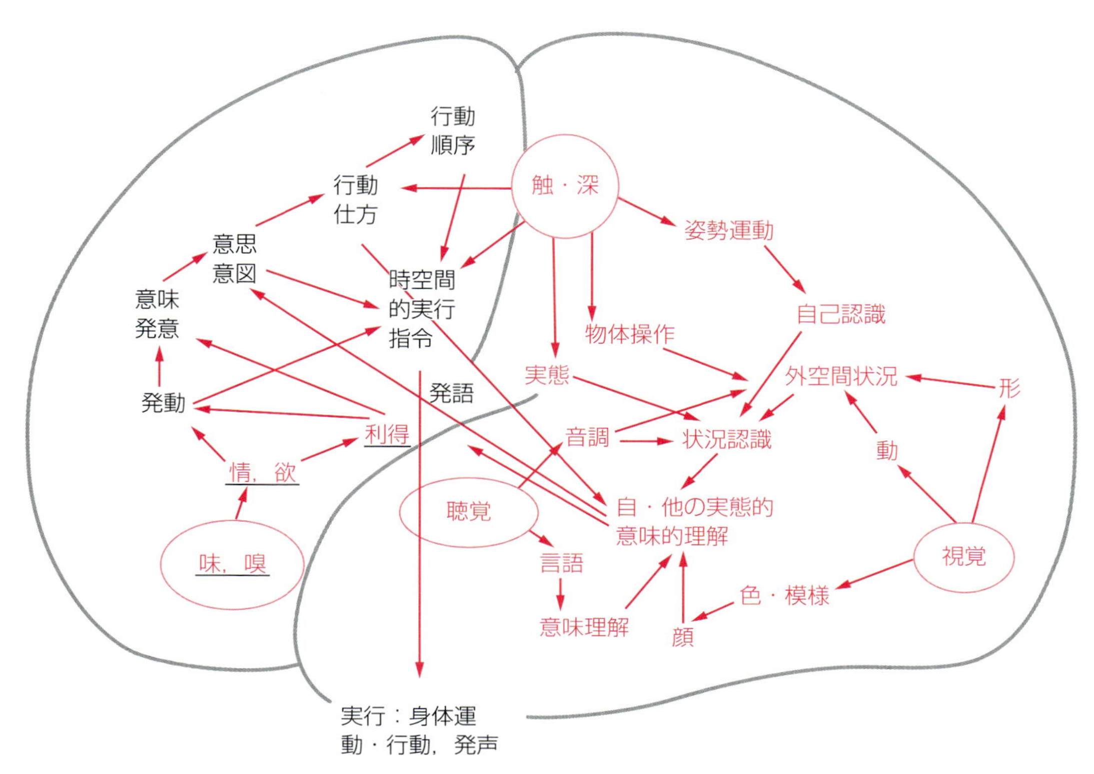

図４　感覚情報の処理過程

味や（臭）いは，その物の化学的微少単位の実体と考えられ，その物に触れた以前の実体験の記憶との関連で欲望，感情と，その物についてくる正負の利得から，行動の発動を促すと考えられます．視覚，聴覚，表在・深部覚によって得る感覚情報もさまざまに処理されながら現在の自己を含めた事態の状況認識から，自・他の実体的・意味的理解から，正負の利得を判定し，行動の発動が生じると考えられます．

このように行動の発動は情・欲的にも論理的・意志的あるいは社会的・抽象的・既念的にも作られてきて，人間の行動をつき動かすと考えられます．発動された動きは脳前半部分内において十分な表現的方法が要する時間の長短はあっても，それなりの計画的・効果的方法に表わされ，時には単純で直接的な，時には複雑で間接的な方法による実行指令が，体中の筋肉に逐時的に伝えられます．そして，発声，表情，キーボード操作，運動，行動，無動となり現われると考えられます．ただし，この図では，すべての処理過程で対応の記憶が照合されるものとしました．

身の・担当セラピストの・患者さんの筆者に示す課題に，効果で答えを出す．
私はそのようにして石川県における日々を食べさせていただいています．

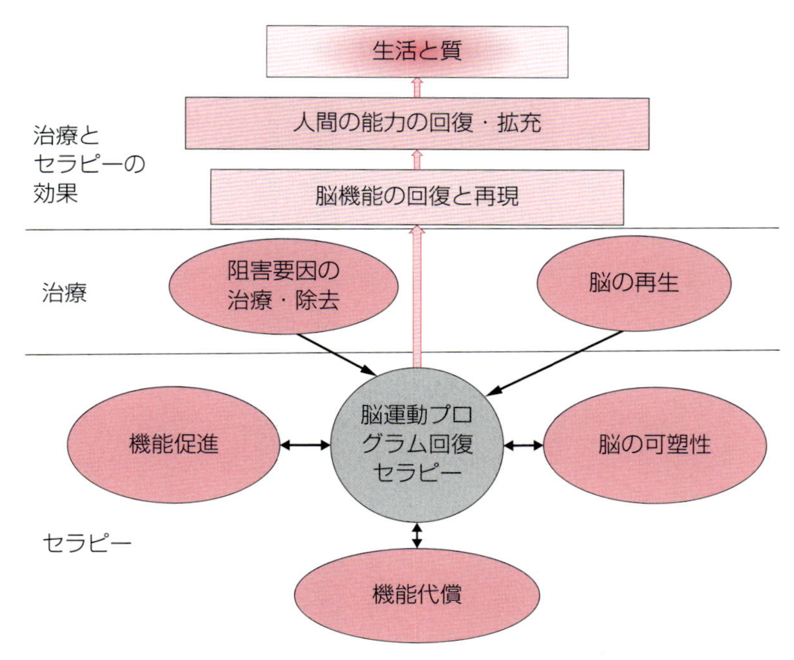

図５　脳のリハビリテーションと治療

何らかの原因で脳の傷病が生じたときの現在の治療は，要因の治療・除去が行われるように治療したとされるが，近未来には神経再生が企てられて，リハビリテーションの過程に入ると考えられます．

図で赤系色は脳機能とその回復に関する要因であり，訓練で変化する要素は両矢印で示しました．

リハビリテーションでは，残る脳機能の強化・促進と，失われ，損なわれた機能の補完・代償が企てられ，一体としての脳機能の再調整を動作や作業を介して訓練する中で行います．脳機能回復効果としての具体的な運動・動作・行為・作業・行動が適して行われることで人間の能力の回復がなされます．再生医療とのコラボレーションはその個人の従前の能力を超える能力の獲得発揮にいたると考えられ，脳機能の再調整が主となっている段階のしかも緒に就いたばかりの現在の脳運動プログラム回復セラピー技術の飛躍的発展が必要とされ，技術開発が私たちに課せられています．また，最終的にその能力はその人それぞれの「生活」と「質」につながっていきます．「生活」とは日々の現実的，抽象的生活を含む生きていくために必要な行動すべてを指し，「質」とはその人自身の価値，または様々な価値となり得る存在の「質」のことを指しています．

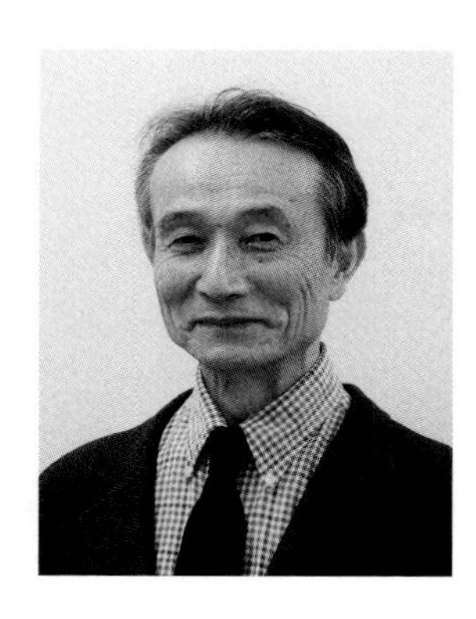

【著者略歴】

生田宗博（いくた　むねひろ）

1948 年 3 月生まれ
1971 年12月　国立病院機構東京病院附属リハビリテーション学院卒業
1972 年 2 月　横浜市立大学医学部病院勤務（作業療法士）
1979 年 4 月　金沢大学医療技術短期大学部講師
1990 年 6 月　医学博士号（金沢大学）
1992 年 4 月　金沢大学医療技術短期大学部教授
1995 年10月　金沢大学医学部保健学科教授
2005 年 4 月　金沢大学大学院医学系研究科保健学専攻教授
2005 年10月　厚生労働大臣表彰
2009 年 4 月　生田活動能力回復研究所代表
2011 年 4 月　東京工科大学医療保健学部作業療法学科教授
2013 年 4 月　金沢大学名誉教授
2013 年 4 月　湘南医療大学リハビリテーション学科作業療法学専攻専攻長

脳 運動プログラム回復セラピー
失調症・パーキンソン症状・感覚障害

発　　行　2018 年 3 月 10 日　第 1 版第 1 刷©

著　　者　生田宗博
発 行 者　三輪　敏
発 行 所　株式会社 シービーアール
東京都文京区本郷 3-32-6　〒 113-0033
☎ 03-5840-7561（代）　FAX 03-3816-5630
E-mail/sales-info@cbr-pub.com
ISBN 978-4-908083-25-9　C3047
定価は裏表紙に表示
印 刷 所　三報社印刷株式会社
DVD 制作　株式会社ピコハウス